FISIOLOGIA DA YOGA

FISIOLOGIA DA YOGA

EVIDÊNCIAS DE COMO A YOGA INFLUENCIA A SAÚDE E O BEM-ESTAR

Andrew McGonigle

Matthew Huy

Prefácio de Jules Mitchell

Título original em inglês: *The physiology of yoga – an evidence-based look at how yoga affects health and well-being*

Copyright © 2023 Andrew McGonigle e Matthew Huy. Todos os direitos reservados.
Publicado mediante acordo com a Human Kinetics.

Produção editorial: Retroflexo Serviços Editoriais

Tradução: Maiza Ritomy Ide
Fisioterapeuta pela Universidade Estadual de Londrina (UEL)
Mestre em Ciências pela Faculdade de Medicina da Universidade de São Paulo (FMUSP)
Doutora em Reumatologia pela FMUSP
Pós-doutora em Reumatologia pela Universidad de Cantabria (Espanha)

Revisão de tradução e revisão de prova: Depto. editorial da Editora Manole
Projeto gráfico: Depto. editorial da Editora Manole
Diagramação: Elisabeth Miyuki Fucuda
Ilustrações do miolo: © Human Kinetics
Fotografias do miolo: Shannon Cottrell/© Human Kinetics
Capa: Ricardo Yoshiaki Nitta Rodrigues
Ilustração da capa: Heidi Richter/© Human Kinetics

CIP-BRASIL. CATALOGAÇÃO NA PUBLICAÇÃO
SINDICATO NACIONAL DOS EDITORES DE LIVROS, RJ

M144f
McGonigle, Andrew
Fisiologia da yoga : evidências de como a yoga influencia a saúde e o bem-estar / Andrew McGonigle, Matthew Huy ; tradução Maiza Ritomy Ide. - 1. ed. - Santana de Parnaíba [SP] : Manole, 2023.
: il.

Tradução de: The physiology of yoga : an evidence-based look at how yoga affects health and well-being
ISBN 9788520465080

1. Yoga - Aspectos fisiológicos. I. Huy, Matthew. II. Ide, Maiza Ritomy. II. Título.

	CDD: 613.7046
23-83396	CDU: 612:233-852.5Y

Meri Gleice Rodrigues de Souza - Bibliotecária - CRB-7/6439

Todos os direitos reservados.
Nenhuma parte desta obra poderá ser reproduzida, por qualquer processo,
sem a permissão expressa dos editores.
É proibida a reprodução por fotocópia.

A Editora Manole é filiada à ABDR – Associação Brasileira de Direitos Reprográficos.

Edição brasileira – 2023

Direitos em língua portuguesa adquiridos pela:
Editora Manole Ltda.
Alameda América, 876
Tamboré – Santana de Parnaíba – SP – Brasil
CEP: 06543-315
Fone: (11) 4196-6000
www.manole.com.br | https://atendimento.manole.com.br/

Impresso no Brasil
Printed in Brazil

Sumário

Sobre os autores vii
Prefácio ix
Introdução xi

Capítulo 1 – Sistema musculoesquelético 1
    Ossos 1
    Articulações 4
    Músculos 4
    Cartilagem 8
    Tendões, ligamentos e aponeuroses 10
    Fáscia 11
    A ciência do alongamento e da flexibilidade 18
    Lesões e condições do sistema musculoesquelético 26

Capítulo 2 – Sistema nervoso 43
    Células do sistema nervoso 43
    Sistema nervoso central 46
    Sistema nervoso periférico 51
    Doenças do sistema nervoso 59

Capítulo 3 – Sistema respiratório 67
    Anatomia e fisiologia do sistema respiratório 67
    A biomecânica da respiração tranquila 69
    Tudo sobre o diafragma 71
    Expiração e inspiração forçadas 73
    Ar atmosférico e ar expelido 74
    Oxigênio bom e saudável? 76
    Respiração ujjayi 80
    Respiração nasal e bucal. 82
    Os efeitos psicológicos e fisiológicos do pranayama e
        da respiração lenta 83
    Doenças do sistema respiratório 85

Capítulo 4 – Sistema cardiovascular 93
    Sangue 93

vi   Fisiologia da yoga

Coração 95
Circulação 96
Papel do sistema cardiovascular na manutenção da homeostase 98
Frequência cardíaca em repouso e débito cardíaco 100
Variabilidade da frequência cardíaca 101
Pressão arterial 102
Doenças do sistema cardiovascular 103

Capítulo 5 – Sistemas linfático e imune 113
Sistema linfático 113
Doenças do sistema linfático 118
Sistema imune 120
Doenças do sistema imune 130

Capítulo 6 – Sistema endócrino 133
O que é um hormônio? 133
Cortisol: o hormônio mestre 134
Insulina 136
Hormônios da tireoide 137
Endorfina: a morfina de nosso corpo 138
Dopamina 140
Doenças do sistema endócrino 140

Capítulo 7 – Sistema reprodutivo 151
Anatomia do sistema reprodutivo feminino 151
Fisiologia do sistema reprodutivo feminino 153
Sistema reprodutivo masculino 163
Doenças do sistema reprodutivo 164

Capítulo 8 – Sistema digestório 169
Anatomia e fisiologia do sistema digestório 169
Dieta e sistema digestório 181
Doenças do sistema digestório 187

Capítulo 9 – Pratique com confiança 191
Prática forte e dinâmica 191
Prática de hatha yoga lenta 203
Prática de yoga com cadeira 214
Prática de yoga restaurativa 226

Referências bibliográficas 233
Índice remissivo 271

Sobre os autores

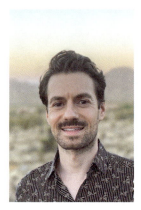

Andrew McGonigle, MD, pratica yoga e meditação há mais de 15 anos e é professor de yoga desde 2009. Ele ensina anatomia e fisiologia em muitos cursos de treinamento de professores de yoga e conduz os próprios *workshops* internacionais.

Embora McGonigle tenha estudado anatomia detalhadamente durante a faculdade de medicina, ele aprendeu a vê-la de um ângulo diferente e a criar maneiras de torná-la relevante para a yoga. Ele se matriculou em aulas práticas de dissecação focadas na fáscia e passava seu tempo livre relendo livros de anatomia, ouvindo *podcasts* e conversando sobre anatomia com quem quisesse ouvir.

McGonigle colaborava com um artigo mensal para a revista *Om Yoga & Lifestyle* ("360° Yoga With Doctor Yogi") e escreveu dois capítulos para o *Yoga teaching handbook: a practical guide for yoga teachers and trainees*. Ele também é o autor de *Supporting yoga students with common injuries and conditions*. McGonigle reside em Los Angeles, nos EUA.

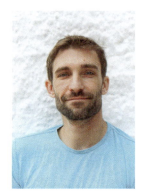

Matthew Huy (pronuncia-se "hooey") é professor de yoga desde 2005. Ele ensina anatomia e fisiologia em muitos cursos de treinamento, além de dar mentoria e *workshops* de desenvolvimento profissional para professores de yoga.

Enquanto estudava biologia na faculdade, Huy descobriu a alegria do movimento quando se matriculou em aulas de dança e yoga. Alguns anos depois, ele mudou de rumo e concluiu o bacharelado em dança pela California State University em Long Beach e concluiu os cursos de treinamento de professores em yoga, pilates solo, TRX e massagem tailandesa na yoga. Em 2021, ele concluiu um mestrado em ciências do esporte, saúde e ciência do exercício, com foco na fisiologia do exercício e na ciência da dor, na Brunel University em Londres. Sua pesquisa de mestrado focou o impacto da linguagem dos professores de yoga em seus alunos. Huy reside perto de Londres, no Reino Unido.

Durante o processo de edição desta obra, foram tomados todos os cuidados para assegurar a publicação de informações técnicas, precisas e atualizadas conforme lei, normas e regras de órgãos de classe aplicáveis à matéria, incluindo códigos de ética, bem como sobre práticas geralmente aceitas pela comunidade acadêmica e/ou técnica, segundo a experiência do autor da obra, pesquisa científica e dados existentes até a data da publicação. As linhas de pesquisa ou de argumentação do autor, assim como suas opiniões, não são necessariamente as da Editora, de modo que esta não pode ser responsabilizada por quaisquer erros ou omissões desta obra que sirvam de apoio à prática profissional do leitor.

Do mesmo modo, foram empregados todos os esforços para garantir a proteção dos direitos de autor envolvidos na obra, inclusive quanto às obras de terceiros, imagens e ilustrações aqui reproduzidas. Caso algum autor se sinta prejudicado, favor entrar em contato com a Editora.

Finalmente, cabe orientar o leitor que a citação de passagens da obra com o objetivo de debate ou exemplificação ou ainda a reprodução de pequenos trechos da obra para uso privado, sem intuito comercial e desde que não prejudique a normal exploração da obra, são, por um lado, permitidas pela Lei de Direitos Autorais, art. 46, incisos II e III. Por outro, a mesma Lei de Direitos Autorais, no art. 29, incisos I, VI e VII, proíbe a reprodução parcial ou integral desta obra, sem prévia autorização, para uso coletivo, bem como o compartilhamento indiscriminado de cópias não autorizadas, inclusive em grupos de grande audiência em redes sociais e aplicativos de mensagens instantâneas. Essa prática prejudica a normal exploração da obra pelo seu autor, ameaçando a edição técnica e universitária de livros científicos e didáticos e a produção de novas obras de qualquer autor.

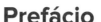

Prefácio

Andrew e Matt reverenciam habilmente a yoga e sua tradição, ao mesmo tempo que lançam um holofote crítico sobre as afirmações que os professores costumam fazer. Eles identificaram uma necessidade dentro da estrutura do ensino de anatomia para professores de yoga e produziram este livro como uma maneira exemplar de injetar pensamento crítico nesses programas. *Fisiologia da yoga* equilibra pesquisa, empirismo, anedota, humor e paixão, tornando-se uma adição bem-vinda à biblioteca de qualquer professor de yoga.

As escolas de yoga que fornecem formação em qualquer nível de ensino podem usar este livro como parte de seus currículos. Os termos de anatomia e fisiologia são apresentados de maneira atraente aos professores de yoga – não muito acadêmico ou com jargões médicos, mas não muito coloquial. O livro atrai o leitor entusiasmado que se preocupa com uma prática de yoga duradoura e que quer fazer o certo por seus alunos ao declarar os benefícios (ou riscos) da prática.

Em meus anos como professor de anatomia e biomecânica para professores de yoga, descobri que nossa comunidade era bastante isolada. Tendemos a aprender uns com os outros, compartilhar dentro de nossas próprias esferas e confiar no que nossos professores dizem. Embora isso crie uma comunidade apaixonada, também apoia o fluxo da desinformação. Felizmente, as mídias sociais estão começando a mudar isso, assim como a publicação de muitos livros sobre o assunto escritos por autores como eu e os autores deste livro, que saíram da caixa e continuaram sua formação em outras áreas de estudo. O rigor acadêmico do trabalho de graduação desses escritores fornece o catalisador perfeito para mudar as narrativas e colocar mais incerteza entre os professores de yoga. Paradoxalmente, ter menos certeza produz mais experiência e confiança entre os líderes na formação em yoga. Como acontece na ciência.

Fisiologia da yoga aborda os principais sistemas do corpo e as doenças comuns nesses sistemas que a yoga promete ajudar. O texto é extremamente moderno, pois capta uma ampla gama de opiniões dentro das principais culturas de *fitness* (condicionamento físico) e bem-estar. Os autores voltam-se tranquilamente às pesquisas ao desmascarar conceitos, ao mesmo tempo que insinuam: "Ei, se funcionar, funciona, e, se você se sente melhor, então está tudo certo", um sentimento frequentemente desconsiderado pelas autoridades médicas ocidentais. Andrew e Matt cordialmente lembram que um único episódio ou estudo de caso não é evidência suficiente para fazer afirmações poderosas, ao mesmo tempo que apelam para seus valores com as próprias histórias e oportunidades no estilo "experimente você mesmo". Entre toda essa oportunidade de testemunhar e, talvez, desafiar o viés do leitor, ainda se dá uma atenção especial ao âmbito de prática do professor de yoga, que muitas vezes é esquecido quando os efeitos terapêuticos da yoga entram em cena.

O capítulo final inclui uma variedade de práticas para diferentes níveis de esforço, apresentadas com sugestões surpreendentemente clássicas. O que eu aprecio nisso tudo é que os autores demonstram que não há problema em sugerir quando inspirar ou como alinhar os pés. Muitas vezes, reconhecer que as regras de alinhamento não são universais produz confusão e frustração porque os professores agora não sabem o que dizer. As instruções fornecem uma maneira curiosa e sem julgamento de abordar as posturas sem destruir o roteiro. *Fisiologia da yoga* tem meu selo de aprovação.

Jules Mitchell, MS, LMT, RYT
Professor de yoga
Pesquisador e professor adjunto da Arizona State University
Autor do livro *Yoga biomechanics: stretching redefined*
www.JulesMitchell.com

Introdução

Nós (os dois autores deste livro) estudamos anatomia e fisiologia da mesma maneira há mais de 20 anos e ainda comumente nos surpreendemos com quão incrível é o corpo humano. Este livro é a oportunidade perfeita para compartilharmos essa paixão e relacionarmos a ciência com a yoga.

Nos últimos anos, nós nos encantamos por examinar os muitos "contos da carochinha" que tendem a se espalhar como fogo pela comunidade de yoga. A postura sobre a cabeça (Sirsasana) estimula a glândula pineal? A yoga pode ajudar a controlar a ansiedade? As torções desintoxicam o fígado? Embora nem tudo precise ser baseado em evidências ou quantificado, acreditamos na importância de tentar separar a teoria do fato. Contudo, nosso objetivo final é inspirar as pessoas a apreciar seu corpo e amar a prática de yoga. A yoga e o movimento, afinal, oferecem inúmeros benefícios. Ao escrever este livro, buscamos inspirar os professores de yoga e de atividades envolvendo movimento a terem mais confiança e menos medo de trabalhar com o corpo das pessoas; almejamos ainda que os praticantes tenham o conhecimento que os ajude em sua prática de yoga. Por meio da yoga, temos muito mais benefícios que apenas um bom alongamento; passamos a nos conhecer melhor. Esperamos que você aprenda algo com este livro que o ajude a entender a si mesmo um pouco melhor.

Antes de explorar como a yoga afeta a fisiologia de cada sistema, precisamos primeiro definir o que queremos dizer com yoga e fisiologia – e explorar como todos podem se beneficiar do pensamento crítico.

O que é yoga?

Yoga é uma prática ou disciplina filosófica originária do sul da Ásia. A palavra "yoga" é derivada da raiz sânscrita *yuj*, que significa juntar, reunir ou unir. De acordo com as escrituras iogues, a prática da yoga nos lembra que não apenas nossa mente e nosso corpo estão conectados, mas nossa consciência individual está inerentemente ligada à consciência universal. Os oito membros da yoga descritos na *Yoga Sutra* de Patanjali são princípios éticos relativos a nosso relacionamento com os outros e com o mundo ao redor (*yama*), princípios internos (*niyama*), práticas de posturas físicas (asana), exercícios respiratórios (*pranayama*), abstração dos sentidos (*pratyahara*), concentração (*dharana*), meditação (*dhyana*) e alegria indescritível (*samadhi*). Os oito membros em si não são a yoga, mas práticas auxiliares em apoio à modalidade. Portanto, embora nos concentremos mais nos aspectos físicos da yoga neste livro, reconhecemos que ela é muito mais que isso.

O que é fisiologia?

A fisiologia pode ser essencialmente pensada como a ciência da vida. É o ramo da biologia que visa compreender os mecanismos dos seres vivos, desde a base da função celular até o comportamento integrado de todo o corpo e a influência do meio externo. O campo da fisiologia está em constante evolução, conforme avançam as pesquisas envolvendo a compreensão dos mecanismos detalhados que controlam e regulam o comportamento dos seres vivos. As pesquisas também são cruciais para nos ajudar a determinar a causa da doença e desenvolver novos tratamentos e diretrizes para manter nossa saúde.

Pensamento crítico

Em um mundo de incertezas, pode ser tentador desejar respostas definitivas: uma única maneira exata de praticar yoga, uma única dieta certa a seguir, um único modo correto de viver. No entanto, principalmente em uma época em que qualquer pessoa pode publicar qualquer coisa, é fácil encontrar respostas contraditórias para qualquer pergunta. Esta seção explora o tópico do pensamento crítico, com dicas sobre como navegar entre todas as visões e opiniões conflitantes que são compartilhadas sobre os muitos tópicos no mundo da yoga.

Provavelmente nos faz bem acreditar que pensamos de maneira lógica, razoável e imparcial, mas nem sempre é assim. De acordo com os filósofos-educadores Richard Paul e Linda Elder, duas importantes figuras no desenvolvimento do pensamento crítico, "Muito do nosso pensamento, deixado a si mesmo, é tendencioso, distorcido, parcial, desinformado ou totalmente preconceituoso. No entanto, a qualidade de nossa vida e do que produzimos, fazemos ou construímos depende precisamente da qualidade de nosso pensamento" (Paul e Elder, 2019, p. 2). Eles argumentam que o ato de pensar de maneira lógica e razoável, bem como sem viés, deve ser sistematicamente cultivado.

Paul e Elder (2019) definem o pensamento crítico como "a arte de analisar e avaliar o pensamento com vista a melhorá-lo" (p. 2). O pensamento crítico é baseado em valores intelectuais que a maioria de nós provavelmente gostaria de cultivar: clareza, exatidão, precisão, consistência, relevância, evidências sólidas, boas razões, profundidade, amplitude e justiça. O pensamento crítico exige que nos perguntemos: Quais são minhas crenças sobre um assunto? Que informações estou usando para chegar à minha conclusão? Que suposições me levaram a esta conclusão? De que ponto de vista estou olhando para esta questão? As evidências apoiam minha conclusão? Que evidências existem contra minha hipótese?

Esta última pergunta é particularmente importante. Às vezes, todos nós somos culpados de um viés de confirmação, um preconceito cognitivo em que buscamos ou ouvimos apenas evidências que apoiem nossas crenças. No entanto, o pensamento crítico nos pede para buscar evidências contrárias às nossas crenças, contrárias às nossas hipóteses.

O pensamento crítico pode nos ajudar a filtrar todas as informações, às vezes contraditórias, que se pode encontrar sobre determinado assunto. Em um dado mês, pode sair um estudo mostrando que o consumo de vinho, com moderação, é benéfico. No mês seguinte, outro estudo pode mostrar que o consumo de qualquer quantidade de álcool é prejudicial. Dentro da comunidade de yoga, você pode ouvir um professor dizer que os ísquios devem permanecer no chão ao flexionar o tronco para a frente na posição sentada, enquanto outro pode encorajar todos a tracionar os ísquios para trás. Consulte a Figura 1, que contém um guia de como usar o pensamento crítico ao ler um artigo sobre uma descoberta científica.

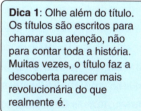

Figura 1 Perguntas importantes a serem feitas ao ler um artigo sobre uma descoberta científica.

Evidências e pesquisa

Evidências são o corpo disponível de fatos ou informações que indicam se uma crença ou uma proposição é verdadeira ou válida. Embora a maioria das pessoas em uma aula de asana provavelmente não esteja pensando em evidências enquanto faz a saudação ao sol, muitos professores de yoga fazem afirmações que carecem de evidências reais sobre o funcionamento fisiológico da modalidade. Essas alegações também são frequentemente compartilhadas em treinamentos de professores de yoga, em *blogs* de bem-estar e em livros sobre o tema. Considere a alegação de que a postura com apoio nos ombros (Sarvangasana) estimula a glândula tireoide ou que as torções limpam o fígado. Ambas as alegações são baseadas em especulações, carecem de evidências científicas e não têm um raciocínio fisiológico sólido por trás delas. No entanto, por serem pronunciadas com tanta frequência, muitos iogues e professores começam a considerá-las um fato. Contudo, ouvir algo muitas vezes não se qualifica como evidência. Como escreveu o filósofo acadêmico Bertrand Russell: "O fato de uma opinião ter sido amplamente aceita não é nenhuma evidência de que ela não seja totalmente absurda" (Russell, 1929, p. 58).

Russell também usou a analogia de um bule de chá para ilustrar que o ônus da prova recai sobre uma pessoa que faz afirmações infalsificáveis, não sobre outros que refutam as alegações infalsificáveis. O autor escreveu que se ele afirmasse, sem nenhuma prova, que um bule, pequeno demais para ser visto por telescópios, orbitasse o sol no espaço entre a Terra e Marte, não poderia esperar que alguém acreditasse nele apenas por não ser possível provar que sua afirmação era falsa. O mesmo ocorre com as afirmações feitas sobre a yoga.

Portanto, as evidências são simplesmente o conhecimento descoberto por meio da observação e da experimentação. As melhores conclusões são tiradas de pesquisas conduzidas de maneira sistemática e rigorosa – ou, em outras palavras, de maneira científica. Uma coisa é afirmar que a yoga cura o câncer. Outra bem diferente é realizar uma pesquisa completa sobre os efeitos da yoga no câncer e em pacientes com câncer. Este livro analisa afirmações populares sobre a yoga, incluindo a afirmação de que a yoga é benéfica para pacientes com câncer, e apresenta as pesquisas mais recentes para determinar se essas afirmações são válidas.

Hierarquia das evidências

Os cientistas usam uma hierarquia de evidências (Figura 2) para ajudar a avaliar a qualidade das pesquisas. Essa hierarquia de evidências é frequentemente descrita como uma pirâmide, que fornece uma representação visual tanto da qualidade como da quantidade das evidências disponíveis (Sackett et al., 2000). No topo da pirâmide estão as revisões sistemáticas; isso significa que são o nível mais alto de evidências e o menos comum. À medida que se desce na pirâmide, a quantidade de evidências aumenta conforme sua qualidade diminui. O risco de viés também aumenta à medida que se desce na pirâmide.

1. *Revisão sistemática.* Trata-se de uma revisão das evidências acerca de uma questão claramente formulada, que usa métodos sistemáticos e explícitos para identificar, selecionar e avaliar criticamente as pesquisas primárias relevantes. Frequentemente, mas nem sempre, as revisões sistemáticas contêm uma metanálise de dados numéricos dos estudos incluídos. Os métodos usados em uma revisão precisam ser reprodutíveis e transparentes.

2. *Ensaios clínicos randomizados controlados.* São estudos em que grupo de participantes é randomizado para um grupo experimental ou um grupo-controle. Esses grupos são acompanhados em relação às variáveis ou desfechos de interesse. Os grupos-controle geralmente tomam um placebo para dar à análise um ponto de comparação.

3. *Estudo de coorte.* Dois grupos (ou coortes) de participantes, um que recebeu a exposição de interesse e outro que não a recebeu, são seguidos em relação ao desfecho de interesse.

4. *Estudo de caso-controle.* Trata-se de um estudo observacional no qual dois grupos existentes com desfechos diferentes são identificados e comparados de acordo com algum suposto atributo causal.

5. *Série de casos, relatos de casos.* Um relato de caso consiste em um relatório detalhado dos sintomas, sinais, diagnóstico, tratamento e acompanhamento de um indivíduo. Os relatos de caso podem conter um perfil demográfico do paciente, mas geralmente descrevem uma ocorrência incomum ou nova. Uma série de casos é um tipo de estudo que rastreia vários indivíduos com uma exposição conhecida, como pessoas que receberam um tratamento semelhante, ou os pesquisadores examinam seus prontuários médicos para analisar a exposição e o desfecho.

6. *Editoriais, opinião de especialistas, informações básicas.* Este nível de evidência inclui artigos publicados em jornais ou outras publicações que apresentam a opinião do autor, ou textos de apoio, incluindo livros didáticos, que fornecem uma visão ampla de um tópico com uma revisão selecionada da literatura científica.

Embora essa pirâmide ofereça um guia útil para avaliar a qualidade das evidências, ela tem suas limitações. Ensaios clínicos randomizados (ECR) recebem o *status* mais alto de todos os experimentos porque são, por sua metodologia, menos tendenciosos e têm o menor risco de erros sistemáticos. Os ECR funcionam bem em estudos de medicamentos, pois é fácil disfarçar o placebo como um medicamento ativo. No entanto, os ECR não funcionam tão bem para intervenções como a yoga. Não é possível esconder de um participante do estudo o fato de que ele está praticando yoga; e é difícil usar um placebo no lugar dessa modalidade. A pirâmide também não considera as pesquisas qualitativas, que não são de metodologia experimental, mas usam dados não numéricos (p. ex., texto, vídeo ou áudio) para entender conceitos, opiniões ou experiências. As pesquisas qualitativas são capazes de explorar, por exemplo, como a yoga faz alguém se sentir ou como ela afeta a qualidade de vida do praticante – e a pirâmide não cobre bem esse tipo de pesquisa.

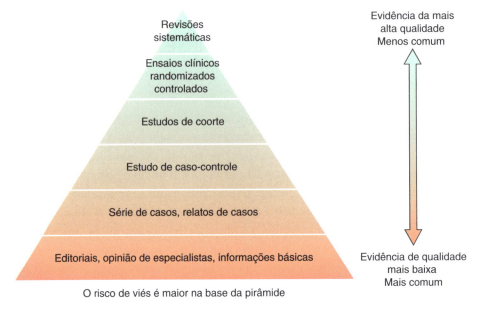

Figura 2 Hierarquia das evidências em formato de pirâmide.

Neste livro, examinamos principalmente as revisões sistemáticas, que são consideradas um nível superior de pesquisa. Embora tenhamos pesquisado muitos bancos de dados científicos em busca de revisões sobre os efeitos fisiológicos da yoga, este livro é de natureza narrativa e, portanto, é uma revisão selecionada da literatura científica. Assim como qualquer análise crítica, este livro tem suas limitações.

Um bom livro deve incluir referências; é por isso que você encontrará citações com nomes de autores e anos ao longo do texto e uma lista de referências ao final desta obra. Na escrita científica, o leitor deve ser capaz de rastrear as mesmas informações que o autor.

Uma observação final: ao longo deste livro, você verá o termo "et al.", que é a abreviação do latim *et alia*, que significa "e outros". É prática padrão na redação científica usar et al. em vez de incluir os nomes de todos os autores.

Agora que definimos yoga, fisiologia e pensamento crítico, podemos começar nossa jornada pelo corpo, começando pelo sistema musculoesquelético.

Capítulo **1**

Sistema musculoesquelético

O sistema musculoesquelético, antes conhecido como *sistema da atividade*, é o que nos dá a capacidade de mover livremente o corpo, ao mesmo tempo que fornece suporte e estabilidade. O sistema musculoesquelético é composto dos músculos e do esqueleto, mas também de cartilagens, tendões, ligamentos, articulações e outros tecidos conjuntivos que sustentam e unem tecidos e órgãos.

Muitas pessoas vêm para a yoga para melhorar o sistema musculoesquelético. Talvez elas tenham uma sensação geral de encurtamento ou um fisioterapeuta a tenha recomendado. Muitas alegações fantasiosas são feitas sobre como a yoga – e o alongamento em geral – pode melhorar a saúde desse sistema; e as discussões sobre a fáscia tornaram-se populares na comunidade de yoga. Às vezes pode ser difícil saber o que é verdade e o que não é. A *yin* yoga funciona nas fáscias? A modalidade pode desgastar os tecidos musculoesqueléticos? Qual o melhor tipo de alongamento? O que se pode fazer para melhorar a resiliência e diminuir as lesões? O modo como a yoga efetivamente afeta o sistema musculoesquelético pode surpreendê-lo. Um pouco de conhecimento sobre esse sistema será útil.

Ossos

Embora os ossos possam parecer sólidos e inertes, como os esqueletos de plástico em um consultório médico ou os remanescentes brancos encontrados em um museu, os ossos no corpo estão muito vivos, desempenhando muitos papéis essenciais à vida e, até mesmo, adaptando-se às demandas impostas a eles.

Estrutura dos ossos

Embora os ossos tenham formas diferentes, todos têm a mesma estrutura básica (Figura 1.1). A camada mais superficial do osso é uma fina cobertura de tecido conjuntivo chamada *periósteo*. O periósteo contém nervos que detectam a pressão. É assim que você sabe que bateu com a perna em algo. O sangue entra nos ossos por meio dos vasos sanguíneos que fluem através do periósteo.

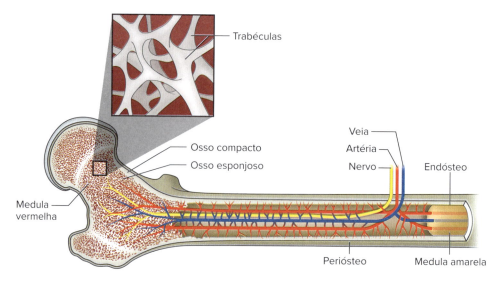

Figura 1.1 Camadas dos ossos.

Abaixo do periósteo há uma camada rígida chamada *osso cortical*. Essa camada é composta, em grande parte, de proteínas como colágeno e hidroxiapatita, um mineral natural cujo constituinte principal é o cálcio. A hidroxiapatita, que representa 70% do peso do osso, é responsável por torná-lo forte e denso. Os ossos também armazenam 98% do cálcio do corpo (Institute of Medicine, 2011), que é um componente essencial para toda contração muscular. O osso libera cálcio quando necessário e o reabsorve quando não é mais.

A próxima camada, chamada *osso trabecular*, é mais macia e menos densa, mas ainda contribui significativamente para a resistência do osso. Uma redução na qualidade ou no volume do osso trabecular aumenta o risco de fraturas (quebra). Finalmente, a medula óssea preenche os espaços entre as trabéculas. A medula óssea vermelha contém células especializadas que produzem eritrócitos (que transportam oxigênio pelo corpo), leucócitos (importantes no combate a infecções) e plaquetas (importantes na coagulação sanguínea), enquanto a medula amarela é importante para o armazenamento de gordura. Os vasos sanguíneos fornecem sangue ao osso e recebem as células recém-formadas da medula.

Sendo estruturas rígidas, os ossos mantêm a forma do corpo e protegem os órgãos internos. Contudo, eles também são responsáveis por fornecer a estrutura para o movimento. Todo movimento voluntário, incluindo os movimentos realizados na prática da yoga, acontece nas articulações, que é o ponto onde dois ossos se articulam. Além disso, a carga colocada nos ossos durante a prática de asanas e outras atividades envolvendo descarga de peso é muito importante para a saúde óssea.

Como os ossos se adaptam

Sem que você perceba, seus ossos estão diariamente se adaptando. Embora você não dê muita atenção à gravidade, que o está puxando em direção ao centro da Terra a uma velocidade de 9,8 m/s^2, seu esqueleto está constantemente se adaptando a ela. Na ausência de gravidade, como acontece com os astronautas em voos espaciais, ocorrem perdas significativas na massa óssea. Aliás, os astronautas perdem uma média de 1 a 2% de massa óssea por mês quando estão no espaço, em um fenômeno conhecido como *osteopenia do voo espacial* (Kelly e Lazarus Dean, 2017, p. 174; NASA, 2001). A maior parte da perda ocorre nos membros inferiores e na parte lombar da coluna. A parte proximal do fêmur perde cerca de 10% de sua densidade óssea a cada seis meses no espaço, mesmo que os astronautas se exercitem 2,5 h/dia, 6 dias/semana, usando molas e vasilhas de vácuo para fornecer resistência (NASA, 2001).

Para manter a densidade e a força óssea, nosso corpo requer um suprimento adequado de cálcio e outros minerais, além de vitamina D. O sistema endócrino também precisa produzir quantidades adequadas de vários hormônios, como hormônio paratireóideo, hormônio do crescimento, calcitonina, estrogênio e testosterona. (Mais informações sobre hormônios podem ser encontradas no Capítulo 6, que aborda o sistema endócrino.) Outro requisito é uma carga mecânica adequada para induzir à remodelação.

Bem antes do advento do voo espacial, Julius Wolff propôs pela primeira vez, em 1892, que o osso adaptava sua arquitetura às tensões impostas a ele. Esse conceito veio a ser conhecido como a lei de Wolff (Wolff [1892], 1986). Em 1964, Harold Frost refinou essa observação, de modo

a contemplar o conhecimento de que os ossos não são estruturas retas, mas ligeiramente curvas; assim nasceu o modelo mecanostato (Frost, 1964). Conforme são aplicadas cargas ao corpo, esse estímulo mecânico é convertido em atividade eletroquímica, em um processo conhecido como *mecanotransdução*. Esses sinais são enviados ao sistema nervoso central, que responde instruindo o osso a construir uma estrutura mais forte e densa para suportar as novas demandas. Os osteoblastos são as células produtoras de osso que inicialmente se encontram na parte externa do osso, transformam-se em osteócitos e ficam embutidos no osso, fazendo o novo osso ser depositado (Turner e Pavalko, 1998). Enquanto isso, os osteoclastos quebram o tecido ósseo mais velho, danificado ou frágil para que os materiais possam ser reabsorvidos a fim de formar um novo osso (Robling, Castillo e Turner, 2006).

Em suma, o sistema nervoso detecta quanta força óssea é necessária e se adapta em conformidade. Esse processo acontece com tanta frequência que todos os ossos do corpo são completamente reformulados a cada 10 anos (Manolagas, 2000). Com atividade física e quantidades adequadas de hormônios, vitaminas e minerais, o osso trabecular se desenvolve em uma complexa estrutura de treliça que é leve, mas forte. Além da força externa fornecida pela gravidade, a força interna fornecida pela contração muscular também pode fornecer estímulo suficiente para provocar a adaptação óssea. Conforme os músculos se contraem, eles tracionam os ossos, e essa tração é capaz de produzir o estímulo necessário para aumentar a força do osso (Russo, 2009). No tópico *Osteopenia e osteoporose* neste capítulo, será examinado se a yoga fornece estímulo suficiente para provocar o fortalecimento dos ossos.

Articulações

Oriundo do francês antigo para "unido", uma articulação é o ponto onde dois ossos se unem. Enquanto um osso é uma estrutura sólida, uma articulação é, de certa maneira, uma "não estrutura". É o espaço entre dois ossos; é uma relação entre duas estruturas. As articulações fibrosas possibilitam muito pouco movimento, a fim de proteger os órgãos atrás delas. Um exemplo são as suturas entre os ossos do crânio, que dificilmente se movem (exceto durante o nascimento) de modo a proteger o encéfalo. As articulações sinoviais, ao contrário, são autolubrificantes e fornecem movimento quase sem atrito e suportam cargas pesadas. As articulações sinoviais são as que mais são movimentadas nos asanas da yoga e incluem o cotovelo, o ombro, o quadril e o joelho.

Todas as articulações sinoviais têm uma cápsula articular (constituída por tecido conjuntivo fibroso, que forma o recipiente da articulação), uma membrana sinovial (que libera líquido sinovial, o lubrificante da articulação) e uma cartilagem articular (que protege as extremidades dos ossos) (Figura 1.2). A combinação de uma cartilagem articular lisa com o líquido sinovial produz uma superfície quase sem atrito. Durante o movimento, a espessura do líquido sinovial pode mudar, como acontece com os líquidos não newtonianos, o que ajuda a tornar a articulação mais estável durante o movimento.

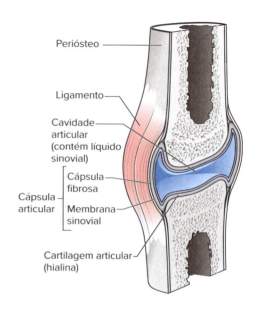

Figura 1.2 Uma articulação sinovial tem uma cápsula articular que envolve a articulação, uma cartilagem articular que protege as extremidades dos ossos e fornece uma superfície lisa e membranas sinoviais que liberam líquido sinovial, um lubrificante para a articulação.

Músculos

Enquanto todo movimento esquelético acontece nas articulações, os músculos são o motor por trás do movimento. Os músculos – termo que se origina da palavra latina para "camundongo", talvez por causa de sua aparência ao deslizar sob a pele – produzem força, o que nos possibilita manter e mudar uma postura, levantar objetos, mover nossos corpos pelo espaço e, involuntariamente, bombear sangue pelo corpo por meio das artérias e mover os alimentos ao longo dos tratos digestórios.

Existem três tipos de músculos: cardíaco, liso e esquelético. O músculo cardíaco forma as paredes do coração, bombeando sangue todos os segundos do dia. O músculo liso é encontrado em uma variedade de locais e desempenha funções como contrair as artérias para controlar a pressão arterial, levantar os pequenos pelos do braço e mover líquidos pelos órgãos aplicando pressão sobre eles. O músculo liso não se contrai ou relaxa tão rapidamente quanto o músculo esquelético ou cardíaco, mas é muito mais útil para fornecer tensão elástica consistente. Tanto o músculo cardíaco como o liso se contraem sem influência do pensamento consciente e, portanto, são denominados *involuntários*. O músculo esquelético (também chamado *músculo estriado*), em contrapartida, é acionado sob comando e, portanto, é denominado *voluntário*. Os músculos esqueléticos nos possibilitam mover nossos corpos das inúmeras maneiras que fazemos em uma aula de yoga.

Como os músculos se contraem

O tecido muscular precisa de um impulso nervoso para se mover. As contrações dos músculos cardíaco e liso são estimuladas por células marca-passo internas. No coração, esse marca-passo é o nó sinoatrial; no intestino, o sistema nervoso entérico. No caso do músculo esquelético, os impulsos vêm do sistema nervoso central (SNC), que é formado pelo encéfalo e pela medula espinal, por meio de neurônios motores.

Embora esses três tipos de músculos tenham diferenças significativas, todos se movem seguindo o mesmo princípio. As células musculares contêm filamentos proteicos de actina e miosina que deslizam uns sobre os outros, produzindo uma força que pode alterar o comprimento e a

forma da célula. As proteínas actina e miosina formam pontes cruzadas e deslizam umas sobre as outras de modo a produzir a contração, seguindo a teoria do filamento deslizante, proposta pela primeira vez em 1954 (Krans, 2010). Cada célula muscular individual (também chamada *fibra muscular*) contém longas unidades de miofibrilas; cada miofibrila é composta de uma cadeia de dezenas de milhares de sarcômeros (Figura 1.3). Essas longas cadeias encurtam juntas, encurtando a fibra muscular e produzindo uma contração. Embora as evidências por trás da teoria do filamento deslizante sejam bastante sólidas, a contração muscular ainda não é completamente compreendida. Por exemplo, a titina é uma proteína extraordinariamente longa e semelhante a uma mola que abrange muitos sarcômeros e parece se ligar à actina, mas não é bem entendida (Krans, 2010). Os pesquisadores estão atualmente explorando o papel da titina, que por fim nos ajudará a entender melhor os mecanismos da contração muscular.

Tipos de contração

As contrações musculares são descritas usando duas variáveis: força e comprimento. Quando a tensão muscular, que significa simplesmente a força exercida pelo músculo, muda sem nenhuma alteração correspondente no comprimento do músculo, a contração muscular é dita isométrica. O prefixo *iso* significa "o mesmo" e *métrico* refere-se ao comprimento, então *isométrico* significa "o mesmo comprimento". Quando o comprimento do músculo muda enquanto a tensão muscular permanece a mesma, a contração muscular

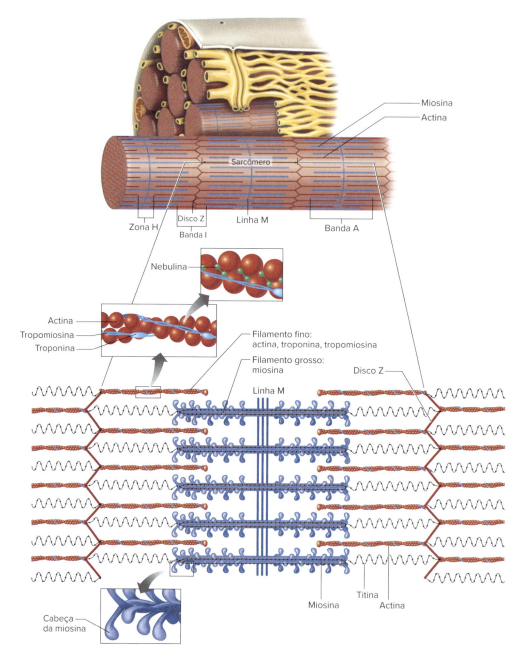

Figura 1.3 Sarcômero com actina, miosina e titina.

é dita isotônica, ou seja, a mesma tensão. Dentro da categoria da contração isotônica, um músculo pode encurtar, produzindo uma contração concêntrica, ou alongar, produzindo uma contração excêntrica. A palavra *concêntrica* pode ser traduzida como "em direção ao centro", enquanto *excêntrica* pode ser traduzida como "para longe do centro". Algumas pessoas lutam com o termo *contração excêntrica* porque a palavra contração sugere encurtamento, enquanto a contração excêntrica é um movimento de alongamento. Alguns acham mais útil usar o termo *esforço*, referindo-se a esses movimentos como *esforço excêntrico, esforço concêntrico* ou, até mesmo, *esforço isométrico* (Figura 1.4).

A analogia desses descritores de movimento com um carro pode ser útil. Imagine que você está parado dentro de um carro em uma colina íngreme. Ao liberar os freios, uma das quatro situações pode acontecer:

1. Você pode cair para trás em queda livre, ladeira abaixo, se estiver em ponto morto. Isso seria o mesmo que simplesmente deixar o braço cair de uma altura elevada e não controlar o movimento descendente.
2. Você pode aplicar uma pequena quantidade de combustível para desacelerar a descida para trás. Nesse caso, você está usando um pouco de energia para controlar o movimento descendente. Isso seria um esforço excêntrico do músculo.
3. Você pode usar mais combustível até que o movimento para trás pare e você permaneça na colina no local onde soltou o freio. Esse seria um esforço isométrico do músculo.
4. Finalmente, você pode usar ainda mais combustível e começar a subir. Esse seria um esforço concêntrico do músculo.

Como você pode imaginar, a yoga envolve muito esforço isométrico. Sempre que você mantém um asana ativo, seus músculos precisar ser acionados isometricamente. Manter a postura ereta ao longo do dia também é um esforço isométrico. A transição para assumir ou retornar das posturas, no entanto, requer esforços concêntricos e excêntricos de vários músculos.

O esforço excêntrico é de particular interesse para os pesquisadores. Enquanto a teoria dos filamentos deslizantes explica perfeitamente as contrações concêntricas, os modelos musculares atuais têm dificuldade em explicar o aumento da força e o custo energético reduzido das contrações excêntricas (Hessel, 2018). Até mesmo chamar o esforço muscular de contração sugere como os pesquisadores histori-

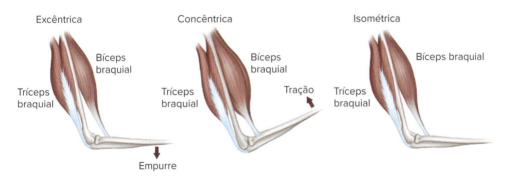

Figura 1.4 Tipos de contração: excêntrica, concêntrica e isométrica.

camente se concentraram em explicar o fenômeno do encurtamento dos músculos para produzir força. Alguns pesquisadores agora acreditam que a titina – a longa proteína semelhante a uma mola mencionada anteriormente – pode desempenhar importante papel elástico (Hessel, 2018).

Cartilagem

A cartilagem é um tipo de tecido conjuntivo macio e resiliente, com uma constituição firme e semelhante a gel. A matriz da cartilagem é composta de glicosaminoglicanos, proteoglicanos, fibras colágenas e, às vezes, elastina. Nossos corpos têm três tipos principais de cartilagem: cartilagem hialina, cartilagem elástica e fibrocartilagem. A cartilagem hialina, a mais comum do corpo, fornece suporte rígido, mas um tanto flexível. Os exemplos incluem parte do septo nasal e as extremidades das costelas que se unem ao esterno – perfeito por ser rígido o suficiente para ajudar a proteger o coração e os pulmões internamente, mas flexível o suficiente para se mover e expandir com a respiração. Outro exemplo de cartilagem hialina está nas extremidades dos ossos, em que é chamada *cartilagem articular*. Com sua superfície regular e lisa, a cartilagem articular semelhante a vidro é uma cobertura ideal para o osso. A cartilagem na cartilagem lubrificada por líquido sinovial é incrivelmente escorregadia – significativamente mais escorregadia que patins deslizando no gelo (Guilak, 2005; Mow e Ateshian, 1997). Isso ajuda a reduzir o atrito durante o movimento articular.

A cartilagem elástica apresenta muitas fibras elásticas além das colágenas, tornando a matriz muito mais elástica que a da cartilagem hialina. A cartilagem elástica fornece suporte, mas é capaz de tolerar deformações sem danos e pode retornar à sua forma original. É encontrada na orelha externa, na epiglote e na laringe.

A fibrocartilagem apresenta uma abundância de espessas fibras colágenas e compostos (glicosaminoglicanos) que absorvem água, tornando-a resistente e deformável, adequada para seu papel nos discos intervertebrais e inserções de tendões. Resiste à compressão, evita o contato de um osso com outro e limita o movimento excessivo. A fibrocartilagem é encontrada nos meniscos do joelho, entre os ossos púbicos da pelve e entre as vértebras da coluna vertebral.

O tecido muscular tem um suprimento sanguíneo muito rico e, portanto, pode facilmente reparar-se de danos, sejam estes causados pelo estresse controlado do exercício ou por lesões. A cartilagem, no entanto, não tem suprimento sanguíneo; portanto, entende-se que a cartilagem é muito pobre em remodelar ou regenerar-se uma vez danificada. Acredita-se que essa incapacidade da cartilagem de se reparar bem contribua para a osteoartrite – inflamação na articulação que causa dor e rigidez.

No entanto, pesquisas recentes mostraram que a cartilagem humana pode, até certo ponto, ser capaz de se renovar, apesar da ausência de suprimento sanguíneo. Observando a cartilagem articular que foi removida de pacientes submetidos a cirurgia articular, Hsueh e colegas (2019) descobriram que a cartilagem humana usa microRNA em um processo molecular complexo semelhante ao que possibilita que uma salamandra desenvolva um

Use o treinamento excêntrico a seu favor

Podemos suportar cargas maiores excentricamente que isometricamente – e podemos suportar cargas maiores isometricamente que concentricamente. Embora isso possa parecer complexo, pode-se relacionar esse princípio com a vida real.

Imagine realizar uma rosca de bíceps com um halter. Digamos que você possa controlar o movimento descendente de um halter de 18 kg do ombro ao quadril (extensão do cotovelo e esforço excêntrico). Contudo, se alguém pedir para você parar no meio desse movimento (um esforço isométrico), talvez você não consiga. Então você reduz o peso para um halter de 14 kg. Você é capaz de controlar o movimento descendente desse halter mais leve e agora também pode parar o halter no meio do caminho. Em contrapartida, se alguém lhe pedir para levantar o halter, a carga pode ser muito pesada para você. Ao trocar por um halter de 9 kg, você pode controlá-lo excêntrica e isometricamente. Então, quando solicitado a levantá-lo (um esforço concêntrico), você consegue.

Esse conceito também pode ser aplicado aos movimentos usando o peso corporal encontrados na yoga. Imagine assumir uma posição de apoio na cabeça (Sirsasana) ou na mão (Adho Mukha Vrksasana) passando por um *pike press*, que é um movimento concêntrico (Figura 1.5). Se você não for conseguir fazê-lo, uma maneira de progredir é desenvolver força e competência com movimentos excêntricos. Para isso, assuma uma posição de apoio na cabeça ou na mão e tente abaixar lentamente os pés até o chão com as pernas estendidas. Você pode se deparar com um ponto de perda de controle, quando as pernas simplesmente desabam no chão. Tente segurar isometricamente logo antes de chegar a esse ponto. Em questão de semanas, depois de aumentar a força com essas contrações excêntricas e isométricas, você provavelmente descobrirá que está mais perto de alcançar um *pike press* controlado (Vogt e Hoppeler, 2014). Como podemos suportar cargas maiores excentricamente que concentricamente, o treinamento excêntrico pode aumentar a força muscular máxima e a potência ainda mais rápido que o treinamento exclusivamente concêntrico. Além disso, é possível otimizar ainda mais a tensão máxima em maior grau de extensão (Vogt e Hoppeler, 2014). Portanto, se você sempre quis fazer uma barra, mas não sabe por onde começar, comece pulando na barra e abaixando-se o mais lentamente possível.

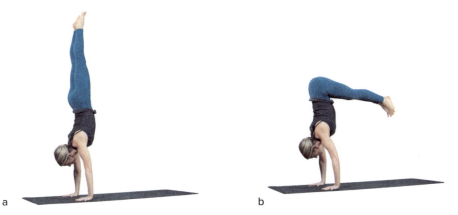

Figura 1.5 Treinamento excêntrico. Se você quer aprender a fazer um *pike press* até um apoio de mão, (*a*) assuma um apoio de mão como você normalmente faz, então (*b*) abaixe as pernas o mais lentamente possível. Procure segurar isometricamente em vários pontos durante a descida até que você esteja forte o suficiente para fazer um *pike press* concentricamente a partir do chão. O mesmo pode ser aplicado a partir do apoio de cabeça.

novo membro. Essa pesquisa mostrou pela primeira vez que alguma porção da cartilagem articular tem o potencial de se reparar, mas essa capacidade existe em um gradiente maior no tornozelo, menor no joelho e ainda menor no quadril. Os pesquisadores também postularam que essa descoberta pode explicar, em parte, por que a osteoartrite é comum nos joelhos e nos quadris, mas não nos tornozelos. Os pesquisadores esperam que essa nova visão possa contribuir para novos tratamentos para a artrite.

Embora esse estudo tenha revelado algumas descobertas novas, o reparo da cartilagem é uma questão complexa e não temos todas as respostas. Por exemplo, embora se acreditasse previamente que o terço externo do menisco do joelho – cartilagem em forma de meia-lua que ajuda na absorção de impacto e na distribuição de peso – tinha o potencial de se reparar, evidências recentes não encontraram nenhuma remodelação detectável usando imagens radiográficas (Våben et al., 2020).

Embora ainda existam muitas dúvidas acerca da capacidade da cartilagem de se reparar, aqui estão dois fatos que sabemos:

1. O movimento é nutritivo. Como a cartilagem tem pouco ou nenhum suprimento sanguíneo, particularmente a cartilagem articular encontrada no interior da cápsula articular, as células da cartilagem (chamadas *condrócitos*) dependem do lento processo de difusão para mover os nutrientes para dentro da cápsula articular e os resíduos para fora dela. Esse processo é drasticamente acelerado com o movimento arti-

cular. Esta pode ser uma das razões pelas quais a maioria das pessoas com artrite diz que se sente melhor quando se move.

2. A cartilagem precisa de estimulação mecânica. O pouco de remodelação que a cartilagem pode conseguir ocorre como resultado da estimulação mecânica do tecido. O colocar e retirar carga da cartilagem que acontece por meio da yoga, de exercícios, de caminhadas e de corridas pode ajudar a manter a cartilagem saudável.

Tendões, ligamentos e aponeuroses

Embora os tendões e ligamentos sirvam a propósitos diferentes, eles têm basicamente a mesma composição e, portanto, frequentemente são descritos juntos. Resumidamente, os tendões conectam o músculo ao osso, transmitindo a força produzida pelo músculo para mover o esqueleto em uma articulação. Os ligamentos conectam um osso a outro, proporcionando estabilidade e limitando o movimento em uma articulação. Ambos são compostos de tecido conjuntivo fibroso denso, rico em colágeno.

Os tendões – termo oriundo do latim *tendere*, que significa "esticar" ou "contrair" – são tensionados à medida que os músculos se contraem, transmitindo assim grandes forças mecânicas do músculo ao osso, que provocam o movimento. Cada músculo tem dois tendões – um proximal e um distal. O ponto em que o tendão se torna músculo é conhecido como *junção musculotendínea* (ou *junção miotendínea*);

o ponto em que ele se liga ao osso é conhecido como *junção osteotendínea*. A realidade é, no entanto, que o tecido conjuntivo que constitui o tendão torna-se o tecido conjuntivo que o envolve e até se insere no tecido muscular. Na junção osteotendínea, o tecido conjuntivo que constitui o tendão torna-se o tecido conjuntivo que recobre o osso, conhecido como *periósteo*.

Uma maneira de nosso corpo se adaptar ao exercício é aumentando a rigidez do tendão (Reeves, 2006). Embora enrijecer um tendão possa, a princípio, não parecer uma adaptação benéfica, considere o seguinte: imagine um cavalo puxando uma carroça, o que é semelhante ao músculo puxando um osso. Se o cavalo estivesse preso à carroça por meio de uma faixa elástica de borracha, muito do esforço do cavalo seria perdido no alongamento da faixa. Um instrumento melhor seria um pedaço de corda rígida, que esticaria menos que a borracha e, portanto, transferiria a força com mais eficiência. Ao se tornarem mais rígidos por meio da adaptação, os tendões se tornam mais eficientes na transmissão da força ao osso para nos permitir mover nossos corpos da maneira que desejamos.

Similares aos tendões são as aponeuroses. A aponeurose, um tipo de fáscia profunda que é estruturalmente semelhante aos tendões e ligamentos, é uma folha de tecido fibroso denso que ancora um músculo ou o conecta à parte que o músculo move. Às vezes é descrito como um tendão longo e plano, em oposição a um tendão semelhante a um cordão. No entanto, pode conectar os músculos a outros músculos, ao contrário dos tendões, que conectam o músculo ao osso. As principais regiões com aponeuroses espessas são a região abdominal ventral, a região lombar dorsal e as regiões palmar (palmas das mãos) e plantar (plantas dos pés).

Fáscia

Fáscia tornou-se a palavra da moda na comunidade de yoga. Aqui estão algumas das muitas reivindicações que você pode ouvir sobre a fáscia na comunidade de yoga ou massagem:

- As emoções são armazenadas na fáscia.
- A rigidez está na fáscia, não nos músculos.
- A fáscia fica encurtada se não nos movermos e nos alongarmos.
- A *yin* yoga tem como alvo a fáscia.
- A massagem e o rolo de espuma ajudam a quebrar as aderências fasciais.

Antigamente, dava-se pouca atenção à fáscia. Andrew (um dos autores deste livro) lembra que, quando observava dissecações de cadáveres durante seu treinamento médico, os dissecadores cortavam o material branco ao redor dos órgãos e músculos e jogavam no balde de lixo. Quando questionados sobre o que estavam jogando fora, eles respondiam: "Isso é apenas fáscia".

Atualmente, porém, os pesquisadores dão mais atenção à fáscia – tanto que o Fascia Research Congress foi estabelecido em 2007 como uma reunião que ocorre a cada três anos para apresentar as últimas descobertas sobre esse tecido que antes era descartado. Embora pesquisas sobre a fáscia sejam publicadas em uma taxa maior na atualidade que anos atrás, muitas questões ainda permanecem sem resposta, e a relevância desse tecido para a yoga não é absolutamente clara.

A primeira questão é a definição de fáscia. Não existe uma definição única que seja uniformemente aceita nas comunidades médica e científica. Tradicionalmente, a fáscia, conforme apresentada no livro *Gray's Anatomy*, era descrita como "massas de tecido conjuntivo grandes o suficiente para serem visíveis a olho nu" (Standring, 2004, p. 42). A Fascia Research Society, tendo consultado muitos especialistas sobre o assunto, define a fáscia como "uma bainha, lâmina ou qualquer outra agregação dissecável de tecido conjuntivo que se forma sob a pele para prender, envolver e separar músculos e outros órgãos internos". A Fascia Research Society segue dizendo:

> O sistema fascial consiste em um espectro tridimensional de tecidos conjuntivos fibrosos, frouxo e denso, contendo colágeno, que permeiam o corpo… O sistema fascial envolve, entrelaça e interpenetra todos os órgãos, músculos, ossos e fibras nervosas, dotando o corpo de uma estrutura funcional e proporcionando um ambiente que possibilita que todos os sistemas do corpo operem de maneira integrada. (Adstrum et al., 2017, p. 175)

Em termos mais simples, a fáscia é comumente descrita como lâminas e teias de tecido conjuntivo fibroso encontradas em todo o corpo – e, em termos ainda mais simples, "aquela coisa branca que você encontra dentro e ao redor do seu frango". Para quem já comeu frango, pense

na membrana que prende a pele à carne ou nas conexões fibrosas entre as partes dos músculos. Esse material semelhante a uma teia de aranha é um tipo de fáscia e percorre as estruturas do corpo, incluindo os músculos.

A definição da Fascia Research Society inclui explicitamente muitos tipos de tecido conjuntivo: tendões, ligamentos, revestimentos neuronais, bainhas ao redor dos ossos e até tecido adiposo. E há uma boa razão para pensar dessa maneira. Os livros de anatomia geralmente descrevem a fáscia como regiões distintas e discretas de tecido conjuntivo. Essa abordagem é absolutamente necessária para a medicina e a ciência, para que possamos falar com precisão sobre diferentes estruturas em distintas partes do corpo. Contudo, o corpo não é simplesmente um conjunto de muitas partes distintas, como um *smartphone*, que podem ser desmontadas e remontadas. A fáscia é, em vez disso, uma teia interconectada que une tudo (Figura 1.6) e, portanto, os pesquisadores da fáscia argumentam que ela deve ser considerada um sistema inteiro, e não partes individuais.

Considere, por exemplo, a fáscia da coxa. Os anatomistas rotulam a fáscia lata (uma bainha de fáscia que recobre todos os músculos da coxa como uma meia) como sendo distinta do trato iliotibial (a faixa de fáscia que abrange o comprimento da parte externa da coxa, da pelve até o topo da parte externa da perna, a tíbia). Contudo, na realidade, não há separação entre a fáscia lata e o trato iliotibial. O trato iliotibial é simplesmente a porção mais densa da fáscia lata. Os especialistas em fáscia estão sugerindo que, embora seja útil rotular individualmente as regiões da fáscia, tam-

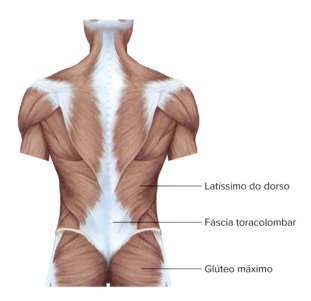

Figura 1.6 Embora a fáscia toracolombar seja frequentemente descrita como uma estrutura discreta, conforme mostrado nesta imagem, na verdade é apenas uma parte mais densa da fáscia que recobre todos os músculos ao seu redor e além. O sistema fascial é, na verdade, um sistema interconectado.

bém é importante ver toda a fáscia como um sistema completo, o sistema fascial. Essa ideia de uma rede fascial em todo o corpo torna-se mais aparente durante o processo de visualização de cadáveres humanos. Ao explorar um cadáver – em vez de olhar para um livro didático –, pode-se ver mais claramente a interconexão da fáscia. Certamente é por isso que pesquisadores-educadores da fáscia, como Gil Hedley, Tom Myers e Robert Schleip, ensinam sobre a fáscia por meio da dissecação.

Por meio da dissecação, Tom Myers (2014) criou seu famoso livro *Trilhos anatômicos*, um livro e sistema de mapeamento das fáscias. Ele observa a desvantagem de estudar anatomia sob a perspectiva de músculos isolados:

O método comum de definir a ação muscular consiste em isolar um único músculo no esqueleto e determinar o que aconteceria se suas duas extremidades fossem aproximadas... Esse é um exercício muito útil, mas dificilmente definitivo, pois deixa de fora o efeito que o músculo poderia ter sobre seus vizinhos ao retesar sua fáscia pressionando contra eles. Além disso, seccionar a fáscia em suas extremidades desconsidera qualquer efeito de sua tração sobre as estruturas proximais ou distais além dela. (Myers, 2014, p. 2)

Ao "virar o bisturi de lado", ele conseguiu ver longos trilhos de fáscia que atuam juntos produzindo o movimento, que ele chama de *trilhos miofasciais* (Myers, 2014, p. 47). O prefixo *mio* significa "músculo", de modo que o termo *miofáscia* é usado para descrever a estrutura quase inseparável que é a unidade músculo-fáscia.

O papel da fáscia

Pesquisadores descobriram que a fáscia é mais que apenas um invólucro inerte para músculos e órgãos. Ela está bem conectada ao sistema nervoso central por inúmeros proprioceptores (que detectam a posição do corpo) e nociceptores (que detectam danos aos tecidos) (Krause et al., 2016). Também observaram que há presença de células contráteis na fáscia, tornando-a capaz de se contrair como um músculo liso (Schleip et al., 2005). No entanto, esse grau de contratilidade é uma fração tão pequena da contratilidade das células musculares que não está claro quão significativo ou importante isso pode ser para o sistema musculoesquelético geral.

A fáscia também pode atuar na transmissão de força no interior do corpo, que pode estar ligada à sua capacidade de contração. Uma revisão de Krause e colegas (2016) aponta para o fato de que a fáscia pode transferir tensão para pelo menos algumas estruturas miofasciais adjacentes. Isso significa que, quando os músculos posteriores da coxa são alongados (tensionados), essa tensão pode ser transferida a outras estruturas próximas, como os músculos glúteos e a região lombar, bem como aos músculos da panturrilha, aparentemente ao longo de cadeias miofasciais, dando credibilidade à teoria das cadeias miofasciais no corpo. Embora isso possa não parecer surpreendente para alguns, esse pensamento fornece um

modelo muito diferente da visão tradicional de que músculos ou grupos musculares distintos atuam isoladamente para realizar uma tarefa, como uma rosca de bíceps.

Esse modelo mais holístico do corpo, que o descreve como uma teia conectada de cadeias fasciais, ajudaria a explicar algumas descobertas interessantes. Algumas dessas descobertas incluem a conexão entre músculos da panturrilha encurtados e a fascite plantar, a associação entre desequilíbrios de força do adutor longo e dos músculos abdominais inferiores com a dor na virilha em atletas, a aparente influência da postura anteriorizada da cabeça na amplitude de movimento (ADM) do tornozelo, o aumento na ADM da coluna cervical dado pelo alongamento passivo dos músculos posteriores da coxa e o aumento no desempenho de sentar e alcançar pela autoliberação miofascial na fáscia plantar (Krause et al., 2016). Essas descobertas interessantes podem dar mais credibilidade à prática da yoga, que ensina que o corpo deve ser visto como um todo e não como uma série de partes díspares. Esses achados também apontam para o corpo como uma estrutura de tensegridade.

A *tensegridade* é uma combinação da expressão "integridade tensional" cunhada pelo visionário arquiteto, autor e designer Buckminster Fuller. É um princípio estrutural baseado em um sistema de componentes isolados sob compressão dentro de uma rede de tensão contínua, dispostos de maneira que os membros comprimidos não se toquem. O conceito é mais bem compreendido por um exemplo. Uma barraca de acampamento não erguida é uma confusão de tecidos, varetas e linhas de sustentação. Contudo, uma vez que a última vareta é colocada, a barraca se torna uma estrutura estável e resiliente, capaz de suportar os elementos por meio da compressão nas varetas e à tensão nos tecidos.

Quando aplicado às estruturas biológicas, esse princípio é algumas vezes chamado *biotensegridade*. No interior do corpo, músculos, ossos, fáscias, ligamentos, tendões e outras estruturas são fortalecidos por meio do uníssono de partes tensionadas e comprimidas. Os músculos mantêm a tensão por meio de uma rede contínua de músculos e tecidos conjuntivos, enquanto os ossos flutuam no tecido conjuntivo, proporcionando suporte compressivo descontínuo (Souza et al., 2009). Mesmo a coluna vertebral humana – que pode parecer à primeira vista uma pilha de vértebras apoiadas umas nas outras – pode ser descrita como uma estrutura de tensegridade em que as vértebras e os discos são membros de compressão e os ligamentos são membros de tensão (Levin, 2002).

Alguns pesquisadores postularam que o estado da fáscia na região lombar pode estar relacionado com a dor lombar. Langevin e colegas (2009) descobriram por meio da ultrassonografia que pessoas com dor lombar crônica tinham um tecido conjuntivo de cerca de 25% mais espesso na região lombar em comparação com indivíduos saudáveis. É uma quantia substancial, mas essa pesquisa simplesmente mostra uma conexão, não uma causa. O que não se sabe neste estudo é se a fáscia mais espessa é um fator que contribui para a dor nas costas, se é um resultado da dor nas costas ou, até mesmo, se não está relacionado com a dor nas costas. As possíveis causas para um tecido conjuntivo mais

espesso, observaram os autores, incluem fatores genéticos, padrões anormais de movimento e inflamação crônica. Portanto, embora esses achados sejam interessantes e novos, eles não apontam para um significado clínico óbvio da fáscia.

Em 2011, Langevin e colegas partiram novamente para explorar o movimento da fáscia toracolombar em pessoas com dor lombar persistente. Eles descobriram que aqueles com dor tinham uma redução de cerca de 20% na tensão de cisalhamento – uma medida da deformação de uma estrutura. Em termos mais simples, a fáscia lombar era 20% mais rígida que em pessoas sem dor nas costas. Novamente, esse é um achado novo e interessante, mas ainda não fornece um significado clínico para a fáscia.

É claro que a fáscia desempenha papel mais importante que simplesmente ser um ocupador de espaço inerte, como se pensava previamente. Entender melhor a interconectividade do sistema fascial pode ajudar em futuras abordagens à reabilitação de lesões ou ao treinamento de força e condicionamento. Por enquanto, no entanto, são necessárias mais pesquisas antes que possamos tirar conclusões fortes entre fáscia e yoga, bem como outros tópicos como dor e saúde geral.

Liberação miofascial

A *liberação miofascial* (LMF) tornou-se cada vez mais popular e amplamente utilizada desde a década de 1990. Embora suas raízes possam ser rastreadas até a década de 1940, o termo foi cunhado pela primeira vez em 1981 por três professores, em um curso na Michigan State University intitulado "Myofascial release" (Liberação miofascial) (Manheim, 2008).

A LMF é, em primeiro lugar, uma modalidade de tratamento em que o terapeuta aplica um alongamento de baixa carga e longa duração aos tecidos moles do corpo, guiado pelo *feedback* do corpo do cliente para determinar a direção, a força e a duração do alongamento. Pense nisso como ser delicadamente alongado por alguém, talvez com uma leve pressão das mãos do terapeuta ao longo dos tecidos que estão sendo alongados.

Alguns livros de osteopatia afirmam que a fáscia pode ficar restrita em decorrência de doenças psicogênicas, uso excessivo, trauma, agentes infecciosos ou inatividade, resultando potencialmente em dor, tensão muscular e diminuição do fluxo sanguíneo (DiGiovanna, Schiowitz e Dowling, 2005). Reivindica-se que a LMF ajude a liberar essas restrições fasciais.

Quanto à sua eficácia, revisões publicadas em 2013 (McKenney et al.) e 2015 (Ajimsha, Al-Mudahka e Al-Madzhar) encontraram alguns resultados encorajadores com a LMF; contudo, determinaram que, em decorrência da baixa qualidade dos estudos disponíveis, poucas conclusões poderiam ser tiradas. Uma revisão adicional da LMF na dor crônica feita por Laimi e colegas (2018) descobriu que as evidências atuais acerca da LMF na dor crônica se baseia em apenas alguns estudos, que as conclusões positivas anteriores não puderam ser confirmadas e que não se sabe se a LMF é, de alguma maneira, mais eficaz no tratamento da dor musculoesquelética crônica do que procedimentos placebo.

Talvez, no entanto, a LMF não possa ser medida de maneira confiável pela ciência.

Em um artigo intitulado "Por que a liberação miofascial nunca será baseada em evidências" para o periódico *International Musculoskeletal Medicine*, Robert Kidd (2009) observou: "A liberação miofascial é uma forma de arte. Depende amplamente do talento inato e da experiência do terapeuta" (p. 55). Se uma intervenção depende do talento inato do terapeuta e nada mais, ela não pode ser facilmente quantificada ou codificada e, portanto, não pode ser facilmente estudada.

A LMF, conforme descrita, requer que um terapeuta realize o tratamento em um receptor. No entanto, a autoLMF não requer um terapeuta. O rolo de espuma provavelmente é o recurso mais comumente associado à autoLMF, mas muitos outros recursos e modalidades – de bolas de massagem pontiagudas a bastões de massagem e pistolas de massagem percussivas – também afirmam liberar a fáscia. Contudo, nem todos esses produtos passaram pelo rigor de um estudo científico. Atualmente, não há regulamentação sobre as alegações da LMF; portanto, qualquer pessoa, usando qualquer recurso, pode alegar que está praticando LMF.

Uma revisão recente de Wiewelhove e colegas (2019) analisou toda a literatura disponível acerca da eficácia de produtos de automassagem aplicados antes do exercício (como atividade de aquecimento) e após o exercício (como estratégia de recuperação) em *sprints*, saltos e desempenho de força, bem como em desfechos de flexibilidade e dor muscular. Vinte e um estudos preencheram seus critérios – 14 dos quais usaram rolos de espuma e 7 usaram barras ou bastões de rolamento para massagem. Eles concluíram o seguinte:

A *yin* yoga tem como alvo a fáscia

A *yin* yoga tem crescido constantemente em popularidade desde 2011. Afirma-se comumente que a modalidade atua nos tecidos conectivos do corpo, particularmente na fáscia. Os professores de *yin* yoga falam sobre o estresse dos tecidos do corpo e o distinguem da yoga restaurativa. Enquanto a yoga restaurativa consiste em descansar em posições confortáveis, a *yin* deve ter algum grau de desconforto ou desafio para provocar mudanças nos tecidos do corpo (Clark, 2012). Contudo, será que esse estilo lento e passivo de yoga, em que as posturas são frequentemente mantidas por 3 a 5 minutos, pode realmente afetar a fáscia?

Frequentemente, solicita-se aos participantes de uma aula de *yin* yoga que liberem toda a tensão muscular e relaxem sob a força da gravidade, enquanto pode-se solicitar aos participantes de uma aula de *vinyasa* a cocontrair os músculos antagonistas ou os músculos estabilizadores do *core*. Não importa qual seja a instrução dada, um alongamento é um alongamento – e um alongamento, como normalmente o definimos, consiste em uma força de tração em um músculo. Quando uma força de tração é aplicada a um músculo, ela também está sendo aplicada à fáscia circundante e envolvendo fibras e feixes musculares. O músculo e a fáscia estão tão entrelaçados que não se pode escolher qual deles está sendo alongado ao contrair ou não contrair determinados músculos.

Na *vinyasa* yoga, a inclinação para a frente em pé é chamada Uttanasana. Na *yin* yoga, é chamado Dangling. Biomecânica e fisiologicamente, há pouca ou nenhuma diferença entre as duas, desde que a duração do alongamento (força de tração) seja a mesma entre as duas posturas. Além disso, dado o que sabemos agora sobre a inibição recíproca (discutida posteriormente no capítulo), também parece que o envolvimento do grupo muscular antagonista, o quadríceps femoral, não afeta muito o alongamento. Uma inclinação para a frente em pé, qualquer que seja o nome, é um alongamento estático, e todo alongamento é uma força de tração aplicada a uma unidade miofascial. Deve-se notar que, à medida que é aplicada força de tração aos tecidos, eles fluem. *Fluência* é o termo biomecânico para a deformação de tecidos viscoelásticos. Uma vez que a força de tração é removida, os tecidos se recuperam e retornam a seu comprimento original, desde que não tenham sido alongados além de sua capacidade elástica.

Um estudo (Ryan et al., 2010) analisou a fluência na unidade músculo-tendão de seres humanos vivos durante um alongamento de 30 segundos. Descobriu que a maior quantidade de fluência foi medida nos primeiros 15 a 20 segundos. Além disso, até onde sabemos, não existem estudos sobre posturas de yoga e fluência; isso significa que não se sabe a duração ideal para alongar os tecidos ou quanto tempo os tecidos levam para se recuperar totalmente de sua fluência.

Então, sim, a *yin* yoga afeta a fáscia viscoelástica de nossos corpos, mas não mais que o mesmo alongamento realizado de maneira diferente (ou seja, de maneira mais ativa). A *yin* yoga, ou qualquer alongamento feito por 3 a 5 minutos, afetará a fáscia, mas a frequência e a duração ideais permanecem um mistério.

No geral, determinou-se que os efeitos dos rolos de espuma no desempenho e na recuperação são bastante pequenos e parcialmente insignificantes, mas podem ser relevantes em alguns casos (p. ex., para aumentar o desempenho no *sprint* e a flexibilidade ou para reduzir a sensação de dor muscular). As evidências parecem justificar o uso generalizado do rolo de espuma como uma atividade de aquecimento, em vez de usá-lo como ferramenta de recuperação. (p. 1)

Mesmo que a autoLMF tenha o potencial de reduzir a sensação de dor ou melhorar o desempenho, os motivos não são claros. Em 2019, Behm e Wilke analisaram os possíveis mecanismos por trás de qualquer eficácia da LMF em seu artigo apropriadamente chamado "Os instrumentos de autoliberação miofascial produzem liberação miofascial?" (tradução livre do original, *Do self-myofascial release devices release myofascial?*). Examinando a fisiologia e a biomecânica de vários instrumentos de rolamento para automassagem, eles concluíram que há alguma evidência de que a massagem de rolamento pode afetar o fluxo sanguíneo ou produzir alterações locais na hidratação, mas as forças manuais normalmente não são suficientes para alterar a forma do tecido conjuntivo. Eles também analisaram pesquisas que mostraram que a massagem de rolamento aumenta a tolerância ao alongamento e diminui a dor, determinando que isso provavelmente se deve à contraestimulação. A contraestimulação é o processo de diminuir os sinais de dor de um local em decorrência da introdução de uma estimulação mais óbvia (pense em esfregar a canela depois de batê-la ou morder o lábio ao receber um soco). Eles também sugeriram que o aumento da atividade parassimpática (em outras palavras, estar mais relaxado) pode ser um mecanismo importante por trás dos benefícios observados das massagens de rolamento. Então, eles concluíram que o principal mecanismo por trás dos instrumentos de rolamento e outros recursos semelhantes não é a liberação de restrições miofasciais, sugerindo assim que o termo *autoliberação miofascial* é enganoso.

A liberação miofascial, seja administrada por um terapeuta, seja uma autoadministração, pode muito bem ter alguns benefícios – e, se você pessoalmente jurar manter-se sem dor e sem lesões, então essa pode ser a única evidência de que você precisa. No entanto, os benefícios cientificamente observados não parecem (até agora) particularmente significativos. Os mecanismos por trás de qualquer um dos benefícios da LMF parecem provavelmente decorrentes de mudanças temporárias no sistema nervoso, e não na fáscia, sugerindo que o termo *liberação miofascial* é um equívoco. Além disso, um produto não precisa de nenhuma ciência por trás dele para ser rotulado como instrumento de liberação miofascial; portanto, recomenda-se cautela ao ler o rótulo de cada item.

A ciência do alongamento e da flexibilidade

Com foco em manter a posição nos extremos de amplitude de movimento e em posturas avançadas que se parecem muito com as acrobacias de um contorcionista, existe uma conexão inegável entre a yoga e a flexibilidade. A yoga é amplamente considerada uma prática de flexibilidade; e a flexibilidade é a principal razão pela qual as pessoas começam a praticar yoga, de acordo com uma pesquisa da Yoga Alliance (2016).

Existem múltiplas definições de flexibilidade e mobilidade, dependendo da fonte e do contexto. Algumas definições recentes de *flexibilidade* referem-se à capacidade de um músculo de se alongar passivamente em uma amplitude de movimento, enquanto a *mobilidade* às vezes é usada para se referir à capacidade das articulações de se moverem ativamente em sua amplitude de movimento. Neste livro, a flexibilidade é referida como a ADM articular, sendo dividida entre ADM ativa e passiva. A ADM articular pode ser medida usando um goniômetro (basicamente um grande transferidor) e geralmente é descrita em graus. Se puder, em pé, levante o membro inferior à sua frente de modo que ele fique paralelo ao chão enquanto estendido (você estaria em 90 graus de flexão de quadril). Essa ADM depende da capacidade dos flexores de quadril (os agonistas) de produzir uma flexão do quadril, bem como dos músculos posteriores da coxa (os antagonistas) de se alongar. No entanto, outros fatores adicionais estão em jogo.

A ADM também pode ser descrita como ADM ativa ou ADM passiva. O exemplo do parágrafo anterior usa a ADM ativa e é uma variação da postura de extensão da mão ao dedo do pé (Utthita Hasta Padangusthasana; Figura 1.7*a*). Imagine esta mesma postura, mas começando na posição deitada. A postura então se torna uma variação da postura reclinada da mão ao dedo do pé (Supta Padangusthasana; Figura 1.7*b*). É essencialmente a mesma postura, mas com uma relação diferente com a gravidade. Na versão reclinada, se você segurar o pé e puxar a perna em direção ao tórax, os braços produzem uma força que aprofunda o alongamento nos músculos posteriores da coxa e possi-

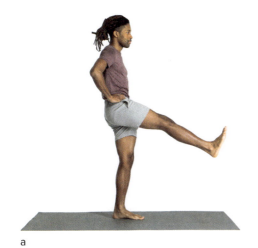
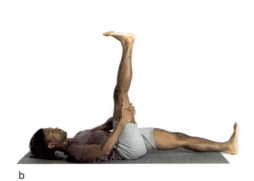

Figura 1.7 (*a*) ADM ativa, essencialmente limitada pela força dos flexores de quadril, na Utthita Hasta Padangusthasana. (*b*) ADM passiva, essencialmente limitada pela tolerância ao alongamento dos músculos posteriores da coxa, na Supta Padangusthasana.

bilita que você explore sua ADM passiva. Além disso, se o membro inferior estiver a mais de 90 graus de flexão de quadril, a gravidade ajudará a aproximar o membro do tórax, assim como a inclinação da torre de Pisa. Adicionar um vínculo ou alterar sua relação com a gravidade será afetada quando se usa uma ADM ativa ou passiva.

A ADM passiva sempre será maior que a ADM ativa, não apenas no alongamento dos músculos posteriores da coxa, mas em todo o corpo. Considere uma torção na posição sentada (Figura 1.8). Se você girar a coluna sem usar as mãos para aprofundar a torção, poderá descobrir que pode girar o tronco cerca de 30 graus, o que está dentro dos limites da ADM normal. Essa rotação viria de sua musculatura do *core*, com os oblíquos abdominais desempenhando um papel importante. Se você forçar mais profundamente na torção usando o cotovelo contra o joelho para girar ou usando a mão no chão atrás de você, provavelmente girará mais, talvez até 45 graus de rotação torácica.

Muitos professores de atividades ligadas ao movimento, incluindo professores de yoga, começaram a se concentrar na ADM ativa em vez da ADM passiva. Como mencionado previamente, isso também pode ser descrito como priorizar a mobilidade em detrimento da flexibilidade. Embora haja um cruzamento entre os dois, o desenvolvimento da ADM ativa requer uma abordagem diferente ao movimento do que o desenvolvimento da ADM passiva. Considere o afundo lateral (Skandasana). Quão baixo você conseguir chegar nessa postura seria uma medida de sua ADM passiva de flexão de quadril, flexão de joelho e dorsiflexão de tornozelo. Quão baixo você pode fazer a transição entre entrar e sair do afundo lateral sem usar as mãos no chão seria uma medida de sua ADM ativa nessas mesmas articulações. Uma maneira de aumentar sua ADM ativa em uma postura é ter menos pontos de apoio (p. ex., tente pairar sua mão de baixo acima do chão no triângulo) ou fazer a transição entre entrar e sair de uma postura com controle.

O que afeta a flexibilidade

Você já parou para pensar o que controla sua flexibilidade? Na postura reclinada da mão no pé, o que impede sua perna de subir até o nariz? Por que algumas pessoas conseguem fazer espacates e outras não? Além disso, o que acontece

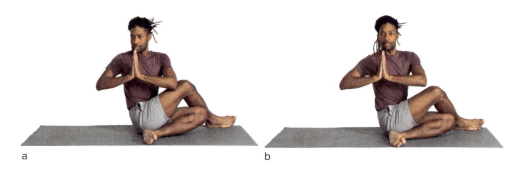

Figura 1.8 (*a*) Versões passiva e (*b*) ativa de uma torção na posição sentada.

no interior de nossos corpos quando nos tornamos mais flexíveis? Muitos estudos e revisões de estudos descobriram que o alongamento pode, de fato, aumentar a flexibilidade (Behm, Blazevich et al., 2016; Freitas et al., 2018), mas o mecanismo por trás disso não é tão claro.

A ideia de que a flexibilidade se resume ao comprimento do músculo está presente em nossa linguagem e ensinamentos. A maioria de nós provavelmente assume que a flexibilidade depende do comprimento do músculo, então, ao alongar um músculo, nós aumentamos o comprimento dele. Você já ouviu alguém dizer que tem músculos posteriores da coxa encurtados? Os livros de fisioterapia até descrevem técnicas para medir o comprimento do músculo, embora na verdade estejam medindo o ângulo articular e a ADM (Weppler e Magnusson, 2010). Essa distinção é importante: as pesquisas mostram que pensar que a ADM se deve ao comprimento do músculo é uma suposição falsa. Considere como a ADM é determinada em indivíduos vivos. Não é cortando-os, removendo cirurgicamente seus músculos e medindo o comprimento quando esticado. Em indivíduos vivos, a única maneira de medir sua flexibilidade é com base em seu autorrelato da sensação. Deve-se parar de alongar um indivíduo se ele disser que não é mais capaz de tolerar um alongamento. Assim, toda medida de ADM depende da sensação e da tolerância do indivíduo (Weppler e Magnusson, 2010).

Contudo, se a flexibilidade fosse simplesmente o comprimento do músculo, como poderíamos explicar o fenômeno de que as pessoas se tornam consideravelmente mais flexíveis sob anestesia geral – a ponto de os médicos serem treinados para mover pacientes anestesiados com cuidado de modo a evitar a luxação de seus membros (Baars et al., 2009)? Um estudo de Krabak e colegas (2001) examinou a ADM passiva em pacientes antes, durante e após a anestesia, encontrando aumento significativo durante a anestesia. Sabendo que a anestesia coloca o sistema nervoso em estado suspenso, isso sugere que o SNC, e não o comprimento do músculo, é um importante contribuinte para a flexibilidade.

O SNC processa grandes quantidades de dados de nossos sentidos, como olhos, nariz e orelhas, mas também de nossos proprioceptores, que detectam a posição das articulações, bem como a compressão e a tensão experimentadas pelos tecidos. Um desses proprioceptores é o fuso muscular, muitos dos quais estão entrelaçados em torno das fibras musculares, sentindo a tensão no tecido muscular e sua fáscia circundante. À medida que o fuso muscular detecta que um músculo está sendo alongado até o limite, ele envia uma mensagem para a medula espinal. O SNC reage com um neurônio motor dizendo ao músculo para se contrair para evitar ser estirado demais e, possivelmente, lesionado. Isso é conhecido como *reflexo de estiramento* ou *reflexo miotático* (que significa tensão muscular).

O objetivo do reflexo de estiramento é evitar ferimentos. Sem um reflexo de estiramento, pode-se acabar luxando um ombro em um choque simples contra um poste. Lembre-se de como os pacientes sob anestesia geral apresentam um risco muito maior de luxação. Isso provavelmente ocorre porque o reflexo de estiramento está completamente inativo ou não está perfeitamente ativo.

Os movimentos normais que fazemos ao longo do dia são considerados seguros pelo SNC porque ele está acostumado a essas posições corporais. Contudo, quando colocamos nosso corpo em um novo movimento ou ADM, o SNC irá frear contraindo o músculo na amplitude a que está acostumado. Alguns livros de yoga citam o reflexo de estiramento como o responsável por limitar a extensibilidade muscular, mas evidências experimentais mostraram que os reflexos de estiramento são ativados durante alongamentos muito rápidos e curtos dos músculos em uma posição de média amplitude, produzindo uma contração muscular de curta duração (Chalmers, 2004). Além disso, os músculos alongados não exibem um impulso neural expressivo, o que significa que o SNC não está dizendo a eles para se contraírem ativamente (Magnusson et al., 1996). Parece que os aumentos na extensibilidade muscular decorrentes do alongamento provavelmente têm maior probabilidade de serem resultado apenas de alterações na sensação, não no comprimento do músculo; porém, muito permanece desconhecido sobre esse interessante assunto (Weppler e Magnusson, 2010).

A fisiologia da adaptação

Você provavelmente já ouviu alguém atribuir uma lesão ao desgaste ou, simplesmente, à idade. Inegavelmente, todos estamos envelhecendo, e o envelhecimento traz diversas mudanças ao corpo. Embora a idade de uma pessoa deva ser considerada na elaboração de uma prática de movimento apropriada (o que, aliás, não quer dizer que um idoso nunca deva fazer exercícios vigorosos ou de fortalecimento), ver o corpo como algo que deve ser protegido do desgaste pode ter implicações profundas.

Um princípio fisiológico que deve ser ensinado em todos os treinamentos de professores de yoga (e, sem dúvida, a todos os seres humanos do mundo) é que nossos corpos têm uma capacidade inerente e profunda de adaptação. Embora comparar um corpo humano a um carro possa ser uma analogia útil às vezes (ambos queimam combustível para produzir movimento etc.), há uma grande diferença entre os dois: um carro não é capaz de se adaptar às demandas impostas a ele, e a melhor maneira de preservar um carro é mantê-lo em uma garagem protegida e dirigi-lo muito pouco. O oposto é o caso para preservar a saúde geral de um ser humano.

A lei de Wolff, conforme explorada previamente neste capítulo, afirma que o osso se adapta à carga mecânica. Contudo, essa capacidade de adaptação também se estende a muitos outros tecidos. A lei de Davis, corolária da lei de Wolff, descreve como os tecidos moles – incluindo músculos, tendões, ligamentos, tecido adiposo, tecido fibroso, pele, vasos linfáticos e sanguíneos, fáscias e membranas sinoviais – se moldam de acordo com as demandas impostas a eles. Todos esses tecidos se adaptam, o que significa que podem se tornar mais fortes, mais flexíveis e mais resistentes. Contudo, se não forem submetidos a carga adequada, eles também podem se tornar mais fracos, menos flexíveis e menos resistentes.

Outros tecidos e sistemas também podem se adaptar. O sistema nervoso pode se adaptar a fim de aprender novas tarefas ou se tornar melhor e mais eficiente na execução de uma tarefa. Ele pode, até mesmo, reestruturar seus neurônios a fim de melhorar a maneira como transmite mensagens motoras aos músculos. O sistema cardiovascular pode se adaptar ao exercício de modo a se tornar mais eficiente na absorção e transporte de oxigênio, bem como na remoção de dióxido de carbono. Os tecidos podem se tornar mais eficientes na recepção de oxigênio. Em um nível micro, as células podem se tornar mais eficientes na produção de energia de acordo com os estoques de gordura. Essas são apenas algumas das muitas maneiras pelas quais o corpo pode se adaptar. Em longo prazo, todas essas adaptações podem melhorar a saúde, reduzindo fatores de risco para câncer, doenças cardiovasculares, diabetes tipo 2 e muitas outras doenças.

O corpo se adapta muito bem ao movimento e à carga. Embora a cartilagem possa não ser capaz de se remodelar extensivamente em decorrência da falta de fluxo sanguíneo no interior da cápsula articular, ela ainda se beneficia do movimento e da carga. Sem que você perceba, seu corpo está constantemente se adaptando às necessidades cotidianas que sua vida dita. Se você tivesse que subir três lances de escada para chegar a seu apartamento, seu corpo se adaptaria rapidamente a essa demanda. Se, no entanto, você ficou de repouso por algumas semanas, talvez por causa de uma doença, a percepção de subir as mesmas escadas é mais desafiadora. Você pode sentir suas pernas se cansarem mais rapidamente; você pode ficar sem fôlego mais que o normal. Esse é o efeito do destreinamento – mesmo que seu único treinamento seja atividades diárias normais.

A sobrecarga progressiva descreve um método de treinamento pelo qual o estresse colocado sobre o corpo é gradualmente aumentado a fim de estimular o crescimento muscular e o ganho de força. Os músculos obviamente ficam mais fortes, no que é conhecido como hipertrofia, mas o tecido conjuntivo e os ossos também respondem favoravelmente. Sabendo que a redução da massa muscular, conhecida como *sarcopenia*, está associada ao envelhecimento e à falta de atividade física, todos podemos nos beneficiar de nos mantermos fortes e ativos, mesmo na terceira idade.

Um exemplo óbvio de adaptação à sobrecarga progressiva é a musculação, em que o aumento gradativo do volume (número de repetições) e da intensidade (percentual da capacidade máxima) são os aspectos definidores. Contudo, o mesmo se aplica à yoga?

Uma carga é uma carga, e a yoga oferece muitas oportunidades para impor carga ao corpo de várias maneiras. Você provavelmente já experimentou o efeito da adaptação no corpo. Você pode se lembrar de ter lutado para dominar determinada postura de yoga e, então, essa postura se tornou mais confortável à medida que você a praticava. Ou talvez você tenha sentido que sua primeira aula de yoga forte era difícil de acompanhar, mas, com o tempo, um nível semelhante de aula tornou-se viável.

Embora a prática de yoga não tenda a incorporar qualquer resistência além do peso corporal do praticante, a yoga ainda oferece um estímulo adequado à adaptação. Os recém-chegados à modalidade costumam se surpreender com quão desafiadora a prática pode ser e que a yoga pode, até mesmo, provocar dores musculares de início tardio, um sinal de estímulo ao aumento da força. Como uma prática de yoga está sempre mudando (a menos que uma sequência estrita seja religiosamente seguida), sempre há novas maneiras de efetuar mudanças no corpo.

Se as adaptações se estabilizarem, no entanto, ainda existem muitas maneiras de progredir na prática de yoga. Pode-se, claro, aumentar a frequência da prática (lembrando, porém, que o descanso adequado é importante no processo de adaptação). Pode-se aumentar a intensidade da prática simplesmente mantendo as posturas por mais tempo, mudando a repetição das posturas, seguindo um estilo mais forte ou focando em posturas que envolvem muitos grupos musculares, como as posturas em pé como a postura do guerreiro II (Virabhadrasana II). Embora a yoga forneça uma variedade de maneiras de desenvolver força, flexibilidade e resiliência, os praticantes de yoga ainda podem se beneficiar da adição de sessões de treinamento de força fora de sua prática de yoga, em que levantam cargas além de seu próprio peso corporal usando halteres, barras ou faixas elásticas de resistência.

Embora certas doenças crônicas, como esclerose múltipla ou distrofia muscular, afetem a adaptação normal, mantemos a capacidade de adaptação ao longo da vida. (E, mesmo no caso da esclerose múltipla e da distrofia muscular, um programa de exercícios individualizado ainda é benéfico e recomendado [Giesser, 2015; Muscular Dystrophy UK, 2015].)*

A ideia de que o exercício (incluindo a yoga) pode danificar os tecidos por meio do desgaste pode ser prejudicial porque pode desencorajar as pessoas a se movimentarem e aplicarem carga a seus tecidos, ambas ações benéficas que podemos fazer pelo nosso corpo. Em vez de falarmos em desgaste e laceração, podemos considerar o movimento e a aplicação de carga como desgaste e reparo. Embora a frequência e a intensidade do exercício sejam importantes e as condições de saúde atuais devam ser consideradas, lembre-se de que, enquanto estiver vivo, você pode manter o poder de adaptação, tornar-se mais forte e mais resiliente.

Inibição recíproca

Um conceito frequentemente citado em livros e aulas de yoga é o princípio da inibição recíproca. Trata-se do processo neurológico em que os músculos de um lado de uma articulação se relaxam para acomodar a contração do outro lado dessa articulação. As articulações são controladas por dois conjuntos opostos de músculos que precisam trabalhar em sincronia para que se tenha um movimento suave. Quando um músculo é estirado e o reflexo de estiramento é ativado, um interneurônio inibitório na medula espinal envia uma mensagem ao grupo muscular oposto induzindo-o a relaxar. Isso acontece cons-

---

* Embora quase todos possam se beneficiar de alguma maneira com o exercício, algumas doenças, como a doença de armazenamento de glicogênio IV e V, exigem uma dosagem cuidadosa de exercícios sob supervisão médica. Um médico sempre precisa ser consultado antes do início de qualquer programa de exercícios.

tantemente a fim de produzir movimentos articulares suaves. Durante uma caminhada ou uma corrida, à medida que o quadríceps femoral e os flexores de quadril são ativados para oscilar a perna para a frente, os músculos posteriores da coxa são inibidos até que o membro inferior se aproxime do final de seu balanço para a

Experimente: uma experiência qualitativa de alongamento

Em vez de seguir o conselho de outra pessoa acerca da melhor maneira de se alongar, por que você não decide por si próprio? O experimento a seguir usa a postura reclinada da mão ao dedo do pé (Supta Padangusthasana) porque possibilita que o praticante se deite e relaxe, reduzindo assim outras variáveis de confusão. Tente isso com outros asanas também.

Deite-se no chão e tire um minuto para relaxar. Em seguida, tente:

- *Alongamento ativo e ADM ativa.* Costumamos alongar nosso lado direito primeiro, mas por que não começar com o esquerdo? Levante o membro inferior esquerdo para testar sua ADM ativa. Mantenha o membro bem estendido. Se ele puder ficar na vertical (90 graus de flexão) ou mais perto do tórax, a gravidade o ajudará a aprofundar o alongamento. Se você não conseguir levar a perna a 90 graus de flexão ou além, estará lutando contra a gravidade. Apenas observe em que ponto do espectro você está. Esta é a ADM ativa.
- *Alongamento passivo e ADM passiva.* Coloque uma faixa de yoga em volta do pé e tente deixar o quadríceps femoral (os antagonistas aos músculos posteriores da coxa – o alvo do alongamento) relaxar o máximo possível. Relaxe conscientemente o quadríceps femoral, embora possa ser necessário contraí-lo levemente para manter o joelho estendido. Fique nessa posição por um minuto ou mais. Observe o que sente nos músculos posteriores da coxa e como você se sente no geral.
- *Alongamento por inibição recíproca.* Experimente o método defendido pelo grupo que diz que a inibição recíproca aprofunda o alongamento. Acione fortemente o quadríceps femoral enquanto alonga os músculos posteriores da coxa. Fique nessa posição por um minuto ou mais e continue acionando o quadríceps femoral o tempo todo. Observe o que sente nos músculos posteriores da coxa e como você se sente no geral.
- *Alongamento por facilitação neuromuscular proprioceptiva.* Experimente a técnica de facilitação neuromuscular proprioceptiva, alternando entre manter passivamente e contrair ativamente contra um alongamento. Ainda na postura reclinada da mão ao dedo do pé, mantenha passivamente o alongamento por alguns segundos, depois contraia os músculos posteriores da coxa sem se mover (uma contração isométrica), empurrando suavemente contra o alongamento sem efetivamente se mover por 5 a 10 segundos. Em seguida, relaxe novamente em um alongamento passivo. Repita esse padrão mais duas vezes.

Realize a mesma sequência na outra perna (agora a perna direita, se você seguiu nossa orientação) e observe as diferenças entre os dois lados.

Por fim, faça uma pausa para refletir acerca de como foram as diferentes técnicas de alongamento. O alongamento por inibição recíproca fez alguma diferença no alongamento passivo? Como você se sentiu com a técnica de facilitação neuromuscular proprioceptiva, tanto física como energeticamente? Algum deles fez você se sentir mais calmo? Qual tipo de alongamento você prefere?

Não existe uma maneira certa de alongar; além disso, técnicas diferentes podem ser usadas em momentos distintos. Ao explorar as diferentes técnicas por conta própria, você estará mais bem municiado para orientar outras pessoas a fazerem o mesmo.

frente, quando os músculos posteriores da coxa são então ativados para desacelerar e interromper o balanço.

Em algum ponto ao longo do processo, formulou-se uma suposição de que a inibição recíproca, quando aplicada ao alongamento, deveria ajudar a aumentar a ADM. Muitos hoje ainda afirmam que, ao contrair o quadríceps femoral durante uma flexão anterior de tronco, os músculos posteriores da coxa relaxam e isso possibilita um alongamento mais profundo, aumentando assim a ADM. No entanto, essa ideia não tem suporte científico (Sharman, Cresswell e Riek, 2006). Na verdade, demonstrou-se que ocorre o oposto: um estudo descobriu que a contração do quadríceps femoral antes de um alongamento a fim de utilizar a inibição recíproca foi menos eficaz do que o alongamento estático isolado em aumentar a extensibilidade dos músculos posteriores da coxa em um período de quatro semanas (Davis et al., 2005).

Parece que a inibição recíproca é um mecanismo instantâneo que possibilita movimentos coordenados suaves entre grupos musculares opostos, mas não é relevante como um mecanismo de alongamento do tecido.

Lesões e condições do sistema musculoesquelético

Embora alguns meios de comunicação tenham retratado a yoga como uma atividade prejudicial, ela continua sendo uma atividade física de baixa carga, com um risco relativamente baixo de lesões. Wiese e colegas (2019) analisaram lesões autorrelatadas relacionadas com a yoga em uma grande pesquisa transversal com 2.620 participantes de yoga. Descobriram que as lesões graves eram bastante raras (4% da amostra total); essa taxa é relativamente baixa, dadas as taxas de lesões em outras atividades físicas de lazer. Parker e colegas (2011), por exemplo, relataram que pelo menos 27% das mulheres em treinamento para correr uma maratona experimentaram uma lesão grave durante esse treinamento. Entre as líderes de torcida, Shields e Smith (2009) relataram que 19% das entrevistadas experimentaram uma lesão grave (como concussão, luxação ou fratura) em decorrência do esporte. As descobertas de Wiese e colegas (2019) foram consistentes com estudos anteriores que descobriram que lesões graves são uma ocorrência rara na yoga (Cramer, Krucoff e Dobos, 2013; Penman et al., 2012). No entanto, como com qualquer atividade física, a yoga não é e pode não ser uma atividade totalmente inofensiva. Algumas questões de particular interesse nessa modalidade incluem a osteoporose, a hipermobilidade, a rigidez e a dor lombar.

Osteopenia e osteoporose

A osteoporose (que vem do grego para "osso poroso") é uma doença esquelética caracterizada por baixa densidade de massa óssea, que torna os ossos mais suscetíveis a fraturas. A osteopenia (grego para pobreza óssea) é uma condição de densidade óssea reduzida, mas não no nível da osteoporose. A osteoporose pode ser considerada uma doença silenciosa, pois aqueles que a têm geralmente não apresentam sintomas e podem nem saber que têm a doença até experimentar uma fratura óssea. À medida

O princípio Goldilocks e as lesões

Embora o poder de adaptação possa tornar nossos tecidos menos suscetíveis a lesões, todos obviamente ainda têm o potencial de se machucar. Contudo, o que causa lesão em uma pessoa pode não causar danos em outra.

De maneira simplificada, uma lesão ocorre quando uma carga mecânica excede a força e a resistência de tolerância de um tecido. Assim, o princípio Goldilocks está em vigor: uma estimulação mecânica reduzida leva ao enfraquecimento de músculos, ossos e outros tecidos, enquanto a estimulação mecânica excessiva pode levar a lesões. Contudo, se o estímulo for suficiente para desafiar uma pessoa progressivamente (na medida certa), então as adaptações são favoráveis.

Embora possam ocorrer lesões durante a prática da yoga (como em qualquer atividade física), é importante lembrar que se trata de uma atividade de baixa carga e baixo risco, que é considerada pelo menos tão segura quanto o exercício regular (Cramer et al., 2015). Ademais, a maioria das lesões da yoga é leve e transitória (Cramer, Ostermann e Dobos, 2018). Além disso, a yoga é realizada em um ritmo lento e os participantes são regularmente incentivados a se mover em seu próprio ritmo e mudar de posição conforme necessário. Portanto, embora valha a pena conversar sobre as lesões causadas pela yoga, também devemos lembrar que se trata de uma prática segura e potencialmente muito benéfica para nossa saúde e bem-estar geral. Um risco muito maior à nossa saúde é o sedentarismo; sabe-se que o sedentarismo excessivo está ligado ao câncer, às doenças cardiovasculares, ao diabetes e à morte precoce (Biswas et al., 2015).

Para Goldilocks, encontrar o mingau na temperatura certa é fácil. Difícil é determinar o nível certo de desafio. É possível que, em determinado dia, a carga de um tecido seja excessiva e ocorra uma lesão. Contudo, podemos aprender com cada lesão a fim de evitar cometer o mesmo erro no futuro.

---

que a população global envelhece, a osteoporose está emergindo como um problema de saúde pública significativo; as mulheres com mais de 50 anos têm maior propensão a morrer de complicações decorrentes de fraturas osteoporóticas do que de câncer de mama (U.S. Department of Health and Human Services, 2004). Embora a osteoporose seja mais comum em mulheres na pós-menopausa, ela não se limita a essa população. Aliás, os homens respondem por 30% das fraturas osteoporóticas de quadril em todo o mundo (Cooper, Campion e Melton, 1992) e a mortalidade seguinte a essas fraturas é maior em homens que em mulheres (Diamond et al., 1997).

A absorciometria de raios X de dupla energia é considerada o padrão-ouro para medir a densidade mineral óssea (DMO). A osteoporose é diagnosticada quando a DMO é menor ou igual a 2,5 desvios-padrão abaixo de uma população de referência feminina adulta saudável de 30 a 40 anos de idade. Descrito em termos de *T-score*, a Organização Mundial da Saúde estabeleceu as seguintes diretrizes diagnósticas (Genant et al., 1999):

- *Normal:* −1,0 ou superior.
- *Osteopenia:* −1,0 a −2,5.
- *Osteoporose:* −2,5 ou inferior.

- *Osteoporose grave:* −2,5 e que já experimentou fratura por fragilidade óssea.

A osteoporose e a segurança trazem muitas preocupações à comunidade de yoga. Os professores, por exemplo, costumam alertar os alunos com osteoporose a evitar todas as torções e flexões anteriores de tronco. Contudo, esse é o melhor conselho para praticantes de yoga com osteoporose?

Flexão e extensão da coluna vertebral

Existem algumas evidências de que a flexão da coluna pode ser contraindicada àqueles com osteoporose. Antes de meados da década de 1980, os exercícios de flexão anterior da coluna vertebral (p. ex., flexão anterior de tronco com a coluna arredondada ou exercícios abdominais em decúbito dorsal) eram frequentemente recomendados para aliviar dores nas costas relacionadas com fraturas vertebrais (Sinaki, 2007). No entanto, em 1984, Sinaki e Mikkelsen mostraram uma associação entre exercícios de flexão da coluna e aumento na incidência de fraturas vertebrais em mulheres com osteoporose (Sinaki e Mikkelsen, 1984). Sinaki (2013) também documentou estudos de caso de três mulheres (com idades de 61, 70 e 81 anos) com baixa DMO que experimentaram dor e novas fraturas; duas das mulheres atribuíram as fraturas à postura do arado (Halasana) e a última atribuiu a essa postura mais a ponte de ombro (Setu Bandhasana). Esses achados em conjunto sugerem que uma prática de yoga ou regime de exercícios caracterizado exclusivamente por exercícios de flexão da coluna vertebral pode aumentar o risco de fraturas da coluna vertebral em mulheres com osteoporose.

Em contrapartida, o fortalecimento dos extensores de coluna tem beneficiado aqueles com osteoporose. A cifose torácica excessiva (ou seja, hipercifose) pode ser um fator de risco independente para fraturas. Vários estudos fornecem evidências de que o fortalecimento dos extensores da coluna está associado à diminuição da cifose torácica (Itoi e Sinaki, 1994; Sinaki et al., 2002), bem como à melhoria da qualidade de vida (Hongo et al., 2007). Mais importante ainda, algumas evidências mostram que o fortalecimento dos extensores de coluna pode fornecer proteção em longo prazo contra fraturas vertebrais, independentemente da densidade mineral óssea (Sinaki et al., 2002).

Rotação e flexão lateral da coluna vertebral

Embora os estudos mencionados previamente forneçam algumas informações úteis acerca do exercício para pessoas com osteoporose, existem poucos estudos explorando os exercícios mais benéficos para pessoas com densidade óssea comprometida (Pratelli, Cinotti e Pasquetti, 2010). Existe pouca evidência empírica acerca dos efeitos da rotação (torção) e da flexão lateral da coluna vertebral em pessoas com osteoporose (Smith e Boser, 2013). Do ponto de vista da literatura científica, não há base para orientar as pessoas com osteoporose a evitar a rotação ou a flexão lateral da coluna vertebral.

A yoga pode melhorar a saúde óssea?

Está bem estabelecido que a atividade física fortalece os ossos. Ao caminhar, por exemplo, você exerce até 1,5 vez o peso do próprio corpo no solo; o solo então reage com uma quantidade igual de força, que é absorvida pelo corpo. Ao correr em uma esteira, 2 a 3 vezes seu peso corporal é absorvido por cada pé a cada passo (Kluitenberg et al., 2012). No entanto, a prática de asanas da yoga fornece estímulo adequado para o fortalecimento dos ossos?

O estímulo mecânico necessário para remodelar o osso não é uma questão de tudo ou nada. Cada momento passado em um ambiente com gravidade afeta a saúde dos ossos. Mesmo sentado, como você provavelmente está agora, seu esqueleto está sendo comprimido pela gravidade e respondendo como deveria, produzindo novas camadas de osso para atender às demandas da vida na Terra.

Isso significa que se alguém passasse do repouso total para a posição ortostática, os ossos do membro inferior e do quadril ficariam mais fortes. Se essa pessoa começasse a deambular, esses mesmos ossos eventualmente se tornariam ainda mais fortes. E, se esse indivíduo por fim começasse a correr, os ossos dos membros inferiores ficariam ainda mais fortes. É claro que essa progressão do repouso total para a corrida teria de ser gradual e feita de maneira inteligente, com tempo adequado para descanso e remodelação.

Além das forças de sustentação de peso e reação do solo, a tração do músculo sobre o osso é suficiente para criar adaptação; assim, a contração dos músculos do ombro para segurar os braços na postura do guerreiro II pode ser suficiente para promover remodelação. O alongamento, que envolve a tração dos músculos sobre o periósteo do osso, pode até ser suficiente para provocar a adaptação, pelo menos em pessoas não condicionadas ao alongamento.

Um aspecto benéfico dos asanas da yoga é descarregar o peso de várias maneiras diferentes. É claro que descarregamos o peso nos pés em posturas em pé, como árvore (Vrksasana) e triângulo (Trikonasana). Contudo, também descarregamos o peso através de nossas mãos na postura do cachorro olhando para baixo (Adho Mukha Svanasana) e na prancha baixa (Chaturanga). Inclusive, descarregar o peso na cabeça, como na postura de apoio na cabeça (Sirsasana), pode aumentar a resistência óssea do crânio e das vértebras cervicais. (Contudo, há muitos fatores a serem considerados para determinar se a postura de apoio na cabeça é apropriada para um praticante; esta discussão está além do escopo deste livro.)

Em um estudo publicado em 2016, Lu e uma equipe de pesquisadores, incluindo o conhecido autor e defensor da yoga Loren Fishman, analisaram se os asanas da yoga podem afetar positivamente a DMO em pessoas com osteoporose (Lu et al., 2016). Os pesquisadores recrutaram 1.000 pessoas de todo o mundo e pediram que acompanhassem um vídeo que fornecia uma prática de yoga de 12 minutos com 12 posturas. Oito anos depois, mais de 240 dos destinatários obedeceram e enviaram seus exames prévios de absorciometria de raios X de dupla energia.

Os resultados foram surpreendentes. Mais de 80% das pessoas do estudo reverteram sua perda óssea e passaram a ganhar massa óssea. É importante ressaltar que não foram observadas nem relatadas fraturas ou lesões graves de qualquer tipo em mais de 100 mil horas de prática diária desta sequência de yoga. Mais de 80% dos indivíduos tinham osteoporose ou osteopenia no início do estudo, e menos indivíduos tinham essas condições no final dele. Como em qualquer experimento, esse estudo teve suas limitações. Mais importante ainda, os indivíduos estavam em casa, não em um ambiente controlado por um longo período, aumentando assim as chances de que variáveis de confusão também pudessem afetar os resultados. No entanto, este estudo fornece novas informações que indicam que a reversão da perda óssea na coluna de pessoas com osteoporose é possível e que esses 12 asanas, praticados diariamente, fornecem um estímulo adequado para produzir fortalecimento ósseo.

Ao contrário, movimentos variados e cargas dinâmicas são essenciais para a saúde da coluna e de seus discos intervertebrais. O movimento e a carga ajudam a regular a densidade óssea e a mover nutrientes e resíduos para dentro e para fora das células da coluna e dos discos (Chan et al., 2011). Os discos são avasculares, o que significa que não têm fluxo sanguíneo e, em vez disso, dependem da difusão para mover os nutrientes necessários pelas células. Praticar atividade física e mudar com frequência as posições do corpo promove o fluxo de líquidos de e para os discos (Chan et al., 2011). Além disso, o osso é anisotrópico, o que significa que sua resistência física varia ao longo dos diferentes eixos. Para tornar o osso mais forte, devemos submetê-lo dinamicamente à carga de diferentes maneiras, ao longo de eixos variados. Se parássemos todo movimento de rotação da coluna, ela não teria estímulo para crescer mais forte ao longo desse eixo, o eixo transversal. Isso significa que, quando houver a necessidade de rotacionar a coluna em situações cotidianas, ela estará menos condicionada a suportar essa rotação e poderá ocorrer lesões. Isso acontece com o restante do corpo, parece que a coluna vertebral e os discos intervertebrais se beneficiam mais de exercícios dinâmicos, moderados e que envolvem descarga de peso (Smith e Boser, 2013).

Hipermobilidade

A hipermobilidade começou a chamar a atenção da comunidade de yoga – e por boas razões. Com a mídia social cheia de imagens de influenciadores de yoga se retorcendo em posições típicas de contorcionistas, a yoga pode parecer que envolve uma flexibilidade cada vez maior e quase sobre-humana. Com foco na mobilidade ao final da amplitude, os asanas tendem a atrair indivíduos excepcionalmente flexíveis. Embora a maioria dos praticantes de yoga certamente concorde que a yoga é para todos, ser bom em yoga às vezes pode ser interpretado como colocar-se em posturas que se assemelham a *pretzels* humanos. Vale a pena perguntar: os asanas de yoga promovem um nível prejudicial de flexibilidade e os indivíduos hipermóveis devem praticar yoga?

A hipermobilidade articular, comumente conhecida como articulação dupla (*double-jointedness*) (embora esse termo não seja anatômica nem biomecanicamente preciso), descreve as articulações que podem se mover além do que é considerado uma amplitude de movimento normal. Embora a definição de amplitude de movimento normal varie de um livro para outro, alguns indicadores de hipermobilidade incluem a capacidade de tocar o polegar para trás no punho ou a capacidade de colocar o pé atrás da cabeça. Esta última é uma posição que, por um lado, é considerada anormal pela comunidade médica e, por outro lado, conhecida como *Eka Pada Sirsasana* e encontrada nas séries intermediárias do sistema Ashtanga Vinyasa.

Embora seja possível ser hipermóvel em apenas uma articulação, a hipermobilidade geralmente é observada em múltiplas articulações ou mesmo em todas as articulações, pois um indivíduo hipermóvel apresenta um tecido conjuntivo altamente complacente (ou seja, elástico). A hipermobilidade articular é relativamente comum, ocorrendo em cerca de 10 a 25% da população, sem apresentar problemas na maioria dos casos (Garcia-Campayo, Asso e Alda, 2011). Se não houver presença de sintomas, parece não haver mal algum em ser hipermóvel.

Uma minoria de pessoas hipermóveis, no entanto, pode sentir dor e outros problemas. O transtorno do espectro de hipermobilidade (TEH) descreve a dor e outros sintomas que podem surgir com o excesso de mobilidade. O termo foi cunhado em 2017 para substituir o termo *síndrome de hipermobilidade articular*, que carecia de diferenciação de outras síndromes (Tinkle et al., 2017). Os sintomas do TEH podem incluir dor nas áreas afetadas e incapacidade de andar adequadamente ou por longas distâncias. Algumas pessoas com TEH têm nervos hipersensíveis e um sistema imune fraco. Também pode causar fadiga severa e, em alguns casos, está associada a episódios depressivos ou transtorno de ansiedade. É semelhante a outras doenças genéticas do tecido conjuntivo, como a síndrome de Ehlers-Danlos. Na verdade, alguns especialistas recomendam que as duas sejam reconhecidas como a mesma condição até que novas pesquisas sejam realizadas, pois nenhum teste genético é capaz de identificar ou separar as condições e os critérios diagnósticos e tratamentos recomendados para elas são semelhantes.

Uma ferramenta diagnóstica comum para medir a hipermobilidade é o teste de Beighton. Trata-se de uma escala de nove pontos que analisa principalmente a amplitude de movimento passiva de uma pessoa em algumas articulações: ambos os polegares, ambos os dedos mínimos, ambos os cotovelos, ambos os joelhos e o tronco (Figura 1.9). Utilizaram-se diferentes critérios para medir os resultados dos testes, variando de mais de três articulações hipermóveis a mais de seis articulações hipermóveis das nove avaliadas.

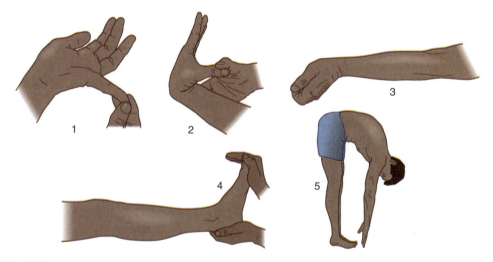

Figura 1.9 As cinco manobras do teste de Beighton.

Contudo, o ponto de corte mais frequentemente escolhido é mais de quatro articulações hipermóveis (Clinch et al., 2011).

Em uso há mais de 30 anos, consiste em uma maneira rápida e fácil de medir a hipermobilidade. No entanto, esse teste analisa apenas uma pequena quantidade de articulações, de modo que as articulações hipermóveis fora desse grupo específico são negligenciadas. Além disso, o teste não inclui outros sistemas que podem ser afetados pela hipermobilidade, incluindo o sistema digestório. Também fornece apenas um resultado de "sim" ou "não" e não indica o grau de hipermobilidade.

As pessoas hipermóveis podem se sentir mais atraídas pela prática de yoga que aquelas hipomóveis (muito rígidas), pois descobrem que podem acessar as posturas avançadas com relativa facilidade. Contudo, uma pessoa hipermóvel, especialmente aquela que sente dor como resultado de sua maior flexibilidade, deveria realmente tentar aumentar sua flexibilidade por meio da yoga?

Embora uma discussão completa sobre hipermobilidade e yoga esteja além do escopo deste livro, acreditamos que a yoga pode ser apropriada para pessoas hipermóveis, diagnosticadas com TEH ou não. As complexidades de adaptar a yoga para populações hipermóveis são um assunto complexo; o que funciona para uma pessoa hipermóvel pode não funcionar para outra. Além disso, os professores de yoga não têm autoridade para diagnosticar o TEH – ou qualquer outra condição. No entanto, com essas ressalvas, aqui estão algumas diretrizes de bom senso para pessoas hipermóveis que praticam asanas:

- Mantenha uma leve flexão nas articulações, principalmente naquelas envolvidas na descarga de peso. Pessoas hipermóveis são mais propensas a ter articulações que podem hiperestender (uma das marcas do teste de Beighton é cotovelos hiperestendidos); além disso, é fácil desacionar os músculos ao redor de articulações hiperestendidas, o que geralmente se traduz em maior força através dos ligamentos e cápsulas articulares. Além de manter uma microflexão nos cotovelos durante a prancha alta, tente manter uma microflexão de joelho em posturas com os membros inferiores estendidos, como postura do triângulo (Trikonasana) e postura da pirâmide (Parsvottanasana). Além disso, pressione o antepé (metatarsais) enquanto impulsiona a parte anterior da perna ligeiramente para a frente. Isso exigirá mais esforço, mas pode contribuir para aumentar a força no asana.

- Priorize a estabilidade em detrimento da flexibilidade. Embora o alongamento passivo possa ser ótimo e complementar uma prática de movimento equilibrado, as pessoas hipermóveis provavelmente devem se concentrar em aumentar a força e a estabilidade em vez de em aumentar a amplitude de movimento. Sabendo que pessoas hipermóveis geralmente têm força e massa muscular diminuídas (Pacey et al., 2010), o treinamento de força deve ser uma parte importante de sua prática. Em qualquer postura, em vez de se concentrar em aprofundar o alongamento, considere a facilidade com que você pode ser derrubado se alguém esbarrar em você e concentre-se em produzir maior estabilidade em sua prática, em vez de aumentar a flexibilidade. Ao fazer da força uma prioridade, pode-se considerar adicionar uma sessão de treinamento de resistência com pesos ou faixas de resistência à sua prática semanal de yoga.

- Tenha como alvo 80% de sua amplitude máxima. Reduzir a amplitude final fará com que seus músculos sejam recrutados a fim de apoiar uma postura e pode ajudar na construção da consciência interna de seu corpo, ou propriocepção, algo que tende a estar comprometido em pessoas hipermóveis.

- Busque o alinhamento individual ideal em vez do alinhamento universal ideal. Observe como as pistas tradicionais para um asana (que podem variar de um estilo para outro) são sentidas em seu corpo. Se o professor está lhe dizendo para manter os calcanhares alinhados na postura do guerreiro II enquanto endireita os quadris para a frente do colchonete, mas você descobre que essas dicas não funcionam para o seu corpo (p. ex., elas causam dor na região lombar das costas), sinta-se confiante em adaptar a postura às necessidades de seu corpo. Às vezes, uma postura com os pés ligeiramente mais afastados um do outro ou um deslocada nos quadris pode fazer toda a diferença entre uma postura desconfortável ou outra confortavelmente desafiadora.

- Pratique a humildade. Só porque você é capaz de colocar o pé atrás da cabeça não significa que você deva. Embora não haja posturas especificamente contraindicadas em casos de hipermobilidade, as pessoas com hipermobilidade devem considerar a seguinte questão antes de tentar assumir alguma postura avançada de aparência contorcionista: estou tentando fazer essa postura porque acredito genuinamente que beneficiaria meu corpo ou estou tentando apenas por ego?

Rigidez

K. Pattabhi Jois, criador do ashtanga yoga, é creditado por dizer: "Corpo não rígido; mente rígida" (Mana Yoga, 2011). A popularidade da ashtanga yoga, por muitas razões, diminuiu imensamente, mas ainda existe a ideia de que os bloqueios mentais se manifestam como encurtamento no corpo. E, quando essa citação de Jois é justaposta com um iogue posando pacificamente com um pé atrás da cabeça, é fácil imaginar quais bloqueios estão impedindo você de fazer o mesmo.

O encurtamento ou a rigidez levam muitas pessoas à yoga. Muitos massoterapeutas usaram os termos "Poxa, você está muito encurtado", e, em nosso léxico, podemos dizer a alguém que parece agitado que ele deve relaxar. Contudo, o que é essa rigidez ou encurtamento que parece afetar todos nós, pelo menos ocasionalmente?

Primeiro, *rigidez* e *encurtamento* – e outras iterações dessas palavras – são termos subjetivos para descrever como alguém se sente em relação a seu corpo. Por sua vez, a ADM é uma medida objetiva de quanto movimento é possível em uma articulação. A flexibilidade, então, é descrita com mais precisão em graus de ADM.

Consciente ou inconscientemente, a maioria de nós provavelmente atribui a sensação de rigidez à ADM reduzida. Contudo, essa conexão não é tão clara. Em um estudo, Stanton e colegas (2017) usaram um instrumento de sondagem nas costas em pessoas com e sem dor lombar para medir se a sensação de rigidez nas costas estava relacionada com medidas objetivas de rigidez da coluna vertebral. Ao longo de três experimentos, eles descobriram que a sensação de rigidez não se relacionava com as medidas objetivas de ADM da coluna. Além disso, a presença de uma ADM espinal efetivamente reduzida não diferiu entre aqueles que relataram ou não se sentir rígidos. Aqueles que se sentiram rígidos, porém, exibiram respostas autoprotetoras. Ou seja, eles superestimaram significativamente a quantidade de força aplicada à coluna, mas foram melhores em detectar mudanças nessa força do que aqueles que não relataram sentir-se rígidos. Os pesquisadores também experimentaram sincronizar o som com as forças aplicadas à coluna; descobriram que aquilo que o indivíduo ouvia afetava sua percepção de quanta força estava sendo aplicada. Esse estudo forneceu um argumento convincente contra a visão predominante de que sentir-se rígido é um marcador preciso da rigidez real das costas. Em vez disso, sentir-se rígido é uma percepção multissensorial consistente com as ideias de proteção do corpo.

Ainda mais estranho é que as pessoas podem se sentir rígidas e artríticas em articulações que não têm mais. Haigh e colegas (2003) observaram que três pacientes com artrite reumatoide continuaram a sentir rigidez nas articulações de pernas amputadas. Além disso, os sintomas de artrite em seus membros fantasmas responderam ao uso de anti-inflamatórios da mesma maneira que seus membros reais. Em outras palavras, os fármacos que foram vendidos por ter como alvo a dor nas articulações parecem funcionar mesmo quando não existe um alvo.

Além disso, indivíduos com amplitudes de movimento reduzidas podem se sentir bem, enquanto pessoas muito flexíveis podem se sentir muito rígidas e encurtadas. Na verdade, a hipermobilidade está associada à dor persistente, mesmo sem dano tecidual perceptível, o que sugere que a conexão entre a flexibilidade e a sensação de rigidez é complexa (Scheper et al., 2015). Uma ADM reduzida provavelmente nunca é, por si só, a causa de qualquer sensação de rigidez. A sensação de rigidez pode ocorrer até mesmo durante movimentos normais em amplitudes de movimento normais. A maioria de nós certamente já experimentou uma sensação de rigidez, talvez na região lombar, depois de passar um longo período sentado.

Portanto, a sensação de rigidez não está correlacionada com uma ADM realmente reduzida, exceto talvez pela manhã. Muitos de nós experimentamos uma ADM reduzida pela manhã e, geralmente, uma sensação de rigidez. Mas, o que dizer da sensação de rigidez que parece persistir apesar da hora do dia?

Embora a sensação de rigidez possa surgir independentemente do estado de nossos tecidos, a sensação de rigidez persistente pode indicar uma doença leve. A rigidez pode ser um precursor da dor, um tipo de dor leve, e pode ser tão multifacetada e complexa quanto a dor (consultar o tópico *Dor persistente* no Capítulo 2 sobre o sistema nervoso). Portanto, descobrir a causa da rigidez pode ser tão difícil quanto descobrir uma causa não tão óbvia de dor. No entanto, existem algumas razões possíveis para a rigidez.

Dor muscular de início tardio

A dor muscular de início tardio (DMIT) é a dor sentida após um exercício – mesmo uma sessão vigorosa de yoga – e geralmente aparece no dia seguinte ao exercício, deixando o músculo mais sensível ao toque e ao movimento. É geralmente aceito que o estímulo do treinamento produz microdanos no corpo, deixando uma sensação que alguns descrevem como dor ou desconforto, e que o dano é reparado nos próximos dias.

Fisicamente, a DMIT pode levar a uma redução temporária na quantidade de força que um músculo pode produzir, uma sensação perturbada de posição articular, uma diminuição no desempenho físico e um aumento no risco de lesões (Dupuy et al., 2018).

A DMIT é maior após o exercício ao qual o corpo não está acostumado que ao exercício habitual. A DMIT parece ser maior após contrações excêntricas que concêntricas, mas ainda ocorre após exercícios isoladamente concêntricos. A DMIT não aparece imediatamente após o exercício, mas gradualmente, e alcança um pico entre 24 e 72 horas pós-exercício. A DMIT tende a ocorrer mais em certas regiões dos músculos exercitados que em outras – por exemplo, mais nas extremidades distais do quadríceps que nas extremidades proximais, embora isso possa variar entre os indivíduos.

A DMIT pode até ser experimentada após um período de alongamento. Você já sentiu seus tendões doloridos depois de uma aula de yoga? Nesse caso, o estímulo de esticá-los, embora possa ter sido relaxante para sua mente, foi suficiente para produzir dor.

Surpreendentemente, mesmo depois de décadas de pesquisa, não entendemos a fisiologia por trás da DMIT. Apesar de ser frequentemente citado na mídia popular, o acúmulo de ácido lático nos músculos não é uma explicação viável para a DMIT. Embora o acúmulo de metabólitos (incluindo o ácido lático, que é imediatamente transformado em lactato e íons de hidrogênio) seja pelo menos parcialmente responsável pela queimação experimentada durante o exercício de alta intensidade, incluindo manter uma postura de cadeira pelo que parece muito mais do que cinco respirações, a produção de lactato não difere significativamente entre exercícios não habituais e habituais; isso é evidenciado pela ausência de qualquer diferença nos níveis séricos de lactato entre indivíduos treinados e não treinados (Gmada et al., 2005). Além disso, o lactato é eliminado dos músculos muito rapidamente, enquanto a DMIT leva horas ou dias para aparecer após o exercício.

Além dessa velha teoria do ácido lático, propuseram-se outros possíveis mecanismos para explicar a DMIT, incluindo danos às fibras musculares, fáscias ou fusos musculares do sistema nervoso. Pode até ser decorrente da inflamação ou inchaço das fibras musculares e da fáscia, ou mesmo do estresse oxidativo nas fibras musculares. Ainda não está claro como as alterações nervosas (por meio da sinalização neurotrófica) podem se encaixar. Todas essas teorias são explicações viáveis para a DMIT, mas claramente há muito que ainda não sabemos (Beardsley, 2020).

Nós musculares

Todos nós provavelmente já experimentamos o que é comumente chamado nó muscular. Claro, um músculo não pode se amarrar em um nó, então o que pode explicar essa sensação? Muitas vezes procuramos massagem para esses nós. Aplicar pressão sobre eles parece proporcionar alívio.

Às vezes, um nó muscular é chamado *ponto-gatilho*. Em *Myofascial pain and dysfunction: the trigger point manual* (1983), Janet Travell e David Simons definem um ponto-gatilho como um nódulo irritável, muitas vezes palpável, nas bandas tensas da fáscia ao redor dos músculos esqueléticos. Eles observam que a compressão direta e a contração muscular no ponto podem incitar uma resposta de sobressalto (sinal de ressalto), sensibilidade local, resposta de contração local e dor referida em algum lugar distante do ponto-gatilho. Como sugere o título do livro, eles atribuem esses pontos-gatilho, pelo menos em parte, a microcãibras no músculo e problemas com a fáscia.

O livro alcançou grande sucesso comercial, mas se baseou em muitas afirmações e crenças não derivadas de testes ou base científica adequada. Em 1992, Wolfe e colegas realizaram um estudo sobre os pontos-gatilho. Eles recrutaram um grupo de quatro especialistas em dor miofascial, selecionados pelo próprio Simons e incluindo Simons, que examinou quatro pacientes com dor miofascial. Os examinadores podiam levar o tempo que precisassem para examinar, mas não tinham permissão para entrevistar os pacientes. Os quatro pacientes foram controlados por comparação com indivíduos saudáveis, bem como indivíduos diagnosticados com fibromialgia (discutida posteriormente), sem que os examinadores soubessem quem era quem.

Embora esses especialistas em pontos-gatilho fossem os melhores – Simons coescreveu o livro sobre esse tema –, eles não conseguiram encontrar ou concordar em relação aos pontos-gatilho. O principal autor do estudo, Dr. Fred Wolfe, revelou mais tarde em uma postagem no *blog*:

> Foi um desastre. Os examinadores ficaram perplexos. Depois que os resultados chegaram, eles protestaram e queriam mudar o protocolo e os propósitos do estudo (*post hoc*). Não era justo, eles disseram… Se antes acreditávamos nos pontos-gatilho e no *Trigger point manual*, agora estávamos muito menos seguros de nossas crenças. (Wolfe, 2013)

Apesar da falta de base científica por trás dela, a teoria da dor miofascial ainda domina, mesmo entre os círculos profissionais, como uma explicação para os nós musculares.

Outros cientistas tentaram explicar o fenômeno dos nós musculares. Quintner e Cohen (1994) sugeriram que troncos nervosos periféricos irritados ou lesionados, em vez de microdanos no tecido muscular, podem ser a causa da dor. Tal como a ideia que se pretende substituir, essa hipótese apresenta vantagens e problemas; o principal problema é que não existe um mecanismo plausível óbvio para a irritação generalizada do nervo.

A realidade é que, até hoje, não podemos explicar claramente o que é um nó muscular ou o mecanismo por trás dele. No entanto, poucos contestariam a existência dos nós musculares, provavelmente porque todos nós já tivemos um deles em algum momento da vida. Seja qual for o mecanismo por trás desses incômodos irritantes, aqui estão alguns métodos que vale a pena tentar para aliviá-los:

- Repouso.
- Alongamento.
- Exercício.
- Termoterapia e crioterapia.
- Automassagem ou massoterapia.
- Fisioterapia, principalmente se o problema persistir, criar desconforto e não responder aos tratamentos caseiros.

Fibromialgia

A fibromialgia é um transtorno de longo prazo caracterizado por dor ou rigidez musculoesquelética generalizada e fadiga extrema acompanhada de problemas de sono, cognitivos e de humor. A causa exata da fibromialgia não é clara, mas pode estar relacionada com lesões, sofrimento emocional ou vírus que alteram a maneira como o encéfalo percebe a dor. Não existe nenhum teste diagnóstico para a fibromialgia; portanto, os profissionais de saúde a diagnosticam examinando o paciente, avaliando seus sintomas e descartando outras condições.

Os sintomas geralmente começam após um evento, como trauma físico, cirurgia, infecção ou estresse psicológico significativo, como o rompimento de um relacionamento ou a morte de um ente querido. Em outros casos, os sintomas se acumulam gradualmente ao longo do tempo, sem nenhum evento desencadeante único. As mulheres são mais propensas a desenvolver fibromialgia que os homens; muitas pessoas que têm fibromialgia têm também cefaleias tensionais, transtornos da articulação temporomandibular, síndrome do intestino irritável, ansiedade e depressão.

Dado que a fibromialgia é inexplicável, muita controvérsia e muitas teorias infundadas cercam a condição. Contudo, existem algumas opções de tratamento com boa eficácia, incluindo exercícios, relaxamento e boa higiene do sono (NCCIH, 2016).

Conclusão acerca da rigidez

Rigidez e *encurtamento* são termos vagos que significam coisas diferentes para cada pessoa. Fizeram-se muitas suposições acerca da rigidez e venderam-se muitos produtos com a promessa de que aliviariam a rigidez, embora a maioria deles não seja fundamentada em boa ciência. A rigidez pode estar associada à extensibilidade reduzida de um músculo e tecido conjuntivo, mas também pode estar associada a uma dor vaga na região, nós musculares ou qualquer outro tipo de dor leve. As potenciais causas de rigidez são muitas e, algumas vezes (talvez na maior parte delas), a causa exata não pode ser identificada.

Também deve-se lembrar que o corpo humano é uma estrutura elástica, unida e capaz de se mover bem por causa de um equilíbrio de tensão e compressão, em um conceito conhecido como *tensegridade*. A tensão nos ajuda a resistir à gravidade e a nos mover de várias maneiras. Embora as palavras *retesamento* e *encurtamento* geralmente tenham um significado negativo, elas desempenham papel importante em tornar nosso corpo funcional.

Dor lombar

Fazendo jus ao título de principal causa de incapacidade no mundo, a lombalgia é, de fato, um grande problema no mundo contemporâneo (Hartvigsen et al., 2018). Em algum momento de suas vidas, estima-se que 60 a 80% dos adultos experimentarão, de alguma maneira, lombalgia; em surpreendentes 85% dos casos, a lombalgia não é atribuível a uma patologia específica (Airaksinen et al., 2006). Esses números notáveis mostram que a maioria de nós experimentará lombalgia em algum momento da vida e não haverá uma causa identificável para ela.

Com base nesses números, pode-se supor que a lombalgia é apenas uma parte do ser humano. Existem, no entanto, algumas coisas que podemos fazer para prevenir o aparecimento de lombalgia e reabilitar-se dela. Muitas pessoas recorrem à yoga para aliviar dores nas costas; a modalidade é uma atividade recomendada por muitos profissionais de saúde. É certo que todos os professores de yoga terão alunos em sua classe que têm no momento ou já tiveram lombalgia. A atitude mais importante que podemos fazer para melhorar nossa dor nas costas ou ajudar os outros a entender a deles começa com a linguagem e a mentalidade.

Muitas crenças inúteis sobre dor nas costas são comuns entre a população em geral, a mídia, professores de yoga e até médicos. E as crenças são poderosas. Crenças inúteis sobre lombalgia estão associadas a maiores níveis de dor, incapacidade, absenteísmo no trabalho, uso de medicamentos e busca por cuidados de saúde (Main, Foster e Buchbinder, 2010). Crenças inúteis podem desencadear o que é conhecido como *efeito nocebo*.

O efeito nocebo e a linguagem baseada no medo

A maioria das pessoas está familiarizada com o efeito placebo, que descreve uma resposta positiva a um estímulo inerte. Um exemplo clássico desse fenômeno, observado em muitos estudos, é o desaparecimento repentino de uma dor persistente depois que o indivíduo toma uma substância que se diz um analgésico, mas que nada mais é que um comprimido de amido. A palavra *placebo* é uma conjugação em primeira pessoa do latim *pācāre* e significa "eu apaziguarei; eu aplacarei". O efeito placebo demonstra o tremendo poder da expectativa. Contudo, e se a expectativa for de dano?

Uma revisão de 2018 descobriu que 49% dos pacientes que tomaram placebos em ensaios clínicos experimentaram eventos adversos, como cefaleia ou náuseas (Howick et al., 2018). Em outras palavras, quase metade de todas as pessoas que receberam uma substância inerte experimentou efeitos negativos. Isso parece ocorrer tanto quando o indivíduo é avisado sobre possíveis efeitos colaterais (como pode acontecer em um estudo duplo-cego em que nem o indivíduo nem o pesquisador sabem quem está tomando o fármaco em teste) como quando o paciente não é avisado sobre qualquer possível efeito colateral, seja o fármaco real ou não (Howick et al., 2018). Parece que o poder da expectativa pode tomar qualquer um dos lados: favorável ou desfavorável.

Cunhado em 1961, o termo *efeito nocebo* descreve o fenômeno de experimentar um efeito desfavorável depois de um estímulo inerte. Vindo do latim *nocere*, que significa "ferir, prejudicar ou danificar", nocebo significa "eu prejudicarei; eu causarei danos". O efeito nocebo ocorre não apenas com a ingestão de um comprimido inerte; também pode ocorrer com uma simples sugestão verbal (Benedetti et al., 2007). Se as pessoas são informadas de que algo vai doer, é mais provável que sintam dor. Quanto ao mecanismo por trás disso, sugestões verbais negativas podem induzir à ansiedade antecipatória, que desencadeia a ativação da colecistoquinina, um hormônio que facilita a transmissão da dor (Benedetti et al., 2007). Os opioides endógenos e a dopamina também atuam na percepção da dor e, portanto, nas respostas placebo

e nocebo (Benedetti et al., 2007). (A dor é um tema complexo, e mais informações podem ser encontradas no Capítulo 2, que analisa o sistema nervoso.)

Certos fatores podem afetar a probabilidade de alguém experimentar o efeito nocebo. Verificou-se que indivíduos com ansiedade e depressão e aqueles com tendência à somatização são mais propensos a exibir uma resposta nocebo (Wells e Kaptchuk, 2012). De acordo com Drici e colegas (1995), os indivíduos do tipo A (agressivos, competitivos e voltados à realização) descreveram os efeitos colaterais subjetivos de uma substância inerte mais que outros tipos de personalidade. O pessimismo também pode predispor as pessoas a expectativas negativas e à resposta nocebo (Data-Franco e Berk, 2013). No entanto, nas circunstâncias certas, provavelmente todos podemos nos sentir suscetíveis ao efeito nocebo.

O efeito nocebo pode estar diretamente ligado à yoga, bem como às nossas próprias autopercepções. Considere se você já ouviu alguma das seguintes orientações em uma aula de yoga:

- Seu joelho deve ficar posicionado à frente do calcanhar em um afundo para proteger o joelho.
- Se você não acionar seu *core*, vai machucar suas costas.
- Acionar os glúteos na ponte de ombro (Setu Bandhasana) comprime a região lombar.
- A articulação sacroilíaca é muito vulnerável.
- O ombro é suscetível a lesões.
- Existe apenas uma maneira correta de realizar uma postura.

Embora essas orientações sejam certamente bem-intencionadas, elas podem provocar o efeito nocebo. Considere a orientação "acione seu *core* para proteger suas costas". O que está implícito que vai acontecer se você não acionar seu *core*? Essa orientação, embora bem-intencionada, sugere que nossas costas são frágeis e que há maior probabilidade de lesão se não acionarmos nossos *core*. Acionar a musculatura abdominal, particularmente durante posturas fisicamente desafiadoras como uma ponte, provavelmente é uma boa ideia e uma boa orientação para se oferecer. No entanto, a linguagem é importante, e dizer a uma pessoa que ela pode se machucar pode plantar uma semente que pode ter consequências negativas não intencionais.

Se o estudo da fisiologia nos ensinou algo no último século, é que nossos corpos se adaptam. Nossos corpos não são apenas robustos; eles são, como Nassim Nicholas Taleb descreve, antifrágeis (Taleb, 2012). Se algo é robusto, é forte, mas, uma vez que é empurrado além de um certo ponto, quebra-se permanentemente. Embora qualquer tecido do corpo possa obviamente estar sujeito a lesões ou doenças, nossos corpos respondem positivamente à mudança. Você deseja compartilhar uma mensagem de que nossos corpos são delicados e propensos ao desgaste ou deseja compartilhar uma mensagem fortalecedora de que, ao longo de nossas vidas, nossos corpos mantêm a capacidade de se adaptar de maneira positiva? O último não é apenas mais fortalecedor; também é mais preciso.

Termos a serem usados em vez da linguagem baseada no medo

Quando os professores pretendem proteger, talvez eles simplesmente queiram estabilizar. Pense em usar uma linguagem que empodere. Em vez de dizer: "Pare se algo doer", considere dizer: "Faça apenas o que puder. Qualquer quantidade de movimento provavelmente ajudará". Você estaria correto se dissesse que o movimento e o exercício são algumas das melhores ações que podemos fazer por nosso corpo; e a ciência apoia essa afirmação.

Também devemos ter cuidado para não ser muito prescritivos com nossa linguagem. Duas pessoas podem ter a mesma lesão, mas gatilhos agravantes diferentes. No caso da hérnia de disco, por exemplo, duas pessoas podem ter a hérnia no mesmo local, mas uma pode sentir desconforto durante uma flexão anterior de tronco (flexão da coluna) enquanto a outra durante uma torção. Sabendo que é necessária estimulação mecânica para a remodelação e a adaptação, vamos nos esforçar para manter as pessoas em movimento. Lembre-se que a yoga é uma atividade de baixa carga, modificável para uma grande variedade de populações.

Mais de 75% das pessoas nunca ouviram falar ou não acreditam no efeito nocebo, mas aprender sobre esse fenômeno pode ajudar a reduzir seus desfechos negativos (Planès, Villier e Mallaet, 2016). Portanto, a conscientização e o reconhecimento do efeito nocebo é um bom primeiro passo.

Empoderar para mover

Embora crenças inúteis possam piorar a lombalgia, o oposto também é verdadeiro: uma mentalidade positiva em relação à lombalgia está associada com níveis mais baixos de dor, incapacidade e busca por cuidados de saúde (Beales et al., 2015). Liderada por Peter O'Sullivan na Austrália, uma equipe de especialistas altamente credenciados em dor e reabilitação se uniu para escrever um artigo e criar um folheto para uso público sobre o que se sabe sobre a dor nas costas em décadas de pesquisa e prática clínica, com o objetivo de capacitar pacientes com lombalgia (O'Sullivan et al., 2020). Eles escreveram que, uma vez que sinais de alerta e patologia grave são excluídos, as evidências apoiam o seguinte:

- A lombalgia não é uma condição médica séria e com risco de vida.
- A maioria dos episódios de lombalgia melhora e a condição não piora com a idade.
- Uma mentalidade negativa, um comportamento de evitar por medo, expectativas negativas de recuperação e comportamentos ruins de enfrentamento da dor estão mais fortemente associados à dor persistente do que o dano tecidual.
- Os exames não determinam o prognóstico do episódio atual de lombalgia nem a probabilidade de incapacidade futura por lombalgia e não melhoram os desfechos clínicos da condição.
- Exercícios graduais e movimentos em todas as direções são seguros e saudáveis para a coluna.

- A postura da coluna durante as posições sentada, em pé e carregando peso não prediz a lombalgia ou sua persistência.
- Um *core* fraco não causa lombalgia; algumas pessoas com lombalgia tendem a contrair em excesso os músculos do *core*. Embora seja bom manter os músculos do tronco fortes, também é útil relaxá-los quando não são necessários.
- A movimentação da coluna e a aplicação de carga são seguros e aumentam a resiliência estrutural quando feitas gradualmente.
- As crises de dor estão mais relacionadas com mudanças na atividade, no estresse e no humor que com danos estruturais.
- O tratamento eficaz para a lombalgia é relativamente barato e seguro. Inclui orientações centradas no paciente que estimulam uma mentalidade positiva e treinam as pessoas a otimizar sua saúde física e mental, participando de atividades físicas, exercícios e atividades sociais, desenvolvendo hábitos de sono saudáveis, alcançando e mantendo o peso corporal e permanecendo empregados.

Embora a dor nas costas possa ser frustrante e, às vezes, incapacitante, é útil lembrar que 90% dos casos de lombalgia são autolimitados e desaparecem em seis semanas (Waddell, 1987). Muitos fatores afetam a dor nas costas, incluindo nossas próprias percepções da dor em si. Sabendo que nossa linguagem pode afetar a dor por meio da resposta nocebo, é aconselhável estarmos cientes de como usamos nossas palavras.

Por fim, como tudo mais no corpo, um dos melhores tratamentos que podemos buscar para a dor nas costas é exatamente o que nossa prática de yoga oferece: movimento.

Conclusão

O sistema musculoesquelético requer estresse (carga mecânica) para que se torne forte e resiliente. Desde a prevenção de doenças até a manutenção da saúde dos ossos, o movimento agora é uma das melhores ações que podemos fazer por nosso corpo. Embora qualquer tecido tenha potencial para experimentar lesões, impor carga ao corpo envolve apenas encontrar o equilíbrio certo entre o que é muito fácil e o que é muito desafiador.

Capítulo **2**

Sistema nervoso

A yoga é frequentemente descrita como uma prática mente-corpo. Contudo, o que isso significa e como a yoga afeta a mente? A mente e o encéfalo não são a mesma coisa. A mente é geralmente associada a sentimentos, sensibilidade e consciência de si mesmo, enquanto o encéfalo é um tecido biológico dissecável. Contudo, aprender sobre o encéfalo, que faz parte de um sistema maior chamado *sistema nervoso*, pode nos ensinar sobre a mente e, portanto, sobre nossa natureza.

O sistema nervoso é o sistema mais complexo e altamente organizado do corpo humano. É nosso principal sistema de controle, regulação e comunicação e é o centro de toda atividade mental, incluindo o pensamento, o aprendizado, a memória e o comportamento. O sistema nervoso nos mantém em contato com nosso ambiente, tanto externo como interno. Com o sistema endócrino, é responsável pela homeostase, que é a capacidade de manter um estado interno relativamente estável que persiste apesar das mudanças no mundo exterior. Esse sistema é responsável por controlar todos os movimentos voluntários (ou seja, todas as ações físicas durante uma prática

de yoga) e, por último, mas não menos importante, por nos manter vivos, estando constantemente atento a qualquer situação que seja percebida como ameaçadora.

O sistema nervoso pode ser dividido em central e periférico. O sistema nervoso central (SNC) consiste em encéfalo, medula espinal e retinas dos olhos. O sistema nervoso periférico (SNP) consiste em todos os componentes do sistema nervoso que se encontram fora do encéfalo, medula espinal e retinas.

Os destaques deste capítulo incluem a forma como a yoga pode nos ajudar a controlar o estresse da rotina moderna, as pesquisas mais recentes sobre a yoga na saúde mental e informações atualizadas sobre a dor persistente.

Células do sistema nervoso

Os dois tipos principais de células que compõem o sistema nervoso são os neurônios e as células gliais. Os neurônios produzem e conduzem impulsos eletroquímicos, enquanto as células gliais fornecem aos neurônios suporte mecânico e metabólico.

Nota pessoal do autor Andrew

Quando me formei na faculdade de medicina na Inglaterra em 2005, estava realmente preocupado com o estresse e as demandas com que eu ia lidar trabalhando como médico júnior (o equivalente a um médico interno nos Estados Unidos). Um bom amigo recomendou a meditação, que na época era algo de que eu tinha ouvido falar, mas não compreendia completamente. Marquei uma sessão particular com um professor local experiente e, logo na primeira prática, tive uma experiência extremamente profunda, quase fora do corpo. A meditação rapidamente se tornou um dos meus mecanismos de enfrentamento mais valiosos para controlar o estresse; pratiquei-a duas vezes ao dia sem falhar por muitos anos. Minha carreira de médico não durou muito enquanto eu mirava outros caminhos; contudo, sem a âncora diária da meditação, teria sido um capítulo ainda mais curto para mim. Conforme sigo a vida, a meditação continua sendo parte significativa de minha caixa de ferramentas, possibilitando-me ser um marido, amigo, filho, irmão, tio e professor mais presente.

A parte principal do neurônio, que contém seu núcleo (Figura 2.1), é chamada *corpo celular*. O corpo celular é semelhante em estrutura a outras células do corpo, mas não tem a mesma capacidade de regeneração após uma lesão; isso representa um problema significativo para o tratamento de lesões e doenças do sistema nervoso. Muitos desses corpos celulares apresentam projeções chamadas *dendritos*, que transportam informações até o corpo celular. O axônio é a longa estrutura ao longo da qual passa o impulso nervoso oriundo do corpo celular. A maioria dos axônios é isolada por uma substância gordurosa chamada *mielina*. Existem interrupções periódicas em que pequenas porções do axônio são deixadas descobertas, sem mielina; essas são chamadas *nós neurofibrosos*. A junção entre um terminal axônico e o dendrito de outro neurônio é chamada *sinapse*. As sinapses são muitas vezes chamadas *pontos de conexão* entre os neurônios, mas na verdade são pequenos espaços entre os neurônios, da mesma maneira que uma articulação é uma junção e um pequeno espaço entre dois ossos.

No interior de um axônio em repouso, há uma baixa concentração de íons de sódio e uma alta concentração de íons de potássio em comparação com o líquido tecidual circundante. Isso faz o interior do axônio ser mais carregado negativamente que o exterior. Quando o neurônio detecta estímulos, os íons de sódio entram no axônio e os íons de potássio saem dele por meio de canais nos nós neurofibrosos. Isso torna o interior mais carregado positivamente e resulta em uma carga elétrica (impulso nervoso ou potencial de ação) viajando ao longo da membrana de um neurônio. Os nós neurofibrosos são essenciais na velocidade e no tempo de entrega dos impulsos de um neurônio para outro. Na sinapse, a transmissão de um impulso nervoso é passada para outro neurônio. Após a passagem do impulso nervoso, o estado de repouso do axônio é restaurado. Todo esse processo leva milissegundos, com os impulsos nervosos percorrendo até 120 metros por segundo em humanos.

Os neurotransmissores são produtos químicos endógenos, o que significa que são produzidos no interior do corpo e pos-

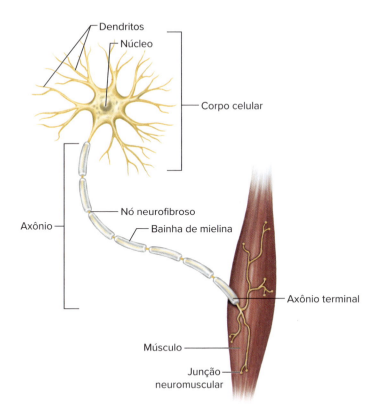

Figura 2.1 Estrutura de um neurônio.

sibilitam que os neurônios se comuniquem entre si por meio das sinapses. O corpo usa diferentes neurotransmissores para cada função, incluindo a dopamina, a serotonina e a histamina. A dopamina desempenha papel essencial em várias funções cerebrais, incluindo o aprendizado, o controle motor, a recompensa, as emoções e as funções executivas (Ko e Strafella, 2012). A serotonina é um neurotransmissor que modula vários processos neuropsicológicos, assim como tem implicações que afetam processos gastrointestinais, como a motilidade intestinal (Berger, Gray e Roth, 2009). A histamina medeia funções homeostáticas no corpo, promove a vigília, modula o comportamento alimentar e controla o comportamento motivacional (Passani, Panula e Lin, 2014).

Os três tipos de neurônios incluem os neurônios sensitivos, os neurônios motores e os interneurônios. Os neurônios sensitivos convertem estímulos externos do ambiente em estímulos internos correspondentes. São ativados por informações sensitivas, como luz, som, odor, sabor, calor e contato físico, e transmitem essas informações à medula espinal ou ao encéfalo. Os neurônios motores estão envolvidos em movimentos voluntários e involuntários por meio da inervação de músculos e glândulas. Os dois tipos de neurônios motores são os neurônios motores superiores e os neurônios motores inferiores.

Os neurônios motores superiores se originam no encéfalo, integram todos os sinais recebidos pelo encéfalo e os traduzem em um único sinal que inicia ou inibe o movimento voluntário. Eles se conectam aos neurônios motores inferiores que emergem na medula espinal e inervam músculos e glândulas por todo o corpo. A interface entre um neurônio motor e uma fibra muscular é uma sinapse especializada chamada *junção neuromuscular*, que será abordada com mais detalhes posteriormente neste capítulo. Os interneurônios são encontrados apenas no SNC e conectam um neurônio a outro.

Células gliais específicas encontradas ao longo do comprimento dos neurônios formam bainhas de mielina ao redor dos neurônios. No SNC, são chamadas *oligodendrócitos* e, no SNP, de *células de Schwann*. Ao redor do espaço de sinapse entre os neurônios estão os astrócitos, que são células gliais especializadas que fornecem energia aos neurônios, entre outras funções (Sherwood et al., 2006). Os astrócitos superam numericamente os neurônios em mais de cinco vezes e fazem contato com os capilares sanguíneos e os neurônios no sistema nervoso central para ajudar a formar a barreira hematencefálica. Essa estrutura possibilita que os vasos sanguíneos distribuam oxigênio e nutrientes a todos os tecidos do SNC para regular firmemente o movimento de íons, moléculas e células entre o sangue e o encéfalo. Esse controle preciso da homeostase do SNC possibilita a função neuronal adequada, bem como protege o tecido neural de toxinas e patógenos. As alterações dessas propriedades de barreira são um componente significativo da patologia e da progressão de diferentes doenças neurológicas (Daneman e Prat, 2015).

Sistema nervoso central

O SNC consiste em encéfalo, medula espinal e retinas dos olhos. O encéfalo adulto pode ser dividido em quatro regiões principais: o cérebro, o diencéfalo, o tronco encefálico e o cerebelo.

Cérebro

O cérebro é a maior porção do encéfalo e contém o córtex cerebral e os núcleos subcorticais, coleções de neurônios que atuam como local primário para a produção do neurotransmissor acetilcolina. O cérebro é formado por dois hemisférios, enquanto o córtex pode ser separado em quatro lobos: o frontal, o parietal, o temporal e o occipital (Figura 2.2). O lobo frontal está envolvido na função motora, incluindo a expressão facial, a resolução de problemas, a espontaneidade, a memória, a linguagem, a iniciação, o julgamento, o controle de impulsos e os comportamentos social e sexual. A porção mais anterior do lobo frontal é o córtex pré-frontal, uma porção crítica que medeia funções intelectuais ou executivas.

Os outros lobos são responsáveis por funções sensitivas. O lobo parietal processa informações da superfície do corpo e sua interação com o meio. Isso é conhecido como *somatossensação*. O lobo occipital é onde o processamento visual começa; o lobo temporal contém a área cortical para o processamento auditivo, mas também apresenta regiões cruciais para a formação da memória.

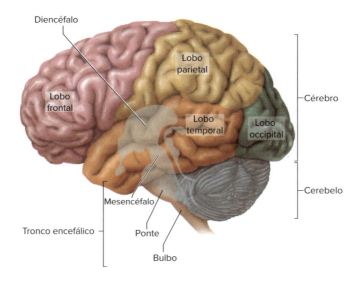

Figura 2.2   Lobos do córtex cerebral e outras regiões-chave do encéfalo.

Aninhadas no fundo do lobo temporal estão as duas tonsilas. As tonsilas são regiões em forma de amêndoa compostas de múltiplos aglomerados de neurônios que recebem informações sobre o ambiente externo do tálamo sensorial (falaremos mais sobre isso a seguir) e córtices sensitivos. As tonsilas são detectores rápidos de estímulos e situações ambientais aversivas, produzindo estados afetivos ou comportamentais para possibilitar respostas adaptativas a ameaças potenciais. As tonsilas têm sido associadas à emoção e à motivação, desempenhando papel essencial no processamento de estímulos ambientais de medo e recompensa; estão implicadas em uma ampla gama de condições, incluindo a dependência, o autismo e transtornos de ansiedade (Janak e Tye, 2015). Além de seu papel na emoção, as tonsilas também estão envolvidas na regulação ou na modulação de uma variedade de funções cognitivas, como atenção, percepção e memória explícita.

Diencéfalo

O diencéfalo pode ser encontrado logo acima do tronco encefálico, entre os hemisférios cerebrais. Consiste em quatro partes: o tálamo, o hipotálamo, o epitálamo e o subtálamo. O tálamo é um transmissor entre o cérebro e o restante do sistema nervoso e desempenha papel importante na regulação dos estados de sono e vigília. O hipotálamo coordena funções homeostáticas, ligando o sistema nervoso ao sistema endócrino por meio da hipófise, que está conectada a ele (Figura 2.3). Exploraremos a relação entre o hipotálamo e a hipófise mais adiante neste capítulo. O epitálamo consiste principalmente na glândula pineal – uma pequena glândula endócrina que secreta o hormônio melatonina, que desempenha papel importante na regulação de nossos ritmos circadianos ou relógio interno do corpo (alterações físicas, mentais e comportamentais que seguem um ciclo diário). O

Yoga e neuroplasticidade

A neuroplasticidade descreve a capacidade do sistema nervoso de mudar em resposta à experiência. Então, essencialmente, o encéfalo pode direcionar suas próprias mudanças. Os papéis das diferentes partes do córtex que discutimos não são completamente predeterminados. Em seu livro *Livewired: the inside story of the ever-changing brain*, David Eagleman (2020) descreve como é o padrão de *inputs* (estímulos) que determina o destino do córtex. Eagleman continua explicando como as regiões do encéfalo mantêm seu território com atividade continuada: se a atividade diminui ou para (p. ex., por causa da cegueira), o território tende a ser tomado por seus vizinhos, uma mudança mensurável em uma hora. Eagleman também levanta a hipótese de que o circuito subjacente ao sonho atua amplificando a atividade do sistema visual periodicamente durante a noite, possibilitando que ele defenda seu território contra a aquisição por outros sentidos.

Embora crianças, adolescentes e jovens adultos tenham maior capacidade de neuroplasticidade, todos nós temos neuroplasticidade ao longo de nossas vidas. Como adultos, podemos estimulá-la buscando novos desafios e aplicando um esforço concentrado e deliberado. O neurotransmissor glutamato (não confundir com o aditivo alimentar glutamato monossódico ou MSG) é o principal mediador da plasticidade do sistema nervoso (Zhou e Danbolt, 2014); é necessário bastante descanso para fixar as mudanças que foram feitas. Talvez seja isso que os iogues querem dizer quando citam que a savasana (postura do cadáver) é uma chance para a mente imprimir mudanças – mas ainda melhor é dormir. Uma revisão de Walker e Stickgold (2004) forneceu evidências de consolidação da memória dependente do sono e plasticidade cerebral dependente do sono. Portanto, dormir o suficiente pode nos ajudar a reter novas informações e o sono inadequado pode retardar a formação da memória.

Em um ensaio clínico randomizado controlado, Tolahunase e colegas (2018) analisaram o efeito que a yoga e a meditação podem ter em pessoas com transtorno depressivo maior. Os autores concluíram que a diminuição na gravidade da depressão após intervenções de yoga e meditação está associada à melhora em biomarcadores sistêmicos de neuroplasticidade. Em uma revisão sistemática de Gothe e colegas (2019) que analisou o efeito que a yoga pode ter na saúde do encéfalo, os autores concluíram que a prática tem um efeito positivo na estrutura e na função de várias regiões do encéfalo, incluindo a tonsila e o córtex pré-frontal. Gothe e seus colegas sugeriram que esses estudos oferecem evidências iniciais promissoras de que intervenções comportamentais como a yoga podem mitigar declínios neurodegenerativos e relacionados com a idade, já que muitas das regiões identificadas são conhecidas por demonstrar significativa atrofia relacionada com a idade.

---

subtálamo está envolvido com a integração dos movimentos do músculo esquelético.

Tronco encefálico

O tronco encefálico é a região inferior do encéfalo e é estruturalmente contínuo com a medula espinal. Compreende o mesencéfalo, a ponte e o bulbo (Figura 2.2). O tronco encefálico desempenha papel importante na regulação das funções cardíaca e respiratória, da consciência e do ciclo do sono, bem como na regulação da vasodilatação (o alargamento dos vasos sanguíneos) e dos reflexos como vômito, tosse, espirro e deglutição. Conexões dos sistemas motor e sensitivo do córtex também passam pelo tronco encefálico para se

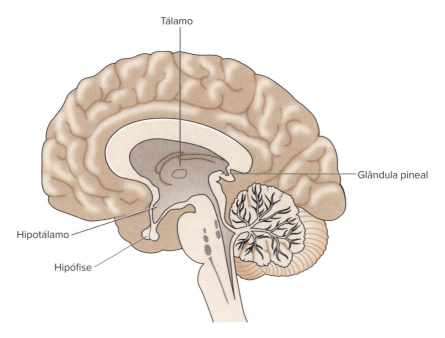

Figura 2.3 Tálamo, hipotálamo, hipófise e glândula pineal.

comunicar com o SNP. O tronco encefálico fornece a principal inervação motora e sensitiva para a face e o pescoço por meio dos nervos cranianos.

Cerebelo

O cerebelo está conectado ao tronco encefálico, essencialmente na ponte, e é responsável pelo ajuste fino dos movimentos voluntários e do equilíbrio. O cerebelo mantém a postura, controla o tônus muscular e regula a atividade muscular voluntária, coordenando assim a marcha; contudo, é incapaz de iniciar a contração muscular. Nossas memórias processuais (muitas vezes chamadas *memória muscular*) são formadas no cerebelo, que incorpora mais de dois terços de todos os neurônios existentes em nosso encéfalo (De Zeeuw e Ten Brinke, 2015).

Medula espinal

A medula espinal é um feixe tubular longo e fino de tecido nervoso que se estende a partir do bulbo no tronco encefálico, percorrendo o interior da coluna vertebral até a região lombar. Atua como canal de sinalização entre o encéfalo e a periferia. Trinta e um pares de nervos espinais emergem da medula espinal e fazem parte do SNP.

Retinas

Durante o desenvolvimento embrionário, a retina e o nervo óptico se estendem a partir do diencéfalo e, portanto, são considerados parte do SNC. A retina é composta de camadas de neurônios especializados que são interconectados por meio de sinapses. Como uma extensão do SNC, a

O cérebro emocional

O *sistema límbico*, embora não seja um sistema de órgãos importante como o sistema digestório, é um termo conveniente para descrever várias estruturas interconectadas funcional e anatomicamente encontradas na parte inferior central do cérebro; compreende as seções internas dos lobos temporais e a parte inferior do lobo frontal. O sistema límbico combina funções mentais superiores e emoções primitivas em um único sistema, muitas vezes chamado *cérebro emocional*. Não apenas é responsável por nossas vidas emocionais como também por nossas funções mentais superiores, como o aprendizado e a formação de memórias. As principais estruturas incluídas no sistema límbico incluem a tonsila, o hipocampo, o tálamo, o hipotálamo e o giro do cíngulo. O hipocampo é uma complexa estrutura encefálica inserida profundamente no lobo temporal, que tem importante papel na aprendizagem e na memória. O córtex cingulado está localizado nas paredes mediais dos hemisférios cerebrais e é importante interface entre a regulação emocional, a sensibilidade e a ação.

No livro *A general theory of love*, três psiquiatras introduziram o termo "ressonância límbica", na esperança de explicar o que se sabe sobre o amor de um ponto de vista científico e neurológico (Lewis, Amini e Lannon, 2007). As teorias apresentadas neste livro descrevem como as pessoas podem literalmente estar no mesmo comprimento de onda e como isso acontece no sistema límbico do cérebro.

---

retina apresenta semelhanças com o encéfalo e a medula espinal em termos de anatomia, funcionalidade, resposta ao insulto e imunologia. Várias doenças neurodegenerativas importantes têm manifestações na retina, sugerindo que o olho é uma janela para o encéfalo (London, Benhar e Schwartz, 2013).

Meninges, ventrículos e líquido cerebrospinal

Três camadas de matéria – chamadas *meninges* – envolvem o encéfalo e a medula espinal. Do superficial ao profundo, essas camadas são a dura-máter, a aracnoide-máter e a pia-máter. A dura-máter é uma camada de tecido conjuntivo denso que está conectada à superfície interna do crânio. Em seguida vem a aracnoide-máter, que é uma camada fina e impermeável. A camada mais interna é a pia-máter, que é uma camada vascularizada que reveste intimamente o encéfalo e a medula espinal. A meningite é uma infecção rara e potencialmente devastadora que afeta as delicadas meninges. As meninges definem três espaços potenciais: o espaço epidural, que existe entre o crânio e a dura-máter; o espaço subdural, localizado entre a dura-máter e a aracnoide-máter; e o espaço subaracnóideo, que fica entre a aracnoide-máter e a pia-máter.

Os ventrículos cerebrais são uma série de espaços interconectados e preenchidos por líquido que se encontram no centro do prosencéfalo e do tronco encefálico. Os ventrículos produzem líquido cerebrospinal (LCS) e o transportam ao redor da cavidade craniana ao longo do espaço subaracnóideo. O LCS é um ultrafiltrado do plasma sanguíneo que desempenha funções vitais, incluindo nutrição, remoção de resíduos e proteção ao encéfalo (Spector, Robert Snodgrass e Johanson, 2015). O LCS atua como amortecedor de impactos, acolchoando o encéfalo para protegê-lo do impacto com o crânio e possibilitando que o encéfalo e a medula espinal se tornem flutuantes, reduzindo drasticamente o peso efetivo do encéfalo e, portanto, a força aplicada ao encéfalo e aos vasos cerebrais durante uma lesão mecânica. A barreira sangue-LCS também atua regulando o ambiente do encéfalo. Estima-se que o volume de LCS em um adulto seja de 150 mL, sendo que 125 mL estão distribuídos nos espaços subaracnóideos e 25 mL nos ventrículos. O LCS é completamente renovado 4 a 5 vezes por 24 horas no adulto jovem médio (Sakka, Coll e Chazal, 2011).

Sistema nervoso periférico

O sistema nervoso periférico (SNP) consiste em todos os neurônios fora do encéfalo e da medula espinal. Os feixes

As inversões da yoga trazem mais sangue ao encéfalo e estimulam a glândula pineal

Existe uma crença generalizada de que inverter o corpo durante os asanas, como na postura sobre a cabeça (Sirsasana), tem muitos benefícios potenciais, incluindo o aumento do fluxo sanguíneo para o encéfalo e a estimulação da glândula pineal. No entanto, o encéfalo tem a capacidade muito importante de manter um fluxo sanguíneo relativamente constante, apesar das mudanças que ocorrem em outras partes do corpo. Em adultos saudáveis, grandes mudanças na pressão arterial resultam em pouca ou nenhuma mudança no fluxo sanguíneo cerebral (Paulson, Strandgaard e Edvinsson, 1990). Esse mecanismo de autorregulação do fluxo sanguíneo cerebral é vital, pois o encéfalo é bastante sensível a muito ou a pouco fluxo sanguíneo. Somente em casos de traumatismo cranioencefálico grave ou acidente vascular encefálico isquêmico agudo perdemos essa autorregulação, deixando o tecido cerebral sobrevivente desprotegido contra o efeito potencialmente prejudicial das alterações da pressão arterial. Portanto, é reconfortante saber que, independentemente de você inverter seu corpo regularmente ou não, seu encéfalo está recebendo a quantidade certa de suprimento sanguíneo para atender às suas demandas.

A glândula pineal já foi chamada *terceiro olho* em decorrência de sua localização no centro geométrico do encéfalo. O filósofo, matemático e cientista francês Descartes considerava a glândula pineal a sede principal da alma e o local onde todos os pensamentos são formados. Tem aproximadamente o tamanho de uma soja e é considerado um órgão um tanto misterioso por ter sido a última das glândulas endócrinas a ter sua função descoberta. Além de produzir melatonina, a glândula pineal também produz quantidades extremamente pequenas de N,N--dimetiltriptamina, um potente psicodélico. Embora tenha sido proposto que a glândula pineal excrete grandes quantidades de N,N-dimetiltriptamina durante episódios de vida extremamente estressantes, principalmente no caso de nascimento e morte, de modo a produzir experiências de estar fora do corpo, há falta de evidências que apoiem essa afirmação (Nichols, 2018). Essa glândula tem a maior taxa de calcificação entre todos os órgãos e tecidos do corpo humano. Acredita-se que a calcificação pineal comprometa a quantidade de melatonina que pode ser produzida pela glândula e pode estar associada a diversas doenças neuronais (Tan et al., 2018). Não há, no entanto, nenhuma pesquisa sobre os efeitos que a yoga pode ter na glândula pineal. Talvez um dia descubramos que a postura sobre a cabeça (Sirsasana) descalcifica a glândula pineal; mas, até então, apenas aproveite a literal mudança de perspectiva.

de axônios no SNP são chamados *nervos*. Esses são compostos de mais que apenas tecido nervoso; eles têm tecidos conjuntivos envolvidos em sua estrutura, bem como vasos sanguíneos que fornecem nutrição aos tecidos. Cada axônio individual é circundado por tecido conjuntivo frouxo, e muitos axônios são então agrupados em fascículos, cada um circundado por sua própria camada de tecido conjuntivo fibroso. Por fim, múltiplos fascículos são agrupados de modo a formar um nervo, que é circundado por sua própria camada de tecido conjuntivo fibroso. Essas três camadas são semelhantes às bainhas de tecido conjuntivo dos músculos.

Os nervos estão associados à região do SNC à qual estão conectados, seja como nervos cranianos conectados ao encéfalo ou aos nervos espinais conectados à medula espinal. Existem 12 pares de nervos cranianos que emergem do crânio, que são os principais responsáveis pelas funções sensitivas e motoras da cabeça e do pescoço. Um desses nervos chega a órgãos das cavidades torácica e abdominal. Eles podem ser classificados como nervos sensitivos (nervos aferentes), nervos motores (nervos eferentes) ou uma combinação de ambos.

Existem 31 pares de nervos espinais que emergem ao longo da coluna vertebral; são nomeados de acordo com o nível em que cada um emerge. Por exemplo, T1 é o nervo torácico que emerge da coluna vertebral por baixo da primeira vértebra torácica. A disposição desses nervos é muito mais regular que a dos nervos cranianos. Todos os nervos espinais são compostos de axônios sensitivo e motor combinados.

A divisão sensitiva do SNP transporta informações sensitivas do corpo para o sistema nervoso central. Os cinco sentidos em que mais pensamos são paladar, olfato, tato, visão e audição, que recebem estímulos do mundo exterior. Estímulos sensitivos adicionais vêm de dentro de nosso ambiente interno. A *somatossensação*, muitas vezes chamada *sexto sentido*, é um termo abrangente que inclui as subcategorias de mecanorrecepção (vibração, pressão, tato discriminatório), termorrecepção (temperatura), nocicepção (dor), equilibriocepção (equilíbrio) e propriocepção (sentido de posicionamento e movimento). Sherrington (1906) descreveu pela primeira vez a propriocepção como "a capacidade de sentir onde os membros e articulações estão em relação ao corpo e ao ambiente circundante (posição e movimento) na ausência de *feedback* visual" (p. 17). O senso de propriocepção é alimentado por receptores encontrados nos músculos, tecido conjuntivo, estruturas capsuloligamentares e pele. Eles detectam alterações mecânicas nos tecidos e, subsequentemente, enviam informações sensoriais para interpretação cerebral. Um estudo recente de Cherup e colegas (2020) concluiu que uma combinação de yoga e meditação melhorou a propriocepção e o equilíbrio em um grupo de indivíduos diagnosticados com doença de Parkinson. Outro estudo recente encontrou melhorias significativas no equilíbrio e na propriocepção em atletas amadores após oito semanas de prática de yoga (Sarhad Hasan, Haydary e Gandomi, 2020). Uma revisão sistemática de Jeter e colegas (2014) sugeriu que a yoga pode ter um efeito benéfico geral no equilíbrio; no entanto, as diferenças na qualidade dos relatos e na metodologia dos estudos tornaram difícil para os autores chegar a conclusões definitivas.

A divisão motora do SNP transfere sinais do sistema nervoso central para nossos músculos, órgãos e glândulas. A área em que um neurônio alcança uma fibra muscular é chamada *junção neuromuscular* (Figura 2.4). Conforme o impulso nervoso chega à junção neuromuscular, causa um influxo de íons de cálcio para o neurônio, que, por sua vez, libera o neurotransmissor acetilcolina. Depois que a acetilcolina passa pela sinapse da junção neuromuscular, os íons de sódio entram na fibra muscular, desencadeando uma carga elétrica (ou potencial de ação) que se espalha por todo o músculo. A acetilcolina é, por fim, quebrada e o influxo de sódio cessa, encerrando o potencial de ação.

O SNP pode ser subdividido em sistema nervoso somático e sistema nervoso autônomo.

Sistema nervoso somático

O sistema nervoso somático (ou sistema nervoso voluntário) é o componente do sistema nervoso periférico associado ao controle voluntário dos movimentos corporais por meio dos músculos esqueléticos. Assim, durante a prática de asanas na yoga, estamos constantemente usando nosso sistema nervoso somático. Esse sistema também transmite sinais de receptores de estímulos externos para o SNC, mediando assim a visão, a audição e o tato. O sistema nervoso somático, portanto, consiste em nervos sensitivos (aferentes) e nervos motores (eferentes). O sistema nervoso somático também nos fornece reflexos, que são automáticos e não requerem *input* ou integração do encéfalo para serem executados. Os reflexos monossinápticos, como o reflexo patelar, têm uma única sinapse entre o neurônio sensitivo que recebe a informação e o neurônio motor que responde. Os reflexos polissinápticos

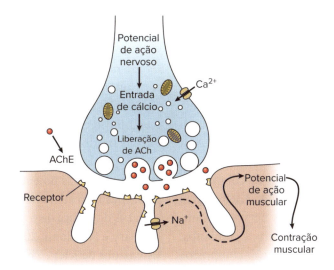

Figura 2.4 Junção neuromuscular.

têm pelo menos um interneurônio entre o neurônio sensitivo e o neurônio motor. Um exemplo de reflexo polissináptico é visto quando pisamos em algo pontiagudo; em resposta, nosso corpo deve puxar o pé para cima enquanto simultaneamente transfere o equilíbrio para a outra perna.

Sistema nervoso autônomo

O sistema nervoso autônomo é a divisão do SNP que regula os processos fisiológicos involuntários, incluindo a frequência cardíaca, a pressão arterial, a respiração, a digestão e a excitação sexual. Esse sistema tem três divisões: o sistema nervoso simpático (nossa resposta de luta ou fuga), o sistema nervoso parassimpático (nossa resposta de descanso e digestão) e o sistema nervoso entérico (nosso segundo cérebro). A Figura 2.5 compara as principais características dos sistemas nervosos simpático e parassimpático.

Sistema nervoso simpático

O sistema nervoso simpático (SNS) trabalha com o sistema endócrino para desencadear a *resposta de luta ou fuga*, termo cunhado por Cannon (1915) para descrever a resposta imediata de um animal ao perigo. Isso geralmente é chamado

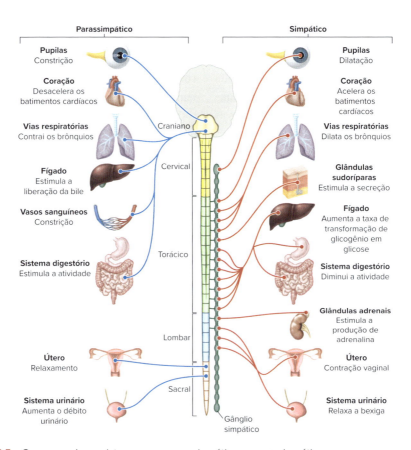

Figura 2.5 Comparando os sistemas nervosos simpático e parassimpático.

resposta ao estresse, e, embora a palavra estresse tenda a ter uma conotação negativa, um certo grau de estresse é vital para nosso funcionamento diário e sobrevivência. Sem esse sistema, seria ainda mais difícil sair da cama pela manhã, muito menos correr para pegar um ônibus ou sair do caminho de um corredor na calçada. O SNS é composto de muitas vias que inervam quase todos os tecidos vivos do corpo e são acionados, via tonsila, sempre que vivenciamos uma situação que nosso cérebro percebe como ameaçadora. Perigo, dor, sentimentos perturbadores e baixo nível de glicemia ativam o SNS. As contrações musculares são de origem simpática e, portanto, até mesmo um grande componente de nossa prática de asana na yoga está ligada ao SNS.

O SNS regula principalmente os vasos sanguíneos. Um aumento nos sinais simpáticos leva à vasodilatação (alargamento) dos vasos coronarianos (vasos que irrigam o músculo cardíaco do coração) e dos vasos que irrigam os músculos esqueléticos e a genitália externa. Todos os outros vasos do corpo irão passar por vasoconstrição (estreitamento). A ativação simpática aumenta a frequência cardíaca, aumenta a força contrátil do coração, aumenta a pressão arterial, diminui a motilidade do intestino grosso e causa dilatação da pupila e transpiração. O SNS também estimula diretamente as glândulas adrenais a produzir o hormônio e o neurotransmissor adrenalina (também conhecido como epinefrina). Todas essas ações preparam o corpo para uma ação física imediata. O SNS está constantemente ativo, mesmo em situações não estressantes; por exemplo, está ativo durante o

ciclo respiratório normal quando a ativação simpática durante a inspiração dilata as vias respiratórias, possibilitando um influxo de ar adequado. O SNS também trabalha para regular sua pressão arterial toda vez que você se levanta.

O sistema endócrino também está fortemente envolvido na resposta ao estresse. Uma coleção diversificada de neurônios de várias regiões do encéfalo, incluindo o tronco encefálico e as tonsilas, inervam neurônios específicos no hipotálamo, que sintetiza e secreta um hormônio chamado *hormônio liberador da corticotropina*. Esse hormônio tem como alvo a vizinha hipófise, muitas vezes chamada *glândula mestra*, que, por sua vez, libera uma substância chamada *hormônio adrenocorticotrópico*. Esse hormônio subsequentemente age na glândula adrenal e desencadeia a liberação de cortisol. Essa liberação causa a aceleração da ação do coração e dos pulmões, constrição dos vasos sanguíneos em muitas partes do corpo, metabolismo da gordura e da glicose para ação muscular, dilatação dos vasos sanguíneos que irrigam os principais grupos musculares, relaxamento da bexiga, inibição da ereção, perda da audição, perda da visão periférica e tremores. Os sistemas que não são necessários durante a resposta ao estresse ficam temporariamente suprimidos, incluindo os sistemas imune, digestório e reprodutivo.

As ações do sistema endócrino nesse ponto normalmente são rigidamente reguladas para garantir que o corpo possa responder rapidamente a eventos estressantes e retornar ao estado normal com a mesma rapidez. No encéfalo, o cortisol participa de um ciclo de *feedback* negativo, o que significa que ele tem como alvo o hipo-

Existe diferença entre ansiedade e excitação?

É importante notar que sentimentos de excitação também estimulam o SNS. O sistema nervoso não é capaz de distinguir facilmente entre ansiedade e excitação e prepara o corpo para responder quer estejamos lidando com algo realmente perigoso ou simplesmente algo novo ou desconhecido. A ansiedade e a excitação são emoções despertadas. A única diferença é que a excitação é uma emoção positiva, que geralmente envolve otimismo.

A *antecipação* de algo realmente maravilhoso ou realmente ruim também pode estimular o SNS, mesmo que essa antecipação seja exagerada ou completamente incorreta. Nesse sentido, o encéfalo não distingue entre fantasia e realidade. Pense na última vez que você teve um pesadelo. Você pode ter acordado em pânico, corado, respirando rapidamente e, talvez, até suando. O SNS foi acionado como se o pesadelo estivesse realmente acontecendo. O mesmo acontece com a ruminação: se nos preocupamos constantemente com a possibilidade de algo dar errado, estamos acionando o SNS. É aqui que as práticas de yoga e *mindfulness* desempenham papel fundamental. Essas práticas nos ajudam a focar nossa atenção para que nossa mente vagueie menos livremente e nos ajudam a ficar mais conscientes dos pensamentos. À medida que nos tornamos conscientes de nossos pensamentos, percebemos que não somos definidos por eles, mas observadores deles. Essa sensação de distanciamento de nossos pensamentos pode atuar de maneira importante na produção de equilíbrio em nosso sistema nervoso autônomo.

---

tálamo para controlar sua própria produção. Esse ciclo completo é conhecido como eixo *hipotálamo-hipófise-adrenal* (HHA) (Figura 2.6).

Barlow (2002) sugeriu que uma resposta de congelamento pode ocorrer em algumas situações ameaçadoras. Entende-se que o congelamento pode ser ativado em níveis intermediários de ameaça, quando as respostas de fuga ou agressivas provavelmente serão ineficazes. No contexto do ataque predatório, alguns animais congelam ou se fingem de mortos; isso inclui uma inibição motora e vocal com início e cessação abruptos (Schmidt et al., 2008). A resposta de congelamento

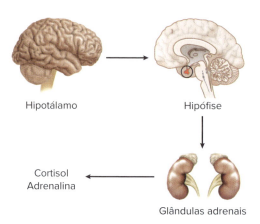

Figura 2.6   Eixo hipotálamo-hipófise-adrenal (HHA).

é igualmente iniciada nas tonsilas (Applegate et al., 1983) e tanto o SNS como o sistema nervoso parassimpático são ativados (Iwata, Chida e LeDoux, 1987). Os parâmetros fisiológicos irão variar, dependendo de qual sistema é dominante em determinado momento. O congelamento, portanto, não é um estado passivo, mas pode ser pensado como um freio parassimpático no sistema motor – ou imobilidade atenta.

Sistema nervoso parassimpático

O sistema nervoso parassimpático (SNPS) trabalha em oposição ao SNS para equilibrar, acalmar e restaurar o corpo. Seu efeito é, muitas vezes, chamado *resposta de descanso e digestão*. O nervo vago é o décimo nervo craniano. Compõe cerca de 75% do SNPS. É o nervo craniano mais longo do corpo, estendendo-se da cabeça ao abdome (a palavra "vago" significa "perambular" em latim) e fornece aferências parassimpáticas para a maior parte dos órgãos abdominais (exceto as glândulas adrenais e o colo descendente), os músculos da garganta, o palato mole, a laringe e a parte da orelha externa (Figura 2.7). O SNP pode afetar órgãos específicos e, portanto, não é uma resposta de tudo ou nada (McCorry, 2007). Causa diminuição da frequência cardíaca, vasodilatação dos vasos sanguíneos, diminuição da frequência respiratória, aumento da motilidade no trato digestório e liberação de enzimas digestórias e insulina do pâncreas. Cerca de 80% das fibras do nervo vago são aferentes, transportando informações sensitivas de nossos órgãos para o SNC sobre o quanto nos sentimos seguros ou inseguros, ajudando-nos a regular nossa resposta ao estresse.

Então, como podemos estimular o SNPS? A chave para isso começa com um fenômeno natural que ocorre como parte de nossa fisiologia: os nervos parassimpáticos disparam durante a expiração, contraindo e enrijecendo as vias respiratórias para evitar o colapso. Portanto, ao alongar nossa expiração, podemos acionar diretamente nosso SNPS. É também por isso que nossa frequência cardíaca diminui naturalmente a cada expiração (e aumenta naturalmente a cada inspiração em decorrência da ativação do SNS). Cantar, tocar instru-

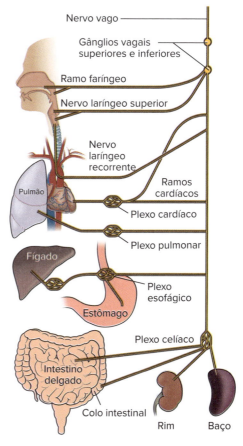

Figura 2.7 Ramos do nervo vago.

mentos de sopro, canto, pranayama e yoga podem estimular o SNPS dessa maneira. Um estudo-piloto de Kalyani e colegas (2011) concluiu que o canto desativou o sistema límbico; os autores propuseram que isso era mediado pela estimulação do nervo vago. Bernardi e colegas (2001) descobriram que a recitação de orações do rosário e também dos mantras da yoga diminuíram a frequência respiratória para quase exatamente seis respirações por minuto e aumentaram a atividade parassimpática. Além disso, há evidências de que cantarolar, por meio da ação de diminuir o tom da voz e criar ressonância na garganta, pode desencadear o SNPS. Um estudo-piloto de Sujan e colegas (2015) sugeriu que a Bhramari pranayama (respiração da abelha) aumenta a atividade parassimpática.

Existem muitas maneiras adicionais pelas quais podemos potencialmente estimular o SNPS. Quando nos sentimos estressados, nossa visão periférica se estreita para que possamos nos concentrar em qualquer ameaça iminente. Ao nos concentrarmos conscientemente em nossa visão periférica, podemos potencialmente nos desviar da resposta ao estresse ativando o SNPS. Há também evidências preliminares de que a aclimatação ao frio diminui a ativação simpática e causa uma mudança que leva ao aumento da atividade parassimpática (Mäkinen et al., 2008). Isso pode ser explorado tomando regularmente banhos frios. A pesquisa até sugeriu que os ácidos graxos ômega-3 aumentam o tônus vagal e a atividade vagal (O'Keefe et al., 2006). Uma revisão de He e colegas (2012) concluiu que a acupuntura auricular (orelha) atua no aumento da atividade parassimpática. Lu, Chen e Kuo (2011) sugeriram que a reflexologia podal pode aumentar a modulação vagal, diminuir a modulação simpática e diminuir a pressão arterial em indivíduos saudáveis e em pacientes com doença arterial coronariana. O engajamento social convidado também é um elemento-chave. Porges (2011) forneceu percepções interessantes sobre a maneira como nosso sistema nervoso autônomo medeia inconscientemente o envolvimento social, a confiança e a intimidade. Possibilitar-nos ser verdadeiramente vulneráveis com os outros e aceitar as vulnerabilidades de outras pessoas pode nos ajudar a nos sentir seguros e acessar nosso SNPS. Um estudo de Kok e colegas (2013) concluiu que o aumento das emoções positivas, por sua vez, produzia um incremento no tônus vagal, um efeito mediado pela percepção aumentada das conexões sociais.

Sistema nervoso entérico

O sistema nervoso entérico (SNE), às vezes chamado *segundo cérebro*, está embutido no revestimento do sistema gastrointestinal e é o maior componente do sistema nervoso autônomo. Quando falamos de sensação de frio na barriga ou "borboletas" no estômago, estamos nos referindo essencialmente ao SNE. Há um fluxo de informação bidirecional entre o SNE e o SNC. Embora o SNE normalmente se comunique com o SNC via SNP e SNS, ele é composto de neurônios sensitivos, neurônios motores e interneurônios, todos os quais o tornam capaz de transportar reflexos e atuar como um centro integrador na ausência de *inputs* (estímulos) do SNC (Rao e Gerson, 2016).

Experimente: Bhramari Pranayama

A Bhramari pranayama, ou respiração de abelha, pode ser uma prática muito calmante para a mente. Comece encontrando uma posição confortável no chão, em uma cadeira ou apoiando-se na cama. Pressione suavemente o trago, os pedaços de cartilagem entre as bochechas e as orelhas, com os polegares, e descanse a outra ponta dos dedos no crânio. Feche os olhos se isso lhe parecer conveniente no momento; caso contrário, relaxe seu olhar e concentre-se em um objeto fixo à sua frente. Solte a mandíbula, deixe os lábios e os dentes se separarem suavemente e permita que a língua se afaste do céu da boca. Comece inspirando e expirando suavemente pelo nariz e, na próxima expiração, faça o som da letra M, essencialmente um zumbido. Repita isso por seis ou sete ciclos e depois retorne à respiração nasal simples. Tire um momento para perceber como você se sente. Se você quiser praticar este pranayama em um espaço público e se sentir constrangido, pode praticar o Bhramari silencioso por seis ou sete ciclos; inspire e expire enquanto imagina que está cantarolando sem emitir o som.

O SNE tem funções essenciais, incluindo o controle das funções motoras do intestino (o tônus do intestino e a velocidade e intensidade de suas contrações musculares), o fluxo sanguíneo local, o transporte mucoso e as secreções, e a modulação de funções imunes e endócrinas.

O trato gastrointestinal humano abriga uma complexa e dinâmica população de microrganismos conhecida como *microbiota intestinal*. O conteúdo genético das comunidades microbianas em nosso intestino supera o conteúdo genético humano de todo o nosso corpo em aproximadamente cem vezes (Ley, Peterson e Gordon, 2006). Em uma revisão de Carabotti e colegas (2015), os autores concluíram que fortes evidências sugerem que a microbiota intestinal tem importante papel nas interações bidirecionais entre o intestino e o sistema nervoso. Ela interage com o SNC regulando a química do encéfalo e influenciando os sistemas neuroendócrinos associados à resposta ao estresse, à ansiedade e à função da memória.

Embora os antibióticos sejam cruciais para combater muitas infecções graves, seu uso tem grande impacto em nossa microbiota intestinal e, portanto, na relação entre o intestino e o sistema nervoso. Um estudo de Lurie e colegas (2015) relatou que um ciclo de antibióticos pode aumentar o risco de depressão maior em 24% e transtornos de ansiedade em 17%. O estudo também descobriu que dois ciclos de antibióticos em um ano aumentaram o risco de depressão maior em 52% e transtornos de ansiedade em 44%.

Doenças do sistema nervoso

Vamos agora explorar algumas das principais doenças que afetam o sistema nervoso e discutir o potencial efeito que a yoga pode desempenhar na melhoria dessas doenças.

Estresse persistente e disfunção do eixo hipotálamo-hipófise-adrenal (HHA)

Previamente, discutimos quão vital é a resposta ao estresse e como ela está constantemente ativa, mesmo em situações não estressantes. Em um mundo ideal, todos temos níveis variados de estresse, o que nos dá a oportunidade de responder de maneira rápida e eficaz a todas as demandas que encontramos ao longo de cada dia. No entanto, os estilos de vida modernos tendem a ser desafiadores para o sistema nervoso da maioria das pessoas. Muitos de nós experimentamos uma sobrecarga regular de informações graças a todos os nossos dispositivos digitais, em associação com a sensação de estarmos sempre ligados. Muitas vezes somos estimulados por luz artificial, sons de alta frequência e poluição do ar. Estamos tentando administrar circunstâncias extremas, como pandemias globais, agitação política e rápidas mudanças climáticas, para citar apenas algumas situações. Um estudo de Almeida e colegas (2020) examinou como o estresse na vida cotidiana dos americanos pode ter mudado nas últimas décadas; encontrou um aumento acentuado no estresse da vida diária entre adultos, principalmente de 45 a 64 anos, na década de 2010 em relação à década de 1990.

Em 1998, o quiroprático James Wilson cunhou o termo *fadiga adrenal* e o usou para descrever uma condição na qual as glândulas adrenais, superestimuladas pelo estresse crônico, queimam e desligam, causando uma variedade de sintomas. O conceito de fadiga adrenal é que a produção de cortisol é constantemente desencadeada, o que eventualmente desgasta as glândulas adrenais. No entanto, muitas pessoas que acreditam ter fadiga adrenal em geral não apresentam níveis disfuncionais de cortisol. Uma revisão sistemática de Cadegiani e Kater (2016) relatou que não há comprovação de que a fadiga adrenal seja uma realidade fisiológica. No entanto, a disfunção do eixo HHA, que é uma alteração na resposta ao estresse ao longo do tempo (seguinte à exposição ao estresse crônico), tem sido verificada e associada a inúmeras doenças. A ativação prolongada do SNS tem sido associada ao diabetes tipo 2, obesidade e doença cardiovascular (Chrousos, 2009). O cortisol também demonstrou ter efeitos prejudiciais na memória e na cognição (Newcomer et al., 1999); altos níveis de cortisol estão implicados em transtornos do humor, como a depressão (Moylan et al., 2013). Além disso, a atividade simpática basal pode ser afetada por experiências no início da vida; alguns estudos sugerem que o trauma no início da vida pode levar a uma reação exagerada do eixo HHA mais tarde na vida (Liu et al., 2000). Isso pode contribuir para o aumento da ansiedade e potenciais efeitos metabólicos, incluindo deposição excessiva de gordura e resistência à insulina (Maniam, Antoniadis e Morris, 2014). A exposição crônica ao estresse também pode levar a distúrbios psicológicos, como a depressão (Charney e Manji, 2004). No início do capítulo, discutimos como os sistemas imune, digestório e reprodutivo são temporariamente suprimidos durante a resposta típica ao estresse. Quando a resposta ao estresse se torna prolongada, isso pode levar a problemas de fertilidade, problemas persistentes de digestão e respostas imunes enfraquecidas.

Depressão

Os transtornos depressivos, como o transtorno depressivo maior, são a principal causa de incapacidade em todo o mundo, afetando mais de 340 milhões de

A yoga pode ajudar a aliviar o estresse e a ansiedade persistentes?

Uma revisão de Li e Goldsmith (2012) analisou os efeitos da yoga na ansiedade e no estresse. A revisão incluiu 35 estudos e concluiu que, embora a yoga possa aliviar o estresse e a ansiedade, é necessária uma investigação mais aprofundada dessa relação usando populações grandes e bem definidas, controles adequados, randomização e longa duração antes que a yoga possa ser recomendada como opção de tratamento. Em uma revisão sistemática de ensaios clínicos randomizados sobre os efeitos da yoga nas medidas de estresse e humor, os 25 estudos incluídos forneceram evidências preliminares que sugerem que a yoga leva a uma melhor regulação do SNS e do eixo HHA, bem como a uma diminuição nos sintomas depressivos e de ansiedade em uma variedade de populações (Pascoe e Bauer, 2015). Uma revisão sistemática de Sharma e Haider (2013) com foco no efeito que a yoga tem sobre a ansiedade concluiu que, de um total de 27 estudos que atenderam aos critérios de inclusão, 19 estudos demonstraram redução significativa na ansiedade.

Uma revisão dos exames de imagem de praticantes de yoga mostrou diminuição do fluxo sanguíneo nas tonsilas e aumento da atividade no córtex pré-frontal, sugerindo que os praticantes percebem estímulos negativos, mas são menos afetados por eles (Desai, Tailor e Bhatt, 2015). A prática de meditação e yoga está associada a um menor volume da tonsila direita (Gotink et al., 2018), e a redução do estresse foi associada a um menor volume da tonsila (Holzel et al., 2010). Streeter e colegas (2010) sugeriram que a yoga aumenta a atividade do SNP e os níveis de neurotransmissores (GABA) no tálamo e que esses aumentos estão correlacionados com redução na ansiedade e melhora do humor.

---

pessoas (Greden, 2001). A Organização Mundial da Saúde (2012) projeta que a depressão será a principal doença mundial até 2030.

Uma revisão sistemática e metanálise de Cramer, Lauche, Langhorst e Dobos (2013) concluiu que a yoga pode ser considerada uma opção de tratamento complementar para pacientes com transtornos depressivos e indivíduos com níveis elevados de depressão. Uma revisão sistemática recente de 19 estudos e uma metanálise de 13 estudos (Brinsley et al., 2020) analisou os efeitos da yoga nos sintomas depressivos em pessoas com transtornos mentais, incluindo depressão, estresse pós-traumático, esquizofrenia, ansiedade, dependência de álcool e transtorno bipolar. Os autores concluíram que a yoga apresentou maior redução nos sintomas depressivos

que o grupo-controle; além disso, uma maior redução nos sintomas depressivos esteve associada a uma maior frequência de sessões de yoga por semana.

Realizaram-se algumas pesquisas para explorar se a gratidão poderia ajudar a combater os sintomas da depressão. Watkins e colegas (2003) sugeriram que os indivíduos gratos têm estas quatro características: eles não se sentem privados na vida, apreciam as contribuições dos outros para seu bem-estar, tendem a apreciar os prazeres simples que estão disponíveis gratuitamente para a maioria das pessoas e reconhecem o importante papel de experimentar e expressar gratidão.

Uma revisão da literatura feita por Wood, Froh e Geraghty (2010) relatou que a gratidão reduziu significativamente o risco de uma série de diagnósticos, incluindo depressão maior, transtorno de ansiedade generalizada, fobia, dependência de nicotina, dependência de álcool, uso abusivo ou dependência de drogas ilícitas e risco de bulimia nervosa. Uma revisão de Jans-Beken e colegas (2019) concluiu que ter uma disposição grata está positivamente ligada à ausência de psicopatologia, mas as intervenções de gratidão não são inequivocamente estabelecidas como universalmente eficazes para diminuir os sintomas psicopatológicos.

Transtorno de estresse pós-traumático

O transtorno de estresse pós-traumático, muitas vezes chamado TEPT, é uma condição que pode se desenvolver após a exposição a um evento traumático. É caracterizada por quatro grupos característicos de sintomas que duram mais de um mês: reexperiência, evitação, cognições ou humor negativos e hiperexcitação (American Psychiatric Association, 2013).

Embora metade dos casos se resolva em três meses, algumas pessoas apresentam sintomas por períodos prolongados ou que desaparecem e reaparecem com o tempo.

Uma revisão sistemática e metanálise de Cramer e colegas (2018) incluiu sete estudos e concluiu que é possível fazer apenas uma leve recomendação para a prática da yoga como intervenção adjuvante no transtorno de estresse pós-traumático. Uma revisão sistemática e metanálise de Hilton, Ruelaz Maher e colegas (2017) incluiu 10 ensaios clínicos e concluiu que a meditação parece ser eficaz para sintomas de transtorno de estresse pós-traumático e depressão; contudo, para aumentar a confiança nos achados, são necessários mais estudos de alta qualidade. Vale a pena notar que os potenciais riscos da meditação, inclusive para sobreviventes de traumas, tornaram-se cada vez mais conhecidos. Um estudo de Lindahl e colegas (2017) examinou a gama de experiências desafiadoras que podem surgir no contexto da meditação budista – experiências

Experimente: meditação de gratidão

A meditação de gratidão é uma prática maravilhosa para se fazer no início e ao final de cada dia. Encontre uma posição confortável e feche suavemente os olhos ou simplesmente relaxe o olhar e concentre-se em um ponto fixo à sua frente. Solte a mandíbula, deixe os lábios e os dentes se separarem suavemente e permita que a língua se afaste do céu da boca. Comece fazendo algumas respirações suaves, inspirando e expirando pelo nariz. Observe que seu abdome se expande e contrai suavemente a cada inspiração e expiração. Quando estiver pronto, comece a considerar tudo o que temos hoje que tornam nossa vida mais fácil e confortável do que era para nossos pais e avós. Reserve alguns momentos para refletir sobre as centenas de pessoas que trabalharam duro para tornar sua vida cotidiana mais fácil ou agradável. Em seguida, pense em sua família, amigos, vizinhos e colegas que enriquecem sua vida e o apoiam. Considere suas próprias razões para se sentir grato neste momento. Quando estiver pronto, volte o foco para a respiração. Volte para o seu corpo balançando suavemente os dedos das mãos e dos pés. Observe como você está se sentindo após esta curta meditação.

que podem se assemelhar à dissociação psicológica, despersonalização e revivência de memórias traumáticas. Felizmente, com esse conhecimento veio o desenvolvimento de práticas de atenção e meditação sensíveis ao trauma.

Comprometimento cognitivo

A demência e o comprometimento cognitivo leve (CCL) são caracterizados pelo declínio de um nível cognitivo previamente alcançado; contudo, na demência, ao contrário do CCL, o declínio afeta as atividades de vida diária ou o funcionamento social (Organização Mundial da Saúde, 2016). No CCL, embora a pessoa ainda possa se envolver em atividades complexas – por exemplo, pagar contas ou tomar remédios –, pode ser necessário um esforço maior ou novas estratégias. A demência geralmente é precedida por CCL e o limite entre os dois é obscuro. Existem muitas causas diferentes de demência, sendo a doença de Alzheimer e a *demência vascular* (termo geral que descreve problemas de raciocínio, planejamento, julgamento, memória e outros processos de pensamento causados por danos cerebrais decorrentes do fluxo sanguíneo prejudicado para o encéfalo) as mais comuns. Globalmente, havia cerca de 47 milhões de pessoas vivendo com demência em 2015; isso deve aumentar para 66 milhões em 2030 e 115 milhões em 2050 (Prince et al., 2015).

O impacto da yoga na cognição é evidente em uma metanálise que relatou mudanças moderadas na atenção, velocidade de processamento e medidas de função executiva em estudos realizados em populações adultas (Gothe e McAuley 2015). Em 2017, Du e Wei realizaram uma revisão sistemática dos efeitos terapêuticos da yoga em indivíduos com demência, mas só conseguiram incluir dois estudos em sua revisão. Os autores descobriram que a yoga melhorou significativamente as funções cognitivas e motoras e problemas comportamentais. Em uma revisão de Brenes e colegas (2019) que analisou os efeitos da yoga em pacientes com CCL e demência, os autores incluíram quatro estudos e sugeriram que a yoga pode ter efeitos benéficos no funcionamento cognitivo, principalmente na atenção e na memória verbal. Além disso, a yoga pode afetar o funcionamento cognitivo por meio da melhora do sono, do humor e da conectividade neural. Em uma revisão em 2020, Bougea alertou que as evidências sobre os efeitos da yoga em pacientes com demência são limitadas e conflitantes em alguns casos. A revisão também destaca a necessidade de estudos longitudinais com uma metodologia rigorosa para definir a frequência e os intervalos ideais da yoga e avaliar a relação custo-efetividade para pessoas com demência. Uma revisão sistemática de Green e colegas (2019) relatou que há evidências moderadas em apoio à prática da yoga para diminuir o risco de quedas em idosos residentes na comunidade e pessoas com demência e doença de Alzheimer.

Doença de Parkinson

A doença de Parkinson (DP) é um transtorno neurodegenerativo que afeta predominantemente os neurônios produtores de dopamina em uma área do mesencéfalo chamada *substância negra*. Os sintomas geralmente se desenvolvem e progridem lentamente ao longo dos anos e podem incluir lentidão de movimentos, tremores, rigidez de membros e problemas de marcha e equilíbrio. A causa da DP permanece essencialmente desconhecida. A DP afeta 1 ou 2 por 1.000 da população a qualquer momento. A prevalência aumenta com a idade, com 1% da população acima de 60 anos sendo afetada (Tysnes e Storstein, 2017).

Uma revisão sistemática e metanálise de Jin e colegas (2019) incluiu 21 estudos e concluiu que exercícios mente-corpo (incluindo a yoga) levaram a melhorias significativas na função motora, nos sintomas depressivos e na qualidade de vida em pacientes com DP; assim, podem ser usados como método eficaz para a intervenção por exercícios nesses pacientes. Uma revisão sistemática de Green e colegas (2019) examinou a eficácia da yoga como intervenção neuromuscular para populações residentes na comunidade com risco de quedas, a fim de determinar sua utilidade para uso nas intervenções de terapia ocupacional. Os autores relataram que os estudos envolvendo pessoas com DP não incluíram evidências fortes o suficiente para serem capazes de fazer uma classificação clara. Um estudo mais recente de Cherup e colegas (2020) concluiu que uma combinação de yoga e meditação melhorou a propriocepção e o equilíbrio em um grupo de indivíduos diagnosticados com DP.

Dor persistente

A International Association for the Study of Pain define a dor como "uma experiência sensitiva e emocional desagradável associada a dano tecidual real ou potencial, ou descrita nos termos desse dano" (Merskey e Bogduk, 1994, p. 209). Define a dor persistente como a que ocorre na maioria dos dias ou todos os dias nos últimos seis meses. É importante observar que a dor e o dano tecidual nem sempre se correlacionam e, quanto mais tempo uma pessoa sente dor, mais fraca é a correlação. É muito possível ter dano tecidual sem sentir dor, assim como é possível sentir dor quando não há dano tecidual aparente (Crofford, 2015). Quase todas as condições que assumimos como um sinal de disfunção (má postura, rigidez, fraqueza, degeneração) podem existir em pessoas sem a presença de dor. A dor pode nos dizer que há um problema, mas raramente nos diz qual é o problema, onde está ou quão grave é. Infelizmente, as estimativas populacionais de dor persistente entre os adultos dos EUA variam de 11 a 40%, o que significa que muitas pessoas sentem dor por muito tempo (Interagency Pain Research Coordinating Committee, 2016).

A dor persistente frequentemente está correlacionada com a depressão, o medo, a ruminação e preocupações com lesões. Estudos recentes forneceram evidências incontestáveis de que transtornos psiquiátricos e outros fatores psicossociais podem influenciar tanto no desenvolvimento de condições de dor persistente como na resposta ao tratamento. Em um estudo de Polatin e colegas (1993), 77% dos pacientes com lombalgia persistente preencheram os critérios para toda a vida e 59% demonstraram sintomas atuais para pelo menos um diagnóstico psiquiátrico, sendo os mais comuns depressão, uso abusivo de substâncias e transtornos de ansiedade. Notavelmente, mais de 50% das pessoas com depressão e mais de 90% daqueles que fazem uso abusivo de substâncias ou que têm transtorno de ansiedade apresentaram sintomas desses transtornos psiquiátricos antes do início da dor lombar. A maioria dos estudos, mas não todos, mostrou que a psicopatologia não tratada afeta negativamente os desfechos do tratamento da dor lombar (Fayad et al., 2004). Isso não significa que a dor está toda na cabeça. Mostra que muitas vezes existe forte ligação entre sentir dor e a resiliência mental de alguém. Neugebauer e colegas (2004) relataram que foram observadas alterações neuroplásticas nas tonsilas de pessoas com dor persistente. Acredita-se que as tonsilas desempenham papel importante na dimensão emocional-afetiva da dor (Neugebauer, 2015).

Os fatores sociais também demonstraram ter impacto na dor persistente. Esses fatores incluem problemas de retorno ao trabalho, catastrofismo, exemplos ruins, comportamentos de codependência, além de mecanismos de enfrentamento, atitudes, crenças e expectativas inadequa-

dos (Seres, 2003). A catastrofização é um processo cognitivo pelo qual uma pessoa exibe uma noção exagerada de negatividade, assumindo os piores desfechos e interpretando até mesmo pequenos problemas como grandes calamidades (Biggs, Meulders e Vlaeyen, 2016). A dor pode ser entendida como todos os estressores da vida (físicos, sociais, psicológicos e espirituais) que excedem nossa capacidade percebida de resistir ou de se adaptar a eles. Para otimizar os desfechos, a identificação e o tratamento dos problemas psicossociais associados são de suma importância. Isso é mais bem realizado por meio de uma abordagem multidisciplinar e usando o modelo biopsicossocial, apresentado pela primeira vez por Engel em 1977. O modelo biopsicossocial (Figura 2.8) é uma maneira de entender como o sofrimento, a doença e a enfermidade são afetados por múltiplos níveis de organização, do social ao molecular. Na prática, é um modo de entender a experiência subjetiva do paciente como fator contribuinte essencial para diagnósticos precisos, desfechos de saúde e atendimento humanizado (Borrell-Carrió, Suchman e Epstein, 2004).

É importante que todos nós percebamos que sentir alguma dor em diferentes estágios de nossas vidas é uma parte normal do ser humano. É a nossa resposta à dor que tende a ser mais significativa. Muitas vezes, entender e reconhecer a dor pode ser dessensibilizante.

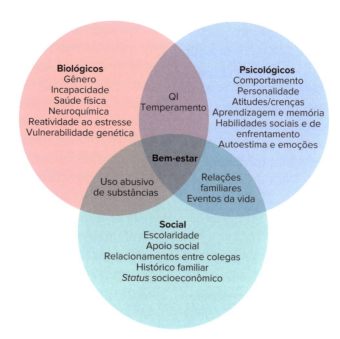

Figura 2.8 Modelo biopsicossocial.

A yoga pode ajudar no controle da dor persistente?

Hilton, Hempel e colegas (2017) fizeram uma revisão sistemática e metanálise da meditação *mindfulness* para a dor persistente. Concluíram que havia evidências de baixa qualidade de que a meditação *mindfulness* está associada a uma pequena diminuição na dor em comparação com todos os tipos de controles em 30 ensaios clínicos. Encontraram também efeitos estatisticamente significativos em sintomas de depressão e qualidade de vida. Os autores recomendaram que são necessários ensaios clínicos adicionais com boa metodologia, rigorosos e em larga escala para fornecer estimativas decisivas da eficácia da meditação *mindfulness* na dor crônica. Uma revisão sistemática e metanálise da yoga para a lombalgia realizada por Cramer, Lauche, Haller e Dobos (2013) relatou que havia fortes evidências de eficácia em curto prazo e evidências moderadas de eficácia em longo prazo da yoga na lombalgia crônica, que ocorreram nos desfechos centrados no paciente mais importantes. Uma revisão sistemática de ensaios clínicos randomizados que analisou os efeitos da yoga na dor crônica na região cervical (Kim, 2016) concluiu que havia evidências de três ensaios clínicos mostrando que a yoga pode ser benéfica para a dor crônica na região cervical.

Conclusão

O sistema nervoso humano é complexo e fascinante, mudando prontamente e adaptando-se em resposta às nossas experiências. A yoga é uma ferramenta importante para nos ajudar a criar uma melhor regulação do SNS e tem a magnífica capacidade de nos ajudar a controlar a dor persistente, reduzir os sintomas depressivos e melhorar a cognição.

Capítulo **3**

Sistema respiratório

A yoga raramente é descrita sem alguma menção à respiração; o asana sem a consciência da respiração é apenas um alongamento. Embora a yoga postural moderna, como a conhecemos, tenha se materializado apenas nos últimos cem anos (Singleton, 2010), as primeiras menções à yoga, que podem ser encontradas no *Rig veda*, escrito por volta de 1500 aC, descrevem-na como uma prática de meditação e controle da respiração, ou pranayama. Os antigos iogues consideravam a respiração um portal para a libertação.

Ao longo da história e em muitas culturas, a respiração tem sido sinônimo de força vital; muitas culturas têm uma linguagem que liga as duas. A palavra *espírito* vem do latim *spiritus*, que significa respiração. Na filosofia iogue e hindu, diz-se que o *prana*, ou força vital, é transportado pela respiração. O *mana* polinésio, o *ruach* hebraico e a *psique* grega (como na psicologia) estão todos relacionados ao conceito da respiração como força vital ou alma.

Até hoje, a respiração é vista não apenas como uma troca de gases, mas como a própria essência da vida e, sem dúvida, a sede de nosso espírito. Então, talvez entender nossa respiração, incluindo sua anatomia e fisiologia, possa nos ajudar a entender nosso espírito.

A respiração pode ter um impacto profundo em todos os outros sistemas do corpo. É um processo que pode ser involuntário, como ocorre na maior parte do tempo, ou voluntário, como costuma ocorrer durante uma prática de yoga. Praticar a consciência da respiração e desacelerá-la pode ter profundas implicações no bem-estar fisiológico e psicológico.

Anatomia e fisiologia do sistema respiratório

O sistema respiratório (Figura 3.1) é composto dos órgãos e de outras partes do corpo envolvidas no processo de respiração ou ventilação pulmonar. Esses órgãos incluem o nariz e a cavidade nasal, os seios da face, a boca, a faringe (garganta), a laringe, a traqueia, o diafragma, os pulmões, os brônquios, os sacos alveolares (alvéolos) e os capilares. Os órgãos primários do sistema respiratório são, naturalmente, os pulmões, que compõe o papel principal de todo o sistema: absorver oxigênio e liberar dióxido de carbono.

Nota pessoal do autor Matt

Quando meu pai faleceu, em 2007, fiquei arrasado. Depois de contrair MRSA (*Staphylococcus aureus* resistente à meticilina) durante uma cirurgia de joanete de rotina, ele morreu aos 60 anos, muito jovem em minha opinião. Sendo abatido pela dor de sua morte, pensei que ver seu corpo seria muito difícil. Para minha surpresa, não senti muito ao ver o corpo que meu pai habitou por 60 anos. Embora eu tivesse abraçado aquele corpo apenas uma semana antes, senti em mim que não era mais ele. De fato, com seu último suspiro, também se foi seu espírito. Essa percepção tornou sua morte mais fácil de aceitar e, de certa maneira, a respiração que eu estava respirando era a mesma que ele havia respirado. Se, como sugerem os muitos idiomas mencionados previamente, o espírito e a respiração são um, então todos nós realmente fazemos parte de um espírito.

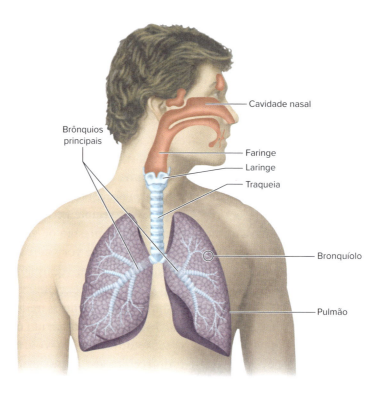

Figura 3.1 O sistema respiratório.

À medida que inspiramos, o ar da atmosfera entra nos alvéolos; imagine milhões de pequenos balões microscópicos. Leitos capilares cobrem cada minúsculo alvéolo (Figura 3.2) para que o sangue possa absorver oxigênio rapidamente e liberar dióxido de carbono, que é então expelido para o ambiente. Como o ar no interior dos alvéolos tem mais oxigênio que o sangue, o oxigênio se difunde pelos alvéolos para o sangue enquanto o dióxido de carbono se difunde para fora dele.

A hemoglobina rica em ferro do sangue pode se ligar ao oxigênio e ao dióxido de carbono para o transporte.

Uma vez que o oxigênio é recebido pelos pulmões, o sistema circulatório bombeia o sangue rico em oxigênio para todas as células do corpo. O sangue então coleta dióxido de carbono e outros produtos residuais, que são subprodutos da respiração celular, e os bombeia para os pulmões para serem expelidos.

Nossas células precisam de oxigênio. Elas combinam glicose e oxigênio, que reagem prontamente com outras substâncias, para produzir energia em um processo chamado *respiração celular aeróbica*. Esse processo libera dióxido de carbono, água e, mais importante, trifosfato de adenosina, a moeda energética usada pelas células. Obtemos oxigênio por meio do processo de *respiração*, mas que é mais precisamente chamada *ventilação pulmonar* para diferenciá-lo da respiração que ocorre no nível celular. Alguns animais, como minhocas e sapos, obtêm oxigênio através da pele. No entanto, nós, mamíferos, precisamos de mais oxigênio por causa de nossas maiores demandas metabólicas, então extraímos muito mais oxigênio usando nossos diafragmas fortes e pulmões relativamente grandes.

A biomecânica da respiração tranquila

Os pulmões não são capazes de se inflar sozinhos, então usamos mudanças de pressão para puxar o ar. A lei de Boyle afirma que a pressão de um gás é inversamente proporcional ao volume do recipiente que contém o gás. Em termos mais simples, isso significa que, à medida que o tamanho de um recipiente fechado aumenta, a pressão do ar dentro do recipiente diminui. Você mesmo pode tentar essa mudança de volume-pressão. Depois de expirar, feche a boca e segure o nariz para que o ar não entre. Em seguida, tente inspirar. Você estará aumentando o tamanho de seu recipiente torácico e, assim, diminuindo a pressão do ar em seus pulmões. Conforme você abre o nariz, o ar atmosférico entra, seguindo o gradiente de pressão que você criou, e você solta um suspiro, soando como os freios hidráulicos que você pode ouvir em um ônibus.

Esse aumento do volume torácico acontece por meio da contração do diafragma, o principal músculo da respiração. À medida que o diafragma em forma de cúpula se achata sutilmente, a cavidade torácica aumenta, o que, seguindo a lei de Boyle, reduz a pressão nos pulmões; posteriormente, o ar se move de um local de maior pressão (o ambiente) para um local de menor pressão (os pulmões), criando assim uma inspiração ou inalação. Na ausência de respiração disfuncional, que

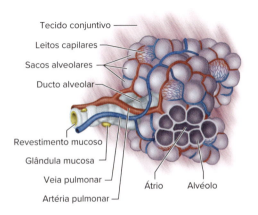

Figura 3.2 Sacos alveolares recobertos por leitos capilares.

será discutida mais adiante, toda respiração tranquila e normal ocorre em decorrência da contração do diafragma (Figura 3.3). Os músculos intercostais, localizados entre as costelas, atuam em conjunto com os músculos escalenos para expandir a caixa torácica superior e impedir que ela seja puxada para dentro pela ação do diafragma, em um fenômeno conhecido como *respiração paradoxal* (Han et al., 1993). Em outras palavras, enquanto o diafragma é a principal bomba da respiração, outros músculos da caixa torácica ajudam a estabilizar as costelas contra a tração criada pelo diafragma.

Vindo do grego para partição, o *diafragma* respiratório separa o tórax (com o coração e os pulmões) do abdome (com as vísceras abdominais). Conforme o diafragma se contrai, ele pressiona o conteúdo abdominal, deslocando-o, e nós inspiramos. É importante notar que, quando o diafragma se move, a cavidade torácica experimenta uma mudança de forma e de volume, mas o abdome, sendo comprimido para baixo, experimenta apenas uma

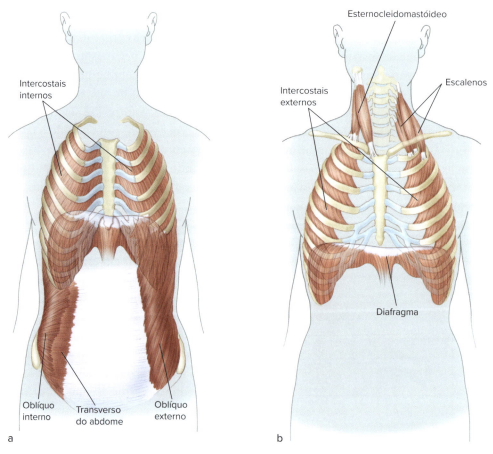

Figura 3.3 Excursão do diafragma: (*a*) o diafragma em forma de cúpula relaxado; (*b*) o diafragma na parte inferior de sua excursão e, portanto, no ápice da inspiração.

mudança de forma porque é efetivamente um recipiente fechado.

Em repouso, a expiração – ou exalação – é um processo passivo em que o diafragma e os músculos intercostais relaxam, e o tórax se encolhe com a retração elástica, diminuindo o volume torácico e, portanto, aumentando a pressão do ar. O ar é então forçado dos pulmões de volta para a atmosfera. Ao final de uma expiração passiva, o tórax e o abdome estarão em posição de repouso, determinada por sua elasticidade anatômica. Nesse ponto, os pulmões ainda contêm algum ar, chamado *capacidade residual funcional*, que em um adulto é de cerca de 2,5 a 3,0 L (Figura 3.4).

Dado que a inspiração normal é ativa e a expiração passiva, talvez seja por isso que na yoga tendemos a inspirar em movimentos mais ativos, como na posição de retroflexão, e expirar em movimentos mais passivos, como ao relaxar em uma inclinação para a frente.

Tudo sobre o diafragma

O diafragma é uma lâmina muito fina (2 a 4 mm), em forma de cúpula, de músculo esquelético e tendão que divide o tronco em dois. O diafragma é um pouco mais baixo à esquerda para acomodar o coração e conecta-se a ele por meio do pericárdio cardíaco. Durante a excursão do diafragma,

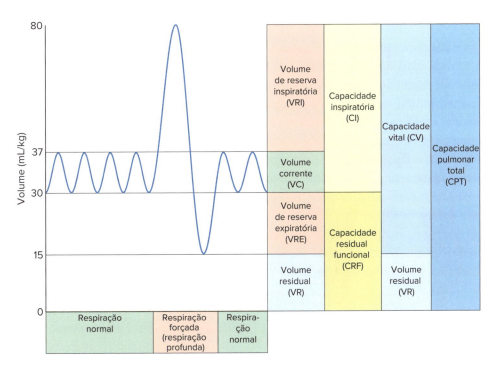

Figura 3.4 Ventilação normal, capacidade residual funcional e volume residual.
De https://commons.wikimedia.org/w/index.php?curid=15109470. Licenciado com Creative Commons BY-SA 3.0 (https://creativecommons.org/licenses/by-sa/3.0/deed.en)/.

o coração desloca-se com ele. Você pode ser capaz de sentir o movimento descendente de seu coração enquanto respira; deite-se, respire lenta e profundamente com o abdome e coloque a mão no coração. Se você prestar muita atenção no ponto em que sente o ápice do batimento cardíaco, poderá senti-lo se mover para baixo ao inspirar e para cima ao expirar.

O diafragma tem três aberturas: uma para a veia cava inferior, que leva sangue desoxigenado ao coração; a segunda para a aorta, que leva sangue oxigenado à metade inferior do corpo; e outra para o esôfago, que leva o alimento até o estômago, e o nervo vago, que regula a digestão e recebe informações do intestino.

Conexões do diafragma com outras partes do corpo

O diafragma tem muitas conexões anatômicas com outras estruturas. Está ligado por fáscia aos músculos abdominais, incluindo o transverso do abdome, o assoalho pélvico, os músculos psoas e o quadrado lombar, para citar apenas alguns. Além disso, a fáscia à qual o diafragma torácico se conecta pode ser vista indo da coluna cervical ao assoalho pélvico (Bordoni e Zanier, 2013).

O diafragma realmente não é um músculo desconectado trabalhando sozinho. Bordoni e Zanier (2013) concluem:

O músculo diafragma não só atua na respiração, mas também tem muitos papéis que afetam a saúde do corpo [...] O músculo diafragma não deve ser visto como um segmento, mas como parte de um sistema corporal. Para chegar a estratégias terapêuticas corretas, devemos ver o todo e todas as conexões [...] (p. 288).

O diafragma como um músculo do *core*

Além de ser a bomba primária da ventilação pulmonar, o diafragma também desempenha outras funções importantes. Em razão da sua posição e conexão com outras estruturas, o diafragma auxilia na estabilização da coluna vertebral.

Embora não haja uma definição única de *core*, nem mesmo entre profissionais do movimento ou médicos, a maioria de nós tende a pensar nele como a musculatura que sustenta os órgãos abdominais e a coluna vertebral. Ao redor dos órgãos abdominais há um cilindro de musculatura, com o transverso do abdome envolvendo as laterais do abdome e o diafragma formando o teto (Figura 3.5). Criando o fundo desse cilindro está o assoalho pélvico, que também desempenha papel importante na estabilização das vísceras abdominais. Conforme o transverso do abdome é acionado para fortalecer nossa seção central e a coluna vertebral antes de qualquer movimento de corpo inteiro, as partes superior (o diafragma) e inferior (o assoalho pélvico) do cilindro também precisam ser acionadas. Ao detalhar a estabilização lombar, Barr, Griggs e Cadby dizem: "Como o teto do cilindro de músculos que envolve a coluna e auxilia na estabilidade, o diafragma é um dos principais contribuintes para a pressão intra-abdominal e, portanto, para a estabilidade lombar" (2005, p. 476). Curiosamente, em repouso, o diafragma e o assoalho pélvico se movem de maneira simétrica, conforme

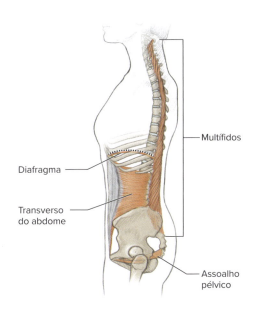

Figura 3.5 Quando acionados, o diafragma, os músculos transversos do abdome e o assoalho pélvico produzem um cilindro de pressão intra-abdominal que estabiliza o *core* e a parte lombar da coluna.

confirmado por estudos de ressonância magnética em tempo real em seres vivos (Talasz et al., 2011).

A pressão intra-abdominal (PIA) é definida como a pressão em estado estacionário existente no interior da cavidade abdominal resultante da interação entre a parede abdominal e as vísceras (Milanesi e Caregnato, 2016). O grau de PIA varia de acordo com a inspiração, a expiração e a resistência da parede abdominal. Embora a PIA elevada possa ser decorrente de uma síndrome abdominal aguda e, portanto, uma preocupação para as unidades de terapia intensiva, no contexto de um indivíduo saudável, a PIA criada voluntariamente por meio do acionamento da musculatura do *core* pode ser muito importante para estabilizar o tronco e a coluna vertebral durante movimentos de corpo inteiro. Durante uma aula de yoga, seu abdome varia de altos níveis de PIA durante movimentos desafiadores – como o trabalho com o *core*, apoios de mão e até mesmo posturas de equilíbrio – para níveis muito baixos de PIA durante os elementos restauradores da prática, como uma inclinação para a frente sentado ou Savasana (postura do cadáver).

A PIA é muito importante para ajudar a estabilizar a coluna e é produzida por meio da contração combinada do que às vezes é chamado *cilindro abdominal*, os músculos da parede abdominal, incluindo o transverso do abdome e os oblíquos do abdome, o assoalho pélvico na parte inferior e o diafragma torácico na parte superior. Acredita-se que os músculos transversais do abdome estejam entre os primeiros músculos a serem ativados para produzir a PIA (Cresswell, Oddsson e Thorstensson, 1994); e que os músculos transversos do abdome aumentem a tensão na fáscia toracolombar quando o diafragma também precisa ser acionado para evitar o deslocamento do conteúdo abdominal (Hodges, 2004). Além disso, antes de qualquer movimento de corpo inteiro, o diafragma se contrai para criar pressão abdominal, o que ajuda a estabilizar o segmento lombar da coluna (Ebenbichler et al., 2001).

Expiração e inspiração forçadas

Durante o exercício, as necessidades metabólicas do corpo são maiores, sendo necessária uma troca mais rápida de oxigênio e dióxido de carbono. Se a respiração normal não for suficiente, o corpo usa músculos acessórios para acelerar o processo. Na respiração intensa (hiperpneia), que pode ocorrer durante exercícios extenuantes, na resposta ao estresse ou em uma crise de asma, o corpo usa músculos acessórios para acelerar a inspiração e a expiração.

Durante uma expiração ativa, os músculos abdominais se contraem fortemente, fazendo a caixa torácica anterior e lateral ser puxada para baixo. A contração dos músculos abdominais diminui o tamanho da caixa torácica e aumenta a pressão abdominal, e o diafragma é empurrado de volta à sua forma de domo. O volume de ar ao final de uma expiração forçada será menor que a capacidade residual funcional em repouso. No entanto, os pulmões não podem ser completamente esvaziados. A quantidade que resta após uma expiração máxima é conhecida como *volume residual*, que serve para manter os alvéolos abertos. Um espirro é um exemplo de expiração forçada involuntária, enquanto o exercício respiratório yogue kapalabhati é voluntário.

Conforme a expiração se torna ativa, isso também pode acontecer com a inspiração. Durante uma inspiração forçada, os músculos acessórios inspiratórios no pescoço e na parte externa das costelas são ativados para acelerar a inspiração. O diafragma ainda atuará, mas será auxiliado pelos músculos acessórios, que enrijecerão as costelas para possibilitar que o diafragma bombeie mais rapidamente, em vez de aumentar a pressão intra-abdominal, como costuma acontecer (Aliverti, 2016). Esses músculos acessórios acentuam os movimentos de alça de balde, provocando maior alteração na pressão da caixa torácica. À medida que a alça do balde sobe, ela se afasta do centro do balde. O mesmo ocorre com as costelas e a coluna. O balanço para fora e para cima das costelas produz mais espaço, auxiliando assim na inspiração.

Curiosamente, entrelaçar os dedos atrás da cabeça possibilita que esses músculos acessórios trabalhem com mais eficiência. Pense na imagem de alguém que acabou de completar uma corrida de 400 metros. Se não estiverem inclinados para a frente, provavelmente estão com as mãos atrás da cabeça para ajudar na inspiração forçada.

Embora os músculos acessórios sejam úteis para o aumento da ventilação, seu uso habitual como parte dos músculos primários da respiração é considerado disfuncional e pode criar problemas, o que será discutido posteriormente em relação à respiração disfuncional.

Ar atmosférico e ar expelido

Sabendo que inspiramos oxigênio e expiramos dióxido de carbono, podemos nos perguntar como funciona a reanimação cardiopulmonar, em que você expira na boca de uma pessoa que não está respirando. A resposta está na composição do ar expirado.

O ar atmosférico contém, em volume, aproximadamente 78% de nitrogênio, 21% de oxigênio, 0,9% de argônio, 0,04% de dióxido de carbono e pequenas quantidades de outros gases, bem como quantidades variáveis de vapor-d'água. Em contraste, o ar expirado contém, em volume, 4 a 5% de dióxido de carbono, que é cerca de cem vezes maior que a quantidade inalada. O volume de oxigênio é reduzido em uma pequena quantidade, 4 a 5%, em comparação com o oxigênio inspirado, deixando assim uma quantidade substancial de oxigênio em cada expiração. A composição típica do ar expirado é de 78% de nitrogênio, 13 a 16% de oxigênio e 4 a 5,3% de dióxido de carbono, bem como 5 a 6,3% de vapor-d'água e vestígios de outros gases.

Em uma sala com pouca ventilação, os níveis de dióxido de carbono aumentam lentamente, tornando o ar abafado e fazendo as pessoas se sentirem sonolentas, letárgicas ou menos concentradas. Um estudo de 2016 analisou o efeito do dióxido de carbono nos padrões de sono e no desempenho cognitivo. Em um dormitório universitário, os pesquisadores abriram a janela em alguns quartos para liberar o dióxido de carbono, enquanto outros dormiam com as janelas fechadas. Os pesquisadores registraram os níveis de dióxido de carbono. Eles descobriram que os alunos

A felicidade interrompe o processo de envelhecimento

O Kapalabhati é um exercício respiratório em que o praticante faz expirações sucessivas, rápidas e vigorosas pelo nariz ou, menos comumente, pela boca. Toda prática de Sivananda começa com o Kapalabhati; a maioria das aulas de kundalini o apresenta; algumas aulas de Jivamukti e Rocket Yoga sugerem seu uso durante a postura do peixe (Matsyasana) ou em outros momentos; e a maioria das aulas de *hot yoga* termina com ela. Com *kapala* significando "crânio" em sânscrito e *bhati* significando "luz" (como na percepção e conhecimento), kapalabhati é frequentemente traduzido como "respiração do crânio brilhante". É realizado expirando com força e depois inspirando passivamente. Assim, a inspiração é ligeiramente mais longa que a expiração, e um ciclo inspiração-expiração pode durar um segundo ou até menos.

Artigos e vídeos na internet geralmente têm títulos como "Libere toxinas com a respiração Kapalabhati". Um *blog* de Gaia sugere que a kapalabhati "enche seu crânio abafado com ar fresco" (Paschall, 2013, § 3). Um *site* de mídia leiga diz que "o kapalabhati [...] pode desintoxicar seu corpo quase totalmente" e pode "proteger seus pulmões contra o ar tóxico" (Femina, 2020, §§ 12 e 13). O *website* Yoga International afirma que o kapalabhati "renova os tecidos do corpo e ajuda a deter a terceira idade" (Sovik, s.d., § 5). Aparecendo regularmente na televisão indiana, Baba Ramdev, um dos gurus mais famosos da Índia, afirmou que suas práticas de yoga, que apresentam o kapalabhati como elemento principal, podem tratar a "doença curável" da homossexualidade (Wilson, 2009, § 2; Pradhan, 2015).

Embora algumas das afirmações mencionadas careçam de sentido, podemos aplicar alguns princípios fisiológicos para estimar os benefícios da respiração kapalabhati. Como esse exercício requer um esforço rápido e sustentado dos músculos abdominais, os abdominais podem experimentar aumento do trofismo. Da mesma maneira, as contrações musculares liberam calor; portanto, realizar o kapalabhati pode produzir termogênese (produção de calor). Além disso, o kapalabhati exige um foco sustentado da mente, trazendo assim a consciência da mente à respiração. Finalmente, como é uma modalidade de hiperventilação controlada (que é explorada mais adiante neste capítulo), o kapalabhati provavelmente torna possíveis suspensões respiratórias mais longas imediatamente após o exercício, conforme o dióxido de carbono é eliminado.

Praticar o kapalabhati provavelmente tem outros benefícios, como criar uma sensação de revigoramento, mas não é – e não pode ser – uma panaceia para todas as doenças. Quanto ao kapalabhati interromper o processo de envelhecimento, provavelmente é tão eficaz quanto o óleo de cobra.

que dormiam com a janela aberta durante a noite, o que reduzia os níveis de dióxido de carbono no quarto, dormiam significativamente melhor que aqueles com níveis elevados. Eles também tiveram melhor desempenho em testes cognitivos no dia seguinte e relataram que o ar parecia mais fresco (Strøm-Tejsen et al., 2016).

Oxigênio bom e saudável?

Considerando o estudo de 2016 de Strøm-Tejsen e colegas e a fisiologia geral da respiração, é fácil pensar que não podemos obter oxigênio suficiente e que o dióxido de carbono, que é um resíduo da respiração celular, não serve para nada. De fato, muitos professores de yoga falam sobre o oxigênio como se ele fosse um elemento saudável e nutritivo, com dicas como "A postura sobre a cabeça (Sirsasana) ajuda a oxigenar o cérebro" (consultar no Capítulo 2 "Mito ou fato? As inversões da yoga trazem mais sangue ao encéfalo e estimulam a glândula pineal"). Pense nos bares de oxigênio, que foram uma moda passageira na década de 1990, ou na prática de fornecer oxigênio medicinal a pacientes enfermos. Na verdade, o oxigênio é um elemento altamente corrosivo que reage com a maioria das substâncias com as quais entra em contato, criando óxidos. A ferrugem que aparece no metal deixado do lado de fora da casa é resultado da oxidação, o processo de reação do oxigênio com o metal. A reatividade do oxigênio é uma parte crucial do enchimento instantâneo dos *airbags* dos carros para criar óxidos. O fogo é a oxidação rápida de um material em um processo conhecido como *combustão*.

Embora o oxigênio seja um componente necessário para a vida como a conhecemos, ter muito oxigênio no corpo pode ser perigoso, criando estresse oxidativo, uma das razões pelas quais precisamos ingerir antioxidantes em nossa dieta. Embora nossas necessidades de oxigênio aumentem com o aumento do esforço, a respiração tem mais a ver com o equilíbrio dos gases no corpo que com a absorção do máximo possível de oxigênio. Como veremos mais adiante neste capítulo, a hiperventilação pode levar ao desequilíbrio.

Respiração e dor nas costas

Considerando o papel do diafragma na PIA e, portanto, na estabilização da coluna vertebral, não é tão surpreendente que possa haver uma ligação entre a dor lombar e a respiração comprometida. Vostatek e colegas (2013) na Czech Technical University em Praga usaram a ressonância magnética para observar o movimento do diafragma em 17 pessoas com dor lombar crônica com distúrbios identificados da estrutura da coluna, desde protrusão discal até artrite da coluna vertebral (espondilose), em comparação com 16 de suas contrapartes saudáveis. Eles descobriram que, quando uma carga foi aplicada aos membros inferiores, os indivíduos com distúrbios na coluna foram significativamente menos capazes de manter a função respiratória do diafragma; isso significa que eles foram significativamente menos capazes de respirar com tanta facilidade ou eficiência quanto os indivíduos saudáveis, enquanto os indivíduos saudáveis apresentaram parâmetros mais estáveis de respiração e postura. Em outras palavras,

E não se esqueça de respirar!

Considere o diafragma teto do cilindro abdominal e a forma como ele pressiona o abdome à medida que as paredes laterais e o assoalho pélvico são acionados para também ajudar a estabilizar o tronco e a coluna vertebral. Não é de se admirar que os iogues ocasionalmente prendam a respiração durante um asana desafiador, e o professor grite: "Não se esqueça de respirar!". Mas prender a respiração durante a yoga é o pecado capital que parece ser?

Os halterofilistas usam uma técnica conhecida como *manobra de Valsalva*, na qual inspiram e enrijecem o *core*, depois tentam expirar, mas interrompem o ar com as cordas vocais, que regulam o fluxo de ar pela garganta. Os velocistas também dificilmente respiram durante uma corrida curta. Em uma corrida de 100 metros, um velocista olímpico geralmente prende a respiração o tempo todo (que dura apenas 10 segundos) ou respira apenas levemente. A suspensão da respiração pode ser uma técnica útil para um alpinista quando uma PIA constante é essencial para um movimento difícil. Nesses exemplos e em muitos outros no mundo da atividade física, prender a respiração é um aspecto importante do estabelecimento da PIA. Se esses atletas seguissem aquela dica clássica do professor de yoga: "Não se esqueça de respirar!", não apenas seu desempenho pode ser afetado negativamente, mas, no caso do halterofilismo, pode ser perigoso.

Contudo, a yoga não é, obviamente, um esporte olímpico – pelo menos ainda não! No entanto, considere a postura da cadeira (Utkatasana). Por causa do ângulo de inclinação do tronco, exacerbado pelo alongamento dos braços, que produz uma alavanca muito longa a partir do centro de massa, a postura da cadeira é, em muitos padrões, uma postura desafiadora, especialmente quando mantida por 5 a 10 respirações. Na verdade, a postura da cadeira é muito semelhante, biomecanicamente, à fase sentada de uma arrancada olímpica (Figura 3.6). O halterofilista olímpico provavelmente usará a respiração suspensa, enquanto a iogue provavelmente será advertida a nunca prender a respiração.

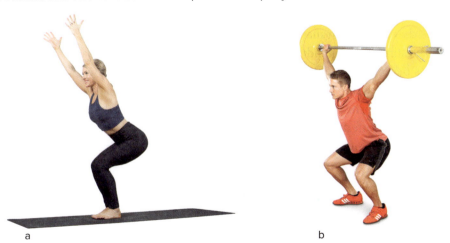

Figura 3.6 Embora a iogue não esteja carregando nenhum peso nas mãos em uma (*a*) postura da cadeira, a posição é biomecanicamente semelhante à (*b*) fase sentada de um halterofilista olímpico. Talvez, para um iniciante que quase nunca levanta os braços acima da cabeça e tem um trofismo muito fraco nos extensores da coluna, prender a respiração em uma postura da cadeira significa possibilitar que ele mantenha a postura pelo que o professor considera a duração de cinco respirações – e provavelmente todo mundo conhece um professor cuja contagem até cinco parece demorar uma eternidade.

Você já teve dificuldade para respirar em uma posição de retroflexão? Considere a conexão do diafragma com a musculatura do *core* nessa posição, como na postura da lua crescente (Añjaneyāsana; Figura 3.7). Alguns dos músculos que estão sendo alongados incluem o iliopsoas, a musculatura do *core*, incluindo o reto do abdome e o transverso do abdome, bem como os músculos intercostais. Em uma posição de repouso, como deitado em decúbito dorsal, essas estruturas estariam relaxadas e capazes de se mover livremente a cada respiração. No entanto, em uma postura como a da lua crescente (Añjaneyāsana), o iliopsoas, a musculatura do *core* e os músculos intercostais estão sob tensão e não são capazes de se mover tão facilmente. Mesmo a caixa torácica apresenta restrição em sua capacidade de se mover livremente. Alguém com uma coluna muito móvel pode ser capaz de fazer retroflexões com muita facilidade e sem muita mudança em sua respiração. Para alguém que está mais encurtado, todo o seu sistema muscular ficará mais rígido, afetando ainda mais a respiração. Dizer que a respiração deve ser fácil em toda postura não seria justo. Em vez disso, esperar que cada postura afete a respiração de maneira diferente seria adequado. Para um aluno, ouvir que está tudo bem se você achar difícil respirar em uma postura é muito mais realista que ouvir que ele deve ser capaz de respirar facilmente o tempo todo.

Embora provavelmente não haja nada de errado em incentivar seus alunos a respirar enquanto faz uma postura, talvez seja aconselhável ter um pouco de compaixão em vez de gritar o comando "Não se esqueça de respirar!". Talvez um comando melhor seja oferecer isso como uma pergunta, em vez de um mandamento: "Você consegue continuar respirando nessa postura? Você consegue usar a ujjayi para ajudar a estabilizar seu abdome em vez de prender a respiração?".

Talvez haja até um lugar para, às vezes, prender a respiração em uma prática de yoga. A postura da árvore olhando para baixo (Adho Mukha Vrksasana) é uma postura que requer uma pressão intra-abdominal muito constante, então talvez prender a respiração ao se levantar possa ajudar. Você sempre pode respirar novamente quando estiver se equilibrando com orgulho. Da mesma maneira, algumas pessoas, especialmente aquelas que são mais rígidas, podem se beneficiar de prender a respiração ao assumir uma postura do arco para cima (postura da roda) (Urdhva Dhanurasana) e, em seguida, retomar a respiração uma vez na posição.

Então, nunca devemos prender a respiração na yoga? Parece que, como costuma acontecer com o corpo humano, a melhor resposta provavelmente é *depende*.

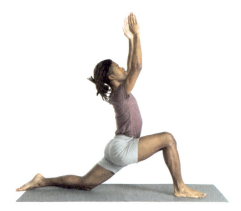

Figura 3.7 Estruturas como os músculos abdominais e intercostais são tensionadas na postura da lua crescente (Añjaneyāsana), o que, para alguém com músculos mais encurtados, pode afetar intensamente a respiração.

esse pequeno estudo mostrou uma ligação entre a cooperação do diafragma e a dor lombar, outra razão pela qual alguém pode ter dificuldade para respirar em uma postura desafiadora de yoga.

A verdade sobre a respiração abdominal

Os professores de yoga geralmente identificam a respiração abdominal como o tipo mais sagrado de respiração. A respiração abdominal ocorre quando o abdome é deslocado para fora como resultado da pressão do diafragma sobre o conteúdo abdominal. (Só para esclarecer: embora pedir a alguém para respirar com a barriga possa ser uma dica útil e válida, é claro que nenhum ar está descendo para o abdome, apenas para os pulmões.) Alguns pensam incorretamente que a respiração abdominal é sinônimo de respiração diafragmática, mas, na verdade, pode-se respirar diafragmaticamente movendo apenas o tórax enquanto o abdome permanece imóvel.

O autor Bernie Clark assumiu como missão compartilhar com a comunidade da yoga a vastidão da variação individual. Na obra *Your spine, your yoga*, Clark (2018) considera as variações na estrutura da caixa torácica entre os sexos e entre as faixas etárias; ele cita um estudo de Bellemare, Jeanneret e Couture (2003) que descobriu que as costelas das mulheres estudadas apontavam significativamente mais para baixo que as dos homens. Presumindo que os indivíduos representassem a população em geral, as costelas das mulheres são mais propensas a se mover durante a respiração que as costelas dos homens. As caixas torácicas femininas podem alcançar maior expansão de volume. Evolutivamente, isso pode atender à impossibilidade de deslocamento abdominal durante uma gestação.

As costelas dos idosos e dos recém-nascidos também apontam mais para fora que para baixo, de modo que não podem se expandir para fora durante a inspiração; assim, essas populações estarão inclinadas a respirar pelo abdome. Pense em um lactente em decúbito dorsal, com o abdome se expandindo para fora na inspiração. Isso não ocorre porque ele está respirando corretamente e os adultos estão respirando mal; em vez disso, nossos corpos naturalmente mudam ao longo da vida. Portanto, ver o tórax de alguém subir enquanto ele respira não significa necessariamente que ele esteja respirando incorretamente ou que tenha uma respiração disfuncional.

A respiração em três partes é aquela em que o professor orienta o aluno a primeiro respirar pelo abdome, depois com o meio do tórax e depois com as clavículas. Alguns compararam isso a encher um copo com água. No entanto, quando se trata dos pulmões, o ar não segue os princípios da dinâmica dos líquidos. Segue os princípios da aerodinâmica. Imagine encher um balão e tentar enchê-lo a partir da base do balão e subindo. Claro, isso é impossível.

Em uma pessoa com lesão medular (LM) alta completa, os músculos abdominais estão completamente paralisados (Estenne, Pinet e De Troyer, 2000). Como resultado, o abdome se distende a cada inspiração, o que faz com que a caixa torácica se contraia; conforme discutido previamente, isso é uma respiração paradoxal. A respiração do paciente com lesão medular torna-se, portanto, ineficiente e pode ser difícil para ele aumentar a frequência respiratória ou aprofundar a respiração conforme necessário ao realizar exercícios. Embora a respiração abdominal seja frequentemente considerada a melhor técnica respiratória na yoga, a respiração abdominal é mais complicada e pode não ser a mais adequada para uma prática dinâmica de yoga.

Respiração ujjayi

Uma técnica respiratória usada em muitos estilos de yoga é a ujjayi pranayama, que significa respiração vitoriosa; no Ocidente, às vezes é chamada *respiração oceânica*. Embora alguns professores possam descrever a ujjayi em termos muito esotéricos, biomecanicamente é a mesma coisa que sussurrar.

Anatomia da ujjayi

A proeminência laríngea – a protuberância na parte anterior do pescoço que é mais proeminente nos homens – é formada pela cartilagem tireóidea, que está conectada à laringe. No interior da laringe, estão as *cordas vocais* (Figura 3.8). Durante a respiração tranquila, as cordas vocais serão abertas ou abduzidas. O espaço entre as cordas vocais, por onde passa o ar, é chamado *glote*. Durante a fonação sonora, que é o processo de produção de som para falar ou cantar, as cordas vocais se tocam (são aduzidas) e vibram, criando som à medida que o ar passa por elas. No sussurro, as pregas vocais se abrem em cerca de 25% da abertura máxima, geralmente formando um pequeno triângulo na face posterior (Ball e Rahilly, 2003). Durante o sussurro, o fluxo de ar é fortemente turbulento, o que produz o som abafado que conhecemos.

A constrição parcial das vias respiratórias com a respiração ujjayi (sussurro) ajuda a criar um grau mais estável de PIA. Além disso, o atrito do ar produz calor, de modo que a laringe pode esquentar um pouco. Finalmente, se a ujjayi for mantido na inspiração, o que certamente é possível, o diafragma terá de trabalhar mais para contrair

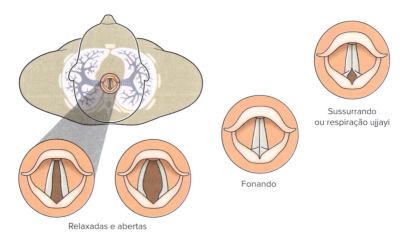

Figura 3.8 As cordas vocais e a glote enquanto estão relaxadas e abertas, fonando (falando) e sussurrando, ou respiração ujjayi.

e inspirar o ar, enquanto os músculos expiratórios – isto é, os músculos abdominais profundos – podem precisar ser acionados durante a expiração. Todos esses fatores certamente ajudarão a, como dizem muitos professores, criar calor interno.

A respiração ujjayi não é exclusiva dos iogues. As pessoas usam a respiração ujjayi – ou constrição das vias respiratórias com o objetivo de aumentar a PIA – sem nunca ouvir seu nome ou assistir a uma aula de yoga. Durante o trabalho do *core*, como na elevação de ambas as pernas, quando você deseja que sua pressão intra-abdominal esteja estável, mesmo os não iogues frequentemente ativam a respiração ujjayi. O mesmo pode ser verdade quando alguém está segurando um objeto pesado.

Na ashtanga yoga tradicional, o praticante é instruído a manter a respiração ujjayi desde o início da prática até o início do Savasana. Como Kaminoff e Matthews apontam no livro *Anatomia da ioga*, no entanto, a respiração ujjayi pode não se adequar a todos os asanas da yoga ou a todos os estilos de yoga. Eles dizem: "Como o objetivo final do treinamento respiratório da yoga é liberar o sistema de restrições habituais e disfuncionais, a primeira coisa que precisamos fazer é nos libertar da ideia de que existe uma única maneira correta de respirar" (Kaminoff e Matthews, 2007, p. 20). Dizer que a yoga ajuda nas restrições disfuncionais, no entanto, implica que alguns, ou mesmo muitos, de nós têm padrões disfuncionais.

Benefícios do ujjayi

A internet está repleta de benefícios aparentemente pseudocientíficos para a respiração ujjayi. No momento em que este capítulo foi escrito, a página da Wikipedia sobre a respiração ujjayi, que carecia de citações, afirmava o seguinte: "Esta técnica de respiração possibilita que o praticante mantenha um ritmo em sua prática, absorva oxigênio suficiente e ajude [*sic*] a produzir energia para manter a prática, enquanto limpa as toxinas do sistema corporal" (Wikipedia, 2020).

Embora faça sentido que a ujjayi possa ajudar a manter um certo ritmo na prática, as alegações de que ela também garantirá que você tenha oxigênio suficiente e limpe o "sistema corporal" não tem muita base científica. Quanto à oxigenação do sangue, a ujjayi pode reduzir a quantidade de oxigênio no sangue por causa da inspiração mais lenta, mas isso não é algo ruim. Quanto à desintoxicação do corpo, ela é um processo celular que ocorre com o fígado e o sistema linfático e, embora existam evidências de que o exercício em geral ajude a tornar o fígado mais eficiente, não há evidência ou lógica em dizer que a respiração ujjayi o faça significativamente. (Para mais informações sobre desintoxicação, consulte o Capítulo 8 sobre o sistema digestório.)

Outros benefícios lógicos da respiração ujjayi incluem desacelerar a respiração, o que pode ter um efeito calmante no corpo; manter a consciência da respiração, já que a ujjayi requer um esforço consciente contínuo; e ajudar a criar um grau estável de PIA, que estabiliza a coluna vertebral e a parte central do corpo, útil ao praticar asanas desafiadores.

A maneira correta de respirar depende da tarefa que está sendo executada, seja correndo, relaxando ou praticando a série primária de ashtanga. Portanto, a respiração ujjayi não se adequaria a todos os tipos de yoga ou a todos os asanas em cada prática.

Respiração nasal e bucal

Recentemente, tem sido dada atenção à respiração bucal *versus* respiração nasal. Em seu livro *Breath*, James Nestor apresenta uma quantidade significativa de pesquisas que mostram como a respiração nasal é muito superior à respiração bucal (2020).

Os benefícios da respiração nasal têm sido explorados e descritos na literatura científica desde pelo menos a década de 1950 (Cottle, 1958). O nariz tem pelo menos 30 funções de proteção à saúde, e a respiração nasal, em oposição à respiração bucal, é entendida por McKeown, O'Connor-Reina e Plaza (2021) como responsável por:

- Aquecer e umidificar o ar inspirado.
- Filtrar o ar, reduzindo a exposição a substâncias estranhas e patógenos.
- Aumentar a captação e a circulação de oxigênio.
- Diminuir a frequência respiratória.
- Melhorar o volume pulmonar.
- Apoiar a formação correta dos dentes e da boca.
- Reduzir o risco de ronco e apneia do sono (uma condição desordenada de respiração intermitente).

A respiração nasal também impõe aproximadamente 50% mais resistência ao fluxo de ar que a respiração bucal. Embora a resistência do ar possa não parecer boa para a respiração, essa resistência resulta em 10 a 20% a mais de consumo de oxigênio em razão da biomecânica da respiração lenta. Além disso, uma resistência nasal suficiente durante a inspiração possibilita que o diafragma funcione com mais eficiência e que a elasticidade dos pulmões se mantenha. Além disso, essa resistência à respiração diminui a frequência respiratória, possibilitando que o corpo retenha uma quantidade ideal de dióxido de carbono, que não é apenas um resíduo, mas desempenha várias funções importantes no corpo.

A respiração nasal também possibilita a mistura do ar inspirado com um gás chamado óxido nítrico, que é produzido nos seios nasais. Essencial para a saúde geral, o *óxido nítrico* melhora a capacidade dos pulmões de absorver oxigênio; aumenta nossa capacidade de transportar oxigênio por todo o corpo; possibilita que os vasos sanguíneos se dilatem por meio do relaxamento do músculo liso vascular; e ainda tem fins antifúngicos, antivirais, antiparasitários e antibacterianos.

Enquanto isso, a respiração bucal está associada a uma série de problemas, incluindo o aumento de reações alérgicas a alérgenos, asma, mau hálito, cárie dentária, inflamação da gengiva (gengivite), ronco e anormalidades nos dentes ou na mandíbula. Na verdade, os benefícios da respiração nasal parecem múltiplos e respirar pelo nariz durante uma prática de yoga é uma boa ideia. No entanto, como costuma acontecer com a fisiologia, há exceções a essa regra. Como a respiração nasal é mais lenta, pode não ser suficiente para exercícios de alta intensidade, quando as necessidades de oxigênio são muito maiores do que em repouso. Nesses casos, é melhor deixar seu corpo decidir como precisa respirar. Para respiradores bucais crônicos, porém, as práticas de respiração lenta e consciente da yoga podem ser muito poderosas.

Os efeitos psicológicos e fisiológicos do pranayama e da respiração lenta

No coração da maioria dos exercícios de pranayama está o ato de respirar devagar e, felizmente, tem havido uma quantidade razoável de pesquisas sobre a respiração lenta. Um valor entre 12 e 20 respirações por minuto é considerada a frequência respiratória normal em adultos saudáveis (Flenady, Dwyer e Applegarth, 2017). Então, qualquer valor abaixo disso seria considerada uma frequência respiratória conscientemente desacelerada.

Embora os pesquisadores ainda não entendam os motivos exatos, está bem estabelecido que a experiência das emoções tem efeitos em todo o corpo (Cacioppo et al., 2000) e que a respiração está fortemente ligada às emoções, em parte por meio do sistema autônomo (Kreibig, 2010). Todos podemos atestar isso. Sentir-se deprimido ou ansioso provoca determinada resposta respiratória no corpo, enquanto sentir alegria provoca outra. Não é de admirar que a palavra latina original para "inspiração" tenha assumido um significado emocionalmente evocativo, enquanto a palavra latina original para "expiração" assumiu outro bem diferente.

O sistema nervoso autônomo é a parte do sistema nervoso que inerva os órgãos internos, como vasos sanguíneos, estômago, intestino, fígado, rins, bexiga, coração e glândulas digestórias, influenciando assim muitas funções involuntárias, como frequência cardíaca, pressão arterial, frequência respiratória, digestão e excitação sexual. Apresenta dois ramos principais: o simpático, comumente chamado *resposta de luta ou fuga*, mas também necessário para exercícios e muitas atividades cotidianas, incluindo o suor; e o parassimpático, comumente chamado *resposta de descanso e digestão*, que provoca sensações de relaxamento. (Para informações mais detalhadas sobre o sistema nervoso autônomo, consulte o Capítulo 2, que detalha o sistema nervoso.)

Várias revisões analisaram as evidências disponíveis sobre a respiração lenta para entender melhor seus efeitos psicológicos e fisiológicos. As revisões em geral concordam que as práticas de respiração lenta, como o pranayama, ativam um efeito parassimpático ou calmante no praticante. Um estudo em particular foi uma revisão sistemática de 2018, que analisou toda a literatura sobre a respiração lenta. Nessa revisão, Andrea Zaccaro, da Universidade de Pisa, e seus colegas analisaram os efeitos da respiração lenta (10 respirações por minuto ou menos) em pessoas saudáveis e os possíveis mecanismos psicofisiológicos por trás desses efeitos. Em um artigo intitulado "How breath-control can change your life" (Como o controle da respiração pode mudar sua vida) (2018), Zaccaro e seus colegas citaram evidências de que as técnicas de respiração lenta aumentam a flexibilidade mental e fisiológica, a atividade parassimpática e as atividades do sistema nervoso central relacionadas com o controle emocional e o bem-estar psicológico.

A má postura leva à má respiração

Existe alguma verdade quando sua mãe diz para você se sentar direito para poder respirar corretamente? Diferentes posturas de yoga podem afetar muito nossa respiração (consultar o quadro "E não se esqueça de respirar!" deste capítulo); portanto, faz sentido que nossa postura cotidiana também afete nossa respiração. Então, a verdadeira questão é: a má postura leva a uma respiração ruim?

Músculos tensos no pescoço e no tórax, como os músculos intercostais e peitorais, podem restringir a livre movimentação da caixa torácica. Além disso, se você estiver curvado para a frente, seus órgãos abdominais ficarão mais compactados e não serão capazes de se mover tão livremente conforme o diafragma desce. Por esse mesmo motivo, às vezes podemos achar difícil respirar profundamente depois de uma refeição pesada; o conteúdo abdominal não pode ser facilmente deslocado como antes dessa refeição. O mesmo ocorre com uma gestante, em que o abdome não pode se mover muito por causa do pacote inabalável de alegria interior.

Embora desejemos enfatizar o ponto de que não existe uma postura adequada universal, algumas pesquisas apoiam a ideia de que a postura afeta a respiração. Szczygieł e colegas (2015) descobriram que quanto mais anteriorizada a cabeça está durante a respiração, menos as costelas inferiores se movem. Esse não é realmente um achado surpreendente. Apenas sugere que nossa postura afeta nossa respiração.

Alguns poucos estudos, incluindo um realizado na Coreia do Sul (Jung et al., 2016), conectou o uso de eletrônicos, incluindo *smartphones* e *laptops*, com a postura anteriorizada da cabeça (chamada síndrome do pescoço de texto, "text neck") e encontrou uma conexão entre a postura anteriorizada da cabeça e a redução da função pulmonar.

Dimitriadis e colegas (2014) descobriram que pessoas com dor cervical crônica não têm função pulmonar ideal. Os autores encontraram uma correlação entre a função pulmonar comprometida, músculos fracos do pescoço e a cinesiofobia, ou medo de movimento. Eles sugerem que tanto a dor como a cinesiofobia podem alterar a biomecânica do pescoço, contribuindo ainda mais para o desenvolvimento de disfunção respiratória.

Portanto, a literatura pode apoiar a ideia de que nossa postura sentada e em pé, incluindo a posição do pescoço, pode afetar a respiração, mas provavelmente não na medida em que muitos *blogs* podem fazer você acreditar. Além disso, isso não significa que cair no sofá seja inerentemente ruim; às vezes, nada pode ser melhor depois de um longo dia. Mas, de vez em quando, certamente é uma boa ideia verificar como você está respirando e como está se sentindo. Afinal, o que a yoga nos ensina senão a consciência da respiração e do eu?

Experimente: frequência respiratória

Pegue um cronômetro (a maioria dos *smartphones* tem um) e, sem tentar mudar sua respiração, meça quantas vezes você respira por minuto. Tome nota de como você se sente.

Em seguida, desacelere conscientemente sua respiração, visando a uma frequência de apenas três ou quatro respirações por minuto. Você pode tentar isso fazendo uma inspiração de sete segundos, uma retenção muito breve e uma expiração de sete segundos ou mais. Observe como você se sente quando respira nesse ritmo.

Os pesquisadores descobriram que as técnicas de respiração lenta na frequência de seis respirações por minuto tinham as associações mais confiáveis com a atividade parassimpática, medida com o aumento da variabilidade da frequência cardíaca; ondas alfa aumentadas, conforme medido pelo eletroencefalograma; e efeitos psicológicos e comportamentais positivos (Zaccaro et al., 2018). A respiração lenta também demonstrou causar uma inibição quase completa da atividade simpática (Seals, Suwarno e Dempsey, 1990), o que significa que os neurônios conectados ao modo de ativação (modo de luta ou fuga) são quase completamente desacionados.

Zaccaro e colegas (2018) incluíram estudos que testaram o pranayama iogue, uma prática de respiração zen e técnicas gerais de respiração lenta. Infelizmente, como muitos dos estudos baseados na yoga tinham metodologias de baixa qualidade, apenas um estudo de pranayama pode ser incluído. Os pesquisadores descobriram, como pesquisadores anteriores, que a "marca" da técnica respiratória não parecia importar muito porque, "Em nossa opinião, é possível que certas práticas meditativas e técnicas de respiração lenta compartilhem, até certo ponto, mecanismos semelhantes" (Zaccaro et al., 2018, p. 12). Em contrapartida, a respiração irregular, como a respiração superficial ou profunda, rápida com períodos de apneia, que é a cessação da respiração, leva ao aumento da atividade simpática (Leung et al., 2006).

Todos esses achados oferecem excelentes exemplos de como a respiração afeta diretamente o sistema nervoso autônomo.

Quanto ao mecanismo por trás dessa conexão, Zaccaro e colegas (2018) sugeriram que o epitélio (a pele) no interior das narinas pode atuar de maneira importante no ato da respiração lenta, causando alterações autonômicas. Evidências de modelos animais e humanos apoiam a hipótese de que a respiração realizada por via nasal, que estimula certos receptores no epitélio da narina, pode ser um dos mecanismos fundamentais por trás do fato de a respiração afetar o humor.

Enquanto muitas pessoas tendem a se sentir mais relaxadas ao respirar mais devagar, isso pode não ocorrer em todos. Da mesma maneira, dizer a alguém para "apenas respirar" ou "apenas relaxar" pode não ser tão reconfortante quanto o falante pretende. É importante aprender o que funciona e o que não funciona para nós, para que possamos ter essas ferramentas para nos acalmar em situações difíceis. Dessa maneira, entender nossa respiração nos ajuda a entender nós mesmos.

Doenças do sistema respiratório

Como a respiração é um aspecto tão importante da yoga, algumas informações básicas sobre algumas doenças respiratórias comuns podem ser úteis. A yoga é frequentemente descrita como uma prática de cura. As condições de respiração disfuncional, síndrome de hiperventilação, asma brônquica e doença pulmonar obstrutiva crônica são exploradas nas seções a seguir; discutiremos se existem evidências para apoiar o uso da yoga como tratamento para essas doenças.

Respiração disfuncional

É uma ideia muito comum entre professores e praticantes de yoga que a respiração da maioria das pessoas não é ideal. Além disso, os professores de yoga costumam anunciar suas oficinas de respiração com mensagens como "Aprenda a respirar corretamente" ou, com autoridade, "Você tem respirado errado a vida toda", uma mensagem que pode assustar quase qualquer pessoa e fazê-la entregar seu dinheiro. A respiração disfuncional é uma condição clínica reconhecida, mas estamos todos sofrendo disso?

A *respiração disfuncional* (RD) é definida como uma alteração nos padrões biomecânicos normais da respiração, que resulta em sintomas intermitentes ou crônicos. A RD é reconhecida pelas diretrizes de asma da British Thoracic Society e da Scottish Intercollegiate Guidelines Network, bem como pela Global Initiative for Asthma. A condição também foi, de maneira problemática, descrita como *síndrome de hiperventilação, falta de ar desproporcional, falta de ar comportamental, falta de ar relacionada com a ansiedade, distúrbio respiratório funcional psicogênico* e *distúrbio respiratório somatoforme* (ou *psicossomático*) – todos descrevendo essencialmente o mesmo problema (Barker e Everard, 2015). Muitos desses termos têm um componente psicológico significativo; e essa ligação percebida entre disfunção psicológica e RD provavelmente faz muitos médicos evitarem diagnosticar a condição (Barker e Everard). Sendo mal compreendida, a respiração disfuncional é frequentemente subdiagnosticada ou mal diagnosticada nas práticas clínicas em todo o mundo, o que pode privar uma pessoa de tratamento adequado (Vidotto et al., 2019).

A RD é mais comum entre indivíduos com asma; um componente central é o padrão respiratório desordenado, no qual uma pessoa usa a parede torácica superior e os músculos acessórios como a bomba respiratória primária em vez de usar o diafragma como na respiração relaxada normal. Esse é o mesmo tipo de respiração com o qual muitos professores de yoga parecem se preocupar e sobre o qual realizam *workshops*. Contudo, quando alguém tem RD, ela sabe.

Alguém com RD experimentará um dos seguintes: surtos esporádicos de hiperventilação; suspiros profundos periódicos; respiração predominantemente torácica; expiração abdominal forçada; ou assincronia toracoabdominal, o que significa que há um atraso entre a contração da caixa torácica e abdominal, resultando em mecânica respiratória ineficaz. Nesses padrões respiratórios, uma pessoa experimentará outros sintomas, como aumento da frequência respiratória, falta de ar, tontura, vertigem, sensação de formigamento, espasmos musculares ou dormência.

Embora os professores de yoga possam estar tentando ser úteis, eles provavelmente deveriam parar de dizer aos alunos que eles não sabem respirar. Embora seja totalmente possível que alguém entre em um estúdio de yoga com RD, não cabe ao professor de yoga diagnosticá-lo. Além disso, usar uma linguagem baseada no medo para sugerir que todos estão respirando incorretamente pode contribuir para a ansiedade de alguém em vez de ajudar a aliviá-la – o oposto do objetivo de alguém cujo objetivo é ajudar as pessoas.

Embora os professores de yoga não tenham autoridade para diagnosticar, eles ainda têm papel importante a desempenhar ao orientar a respiração de seus alunos. Na verdade, quando bem-feito, este é provavelmente o melhor presente que podemos dar a outra pessoa; poucas outras modalidades de movimento se concentram tanto na consciência respiratória como a yoga. De fato, simplesmente fazer alguém se conscientizar de sua respiração é uma ferramenta poderosa. A meditação mais simples que podemos oferecer a nossos alunos é simplesmente relaxar e observar sua respiração, sem julgamentos sobre a qualidade dessa respiração e sem dizer que eles não estão usando o diafragma corretamente. (Um exemplo de meditação respiratória, "Respiração lenta e relaxada de gratidão", é fornecido ao final deste capítulo.) Embora uma prática de respiração controlada ou respiração lenta possa ser benéfica, talvez às vezes tudo o que precisamos fazer seja relaxar e sair do caminho da respiração.

Ainda estamos muito longe de entender completamente a RD. As classificações, as definições e os critérios diagnósticos para a RD ainda estavam sendo discutidos em uma revisão em 2019 (Vidotto et al.). Considerando que profissionais treinados em medicina estão diagnosticando mal e subdiagnosticando a respiração disfuncional, claramente não é papel do professor de yoga diagnosticar as pessoas como respiradoras disfuncionais ou dizer-lhes que respiraram incorretamente durante toda a vida. Os professores de yoga estão, no entanto, no melhor lugar para orientar seus alunos por meio do pranayama, de práticas de respiração lenta e de conscientização respiratória geral, que podem trazer benefícios profundos ao bem-estar.

Síndrome de respiração excessiva e hiperventilação

A respiração excessiva, ou hiperventilação, é caracterizada por uma respiração muito rápida, que geralmente perturba o equilíbrio entre dióxido de carbono e oxigênio. É o padrão respiratório visto por alguém que está tendo uma crise de pânico e tem fortes ligações psicológicas, tanto em suas causas como em seus efeitos. Nesse tipo de respiração, a inspiração é mais longa que a expiração; a pessoa que está respirando demais geralmente parece estar ofegante. Embora o indivíduo possa sentir que não consegue obter oxigênio suficiente, o problema é que ele não está retendo dióxido de carbono suficiente. No interior dos vasos sanguíneos, temos muitos receptores dizendo ao encéfalo quanto dióxido de carbono está presente. O dióxido de carbono é um produto residual da respiração, mas também é necessário para ajudar o oxigênio a se desprender da hemoglobina para que o oxigênio possa alcançar vários órgãos. (Para obter mais informações sobre a hemoglobina e o transporte de oxigênio, consulte o Capítulo 4, que descreve o sistema cardiovascular.) O dióxido de carbono também afeta o pH ou o equilíbrio ácido-base do sangue. Na hiperventilação, o corpo elimina mais dióxido de carbono do que pode produzir; isso é chamado *hipocapnia* ("hipo" significa reduzida, e "capnia" refere-se ao dióxido de carbono no sangue). Essa diminuição no dióxido de carbono leva a um aumento no pH do sangue, o que significa que o sangue se torna mais alcalino e o oxigênio não é capaz de se desprender da hemoglobina; isso provoca redução no oxigênio disponível para os tecidos. Os sintomas da alcalose respiratória incluem tontura, formigamento nos lábios, mãos ou pés, cefaleia, fraqueza, desmaios e convulsões. Em casos extremos, pode causar espasmos carpopedais, agitação e contração das mãos e dos pés. Assim, uma pessoa pode sentir tonturas e vertigens porque os tecidos do encéfalo não estão conseguindo receber uma quantidade adequada de oxigênio (Gardner, 1996).

Embora a hiperventilação possa ser executada voluntariamente, como é o caso do kapalabhati pranayama, a síndrome de hiperventilação descreve o distúrbio respiratório de um episódio de hiperventilação que ocorre involuntariamente. Existe forte correlação entre o transtorno do pânico e a síndrome de hiperventilação, que está bem estabelecida na literatura científica (Sikter et al., 2007). Práticas contemplativas, como a yoga, a meditação e o tai chi, que se concentram na respiração lenta e

Hiperventilação como ferramenta

Mergulhadores livres – pessoas que fazem mergulho profundo sem equipamento de mergulho – geralmente realizam exercícios respiratórios que imitam a hiperventilação antes de um mergulho para tornar seu sangue alcalino, saturado de oxigênio e deficiente em dióxido de carbono. Quando o mergulhador prende a respiração, ocorre o oposto: os níveis de dióxido de carbono aumentam no sangue, o que torna o sangue mais ácido, e os níveis de oxigênio diminuem. Ao hiperventilar, os mergulhadores livres colocam-se em um estado alcalino, o que lhes dá uma reserva antes de passarem para o neutro e, finalmente, para o ácido.

Wim Hof, também conhecido como "The Iceman", é um atleta radical que estabeleceu recordes mundiais reconhecidos pelo Guinness por nadar sob o gelo, contato prolongado de corpo inteiro com gelo e correr uma meia maratona descalço no gelo e na neve. O princípio central do método de Wim Hof é uma prática respiratória de hiperventilação controlada, seguida de uma suspensão da respiração. Segundo Hof, essa técnica respiratória ajuda a acalmar uma pessoa antes ou durante um evento extremo, como mergulhar em um banho de gelo por 60 minutos (Wim Hof Method, 2020).

A hiperventilação também tem sido usada como prática terapêutica, conhecida como respiração holotrópica, cujo objetivo é levar o praticante a um estado alterado de consciência para ajudar na cura emocional e no crescimento pessoal (Holmes et al., 1996). Acompanhado por música, envolve a respiração rápida por minutos a horas para transcender o corpo e conectar-se com o verdadeiro eu e, em seguida, refletir criativamente sobre a experiência. A prática deve ser guiada por alguém treinado nessa modalidade de liberação emocional; pelo menos três estudos encontraram desfechos positivos, incluindo catarse emocional, exploração espiritual interna e níveis mais altos de autoconsciência, bem como mudanças de temperamento, em que os praticantes relataram menor tendência a ser carente, dominador e hostil.

Esses exemplos apresentam riscos e podem não ser apropriados para todos, especialmente para aqueles com problemas respiratórios. O que esses exemplos destacam, no entanto, é que algo que geralmente é percebido como negativo – a hiperventilação – pode ser uma ferramenta benéfica quando usada de maneira controlada.

em expirações longas, são conhecidas por induzir à estimulação do nervo vago respiratório ou iniciar a influência calmante de descanso e digestão do sistema nervoso parassimpático (Gerritsen e Banda, 2018). Portanto, embora haja carência de estudos comprovando a eficácia dos exercícios respiratórios na respiração disfuncional e na síndrome de hiperventilação em adultos (Jones et al., 2013), ou mesmo em crianças (Barker et al., 2013), faz sentido fisiológico que a yoga possa ajudar a reduzir os episódios de hiperventilação involuntária ao aumentar a atividade parassimpática e melhorar a capacidade de lidar com o estresse (De Couck et al., 2019).

Asma brônquica

Sendo uma doença respiratória tão comum, provavelmente todos conhecemos alguém que tem asma, ou pelo menos já vimos alguém que usa um inalador. A asma brônquica é uma doença inflamatória persistente na qual as vias respiratórias dos pulmões se estreitam e incham, dificultando a respiração. Isso pode desencadear tosse, sibilos, aperto no tórax e dispneia. Sua gravidade pode variar de um leve incômodo para alguns a uma condição debilitante e potencialmente fatal em outros. Uma crise de asma pode ocorrer algumas vezes por semana ou mesmo algumas vezes por dia e, dependendo da pessoa, os sintomas podem piorar à noite ou durante o exercício.

Embora não seja totalmente compreendido por que algumas pessoas têm asma e outras não, acredita-se que a doença seja causada por fatores genéticos e ambientais. Vários irritantes e substâncias que desencadeiam alérgenos podem desencadear sinais e sintomas de asma. Seus gatilhos são diferentes de uma pessoa para outra, mas notou-se que incluem:

- Alérgenos transportados pelo ar, como pólen, ácaros, esporos de mofo, pelos de animais ou partículas de resíduos de baratas.
- Infecções respiratórias, como o resfriado comum.
- Atividade física.
- Ar frio.
- Poluentes do ar, como fumaça e pulverização de pesticidas.
- Certos fármacos, incluindo betabloqueadores, ácido acetilsalicílico e anti-inflamatórios não esteroides.
- Sulfitos e conservantes adicionados a alguns tipos de alimentos e bebidas, incluindo carne processada, camarão, frutas secas, batatas processadas, cerveja e vinho.
- Emoções fortes e estresse.

Pessoas com histórico familiar de alergias são mais propensas a desenvolver asma. Esses podem incluir a própria asma, eczemas, febre do feno ou outras alergias. Por último, o tabagismo influencia bastante na doença.

Uma revisão de 2014 de 14 ensaios clínicos randomizados com um total de 824 participantes analisou o efeito da yoga nos sintomas, na função pulmonar e na qualidade de vida de pessoas com asma brônquica (Cramer et al.). Os autores não conseguiram encontrar evidências de que a yoga era eficaz em melhorar os desfechos que estavam medindo e, portanto, a yoga não poderia ser considerada atualmente uma intervenção de rotina para pacientes asmáticos. Eles concluíram, no entanto, que a yoga pode ser considerada uma intervenção adicional ou uma alternativa aos exercícios respiratórios para pessoas com asma.

Uma revisão diferente de Yang e colegas (2016) de 15 ensaios clínicos randomizados com um total de 1.048 participantes encontrou evidências de qualidade moderada de que a yoga provavelmente leva a pequenas melhorias na qualidade de vida e nos sintomas em pessoas com asma, mas que os efeitos da yoga na função pulmonar eram inconsistentes. Embora tenham encontrado uma pequena quantidade de evidências de que a yoga pode reduzir o uso de medicamentos, eles determinaram que a maioria dos estudos apresentava diversos tipos de falhas.

Um estudo de Santino e colegas (2020) analisou diferentes técnicas de respiração, incluindo a yoga, o Buteyko e o método Papworth. Este estudo diferiu das duas revisões mencionadas, pois incluiu métodos de respiração fora da yoga e, é claro, também incluiu pesquisas mais recentes. O método Papworth concentra-se na respiração abdominal lenta e profunda, enquanto o método Buteyko enfatiza a respiração nasal, a retenção da respiração e o relaxamento. Ambos os métodos têm semelhanças com as técnicas de respiração iogue. Alguns dos estudos classificados como yoga dessa revisão incluíram apenas pranayama, enquanto outros incluíram respiração com asanas e meditação. Os pesquisadores concluíram que os exercícios respiratórios podem ter alguns efeitos positivos na qualidade de vida, nos sintomas de hiperventilação e na função pulmonar. No entanto, em decorrência das metodologias dos estudos, a qualidade das evidências para os desfechos medidos variou de moderada a muito baixa.

Assim, as evidências de que a respiração iogue – e outros métodos de respiração – auxilia na asma brônquica são mínimas e são necessários mais estudos de alta qualidade, envolvendo uma grande quantidade de participantes, para que se chegue a conclusões sólidas sobre a yoga e a asma. Mesmo assim, o tipo de yoga importaria muito. Uma aula suave de hatha pode ter efeitos muito diferentes em comparação com uma prática vigorosa de vinyasa.

Além de medir a função pulmonar, é importante também considerar um dos aspectos mais benéficos da yoga: como a modalidade nos ajuda a desestressar e a relaxar. Há muitas evidências anedóticas de quem têm asma encontra alívio com a yoga; isso talvez ocorra porque a modalidade pode nos relaxar, pois o estresse e a ansiedade podem ser um fator importante a contribuir para as crises de asma. A yoga também pode ajudar melhorando a postura, o que pode ajudar o diafragma a trabalhar com mais eficiência, e abrindo os músculos do tórax, o que pode facilitar a respiração.

Se você conhece alguém, talvez você mesmo, que tem asma e sente alívio e uma diminuição dos sintomas com a yoga, não precisa de uma revisão sistemática de ensaios clínicos randomizados para lhe dizer que deve praticá-la.

Doença pulmonar obstrutiva crônica

A doença pulmonar obstrutiva crônica (DPOC) é uma doença pulmonar inflamatória crônica na qual o fluxo de ar aos pulmões é obstruído. A bronquite crônica e o enfisema pulmonar são as duas condições mais comuns que contribuem para a DPOC e geralmente ocorrem juntas. A bronquite crônica é a inflamação do revestimento do tubo brônquico, enquanto o enfisema pulmonar é uma condição na qual os alvéolos pulmonares são destruídos, como resultado da exposição prejudicial à fumaça do cigarro e outras substâncias. Os sintomas incluem dificuldade respiratória, dispneia, tosse, produção de muco e sibilos. As pessoas com DPOC têm maior risco de desenvolver doenças cardíacas, câncer de pulmão e uma variedade de outras doenças. Embora os sintomas da DPOC tendam a piorar gradualmente com o tempo e possam afetar a vida diária de uma pessoa, o tratamento pode ajudar a manter a condição sob controle.

O tabagismo prolongado é a causa da maioria dos casos de DPOC; contudo, outros irritantes, como o tabagismo passivo, a fumaça de cachimbo, a poluição do ar e a exposição no local de trabalho à poeira, fumaça ou gases também podem causar DPOC. A melhor maneira de prevenir a DPOC é nunca fumar ou parar agora. Claro, para muitas pessoas, é mais fácil falar em parar de fumar do que efetivamente fazê-lo.

Em uma revisão de estudos que analisaram as práticas mente-corpo como um tratamento livre de fármacos para parar de fumar, Carim-Todd, Mitchell e Oken (2013) concluíram que os estudos até o momento apoiam o uso das terapias baseadas na yoga e na meditação como candidatos para ajudar a parar de fumar. No entanto, em decorrência da pequena quantidade de estudos disponíveis e dos problemas metodológicos associados, os pesquisadores determinaram que são necessários mais ensaios clínicos com amostras maiores e intervenções cuidadosamente monitoradas para determinar com certeza se a yoga e a meditação são tratamentos eficazes. Mesmo com essa ressalva, esta revisão fornece uma boa base para o uso de yoga e da meditação para ajudar as pessoas a parar de fumar.

Para aqueles que têm DPOC, decorrente do tabagismo ou não, a literatura apoia a ideia de que a yoga pode ser uma abordagem crucial para controlar a doença. Wu e colegas (2018) analisaram todos os estudos de movimento meditativo até o momento, incluindo yoga e tai chi; em sua revisão e metanálise, eles determinaram que estes poderia melhorar muitos fatores da DPOC, incluindo a capacidade de exercício, a falta de ar, a qualidade de vida relacionada com a saúde e a função pulmonar. Como a maioria dos estudos, eles concluíram afirmando que são necessários mais estudos para fundamentar os achados preliminares, mas sua revisão mostra muita esperança de melhorar a vida das pessoas afetadas pela DPOC.

Experimente: respiração lenta e relaxada de gratidão

Deite-se com os joelhos flexionados e as plantas dos pés apoiadas no chão. Deixe a parte interna dos joelhos apoiadas uma contra a outra para que você não precise ficar equilibrando as pernas no ar. Repouse uma mão no abdome e outra no tórax. Comece fazendo algumas respirações lentas e profundas, enquanto deixa toda a tensão derreter no chão. Você está em uma posição em que não precisa usar nenhum esforço muscular, então solte tudo. Quando se sentir totalmente relaxado, observe o movimento em seu corpo enquanto respira. Observe a suave subida e descida do tórax e do abdome. Sua respiração não precisa ser consertada ou corrigida. Pense em sua respiração como sendo perfeita do jeito que é, então você pode simplesmente relaxar na suave ondulação da respiração. Reserve um momento para praticar a gratidão por cada respiração e pela capacidade do seu corpo de trocar gases e sustentar sua força vital — seu espírito.

Conclusão

Embora sua função principal seja as trocas gasosas, a respiração tem muitos outros papéis e tem o potencial de afetar todos os outros sistemas do corpo. Embora a absorção de oxigênio e a liberação de dióxido de carbono sejam vitais, a respiração é mais uma questão de equilibrar esses dois gases do que ter o máximo possível de oxigênio. O diafragma é um potente músculo que atua como o principal motor da respiração, além de desempenhar papel essencial, em conjunto com outros músculos centrais profundos, na pressão intra-abdominal e na estabilização da coluna, que são importantes na yoga e, sem dúvida, em todas as atividades físicas. Portanto, a respiração pode ser afetada por nossos movimentos e postura, e esses podem ser afetados pela respiração. Prender a respiração às vezes pode ser a escolha mais apropriada, dependendo da tarefa em questão. A respiração está integralmente ligada ao estado psicológico por meio do sistema nervoso autônomo. Embora a respiração disfuncional realmente exista, provavelmente é menos comum do que a maioria das pessoas pensa, e o professor de yoga não está qualificado para diagnosticá-la. Uma das coisas mais valiosas que um professor pode oferecer (ou podemos explorar por conta própria) é tornar o praticante consciente de sua respiração, relaxar em sua respiração e praticar a desaceleração.

Capítulo **4**

Sistema cardiovascular

O sistema cardiovascular compreende o coração, os vasos sanguíneos e o sangue. É um sistema incrivelmente complexo e eficiente, envolvido no transporte de oxigênio e nutrientes para as células, remoção de resíduos das células, combate a infecções, regulação da temperatura corporal e manutenção da homeostase.

Nossa compreensão do sistema cardiovascular evoluiu imensamente desde 1600. Antes disso, o conceito de sangue circulando no corpo era desconhecido dos pesquisadores (Aird, 2011). Os gregos antigos acreditavam em um sistema dual de veias e artérias, enquanto Galeno, um dos mais talentosos pesquisadores médicos durante o auge do Império Romano, propôs que as veias continham sangue, enquanto as artérias continham sangue imbuído de espíritos vitais. O sangue era visto vazando e fluindo lentamente, em vez de circulando. A questão de como o sangue é transferido do ventrículo direito para o ventrículo esquerdo do coração desafiou os pesquisadores pelos próximos 1.500 anos. William Harvey, nascido em 1578, acreditava que as artérias e as veias tinham a mesma função. Sua teoria da circulação sanguínea é amplamente reconhecida como a base da medicina moderna (Lubitz, 2004). A controvérsia em torno do modelo de circulação de Harvey persistiria até a descoberta dos capilares por Malpighi em 1661. Ele levantou a hipótese de que os capilares eram a conexão entre artérias e veias, possibilitando que o sangue fluísse de volta ao coração de maneira circulatória (Pearce, 2007).

O coração é frequentemente mencionado nas aulas de yoga, as sequências para abrir o coração são uma escolha popular entre muitos professores de yoga. Também existe uma crença generalizada de que a yoga simplesmente faz bem para o coração. Neste capítulo, exploraremos a fisiologia do sistema cardiovascular e veremos em detalhes como a yoga afeta seu funcionamento.

Sangue

O sangue constitui aproximadamente 8% do peso corporal de um adulto. A mulher adulta média normalmente tem cerca de 4 a 5 L de sangue, enquanto o homem adulto médio normalmente tem 5 a 6 L. Uma única gota de sangue contém milhões de eritrócitos, leucócitos e plaquetas (Figura 4.1).

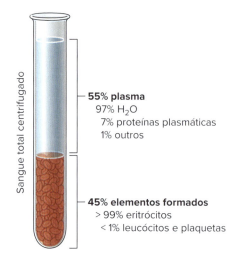

Figura 4.1 Constituintes do sangue.

O plasma é um líquido espesso e cor de palha que compõe cerca de 55% do sangue. É composto principalmente de água (cerca de 92%) e transporta sais minerais, nutrientes, resíduos, hormônios, enzimas e anticorpos por todo o corpo.

Estima-se que os *eritrócitos*, também conhecidos como hemácias, representem cerca de 25% do total de células do corpo. Eles são produzidos na medula óssea vermelha a uma impressionante taxa de mais de 2 milhões de células por segundo (Higgins, 2015); sua produção é controlada pela eritropoetina, um hormônio produzido principalmente pelos rins. Os eritrócitos vivem até 120 dias na circulação. Eles contêm hemoglobina, uma proteína vermelha que se liga ao oxigênio e ao dióxido de carbono, transportando-os ao local apropriado no corpo. Os eritrócitos de mamíferos são únicos entre as células animais por não terem núcleo em seu estado funcional maduro. Sugere-se que a forma bicôncava do eritrócito tenha evoluído de acordo com a necessidade de maximizar o fluxo sanguíneo não turbulento e minimizar a dispersão de plaquetas (Yoshizumi et al., 2003).

Os *leucócitos*, também conhecidos como células brancas, são produzidos principalmente na medula óssea e estão envolvidos na proteção contra infecções. Os leucócitos são muito menos numerosos que os eritrócitos e têm um tempo de vida muito mais curto. Enquanto os eritrócitos passam seus dias circulando no interior dos vasos sanguíneos, os leucócitos rotineiramente deixam a corrente sanguínea para realizar suas funções defensivas nos tecidos do corpo. O tipo mais comum de leucócitos é o neutrófilo, que é a célula de resposta imediata e que responde por 55 a 70% da contagem total de leucócitos. Os neutrófilos têm uma vida notavelmente curta, com uma meia-vida circulante de 6 a 8 horas e, portanto, são produzidos a uma taxa entre 50 e 100 bilhões de células por dia (Summers et al., 2010).

As plaquetas também são produzidas na medula óssea e são essenciais para a hemostasia, o processo de parar o sangramento para manter o sangue no interior de um vaso sanguíneo danificado. Evidências experimentais e clínicas crescentes identificam as plaquetas como participantes importantes em outros processos, incluindo a inflamação e a regeneração de tecidos. A medicina regenerativa usa derivados de plasma rico em plaquetas para o tratamento de várias doenças clínicas, incluindo úlceras, queimaduras, reparação muscular, doenças ósseas e recuperação de tecidos depois de cirurgias (Etulain, 2018).

Coração

O coração, situado no interior da caixa torácica atrás e ligeiramente à esquerda do esterno e acima do diafragma, é uma bomba muscular que tem aproximadamente o tamanho de uma mão fechada. O coração de um atleta bem treinado pode ser consideravelmente maior que isso.

O tecido muscular do coração, conhecido como *miocárdio*, é feito de músculo cardíaco especializado. O músculo cardíaco compartilha algumas características tanto com o músculo esquelético como com o músculo liso (que discutiremos mais adiante no capítulo), mas tem algumas propriedades distintivas próprias. Primeiro, é projetado especificamente para resistência. Se a taxa média de contração do coração for de 75 contrações por minuto, um coração humano se contrairia aproximadamente 108 mil vezes em 1 dia, mais de 39 milhões de vezes em 1 ano e quase 3 bilhões de vezes durante um período de vida de 75 anos. No músculo cardíaco, não há possibilidade de tetania, uma condição na qual o músculo permanece involuntariamente contraído (pense em uma cãibra muscular na panturrilha). Finalmente, o músculo cardíaco tem a propriedade de autorritmicidade – a capacidade de iniciar o próprio potencial elétrico para acionar o mecanismo contrátil.

O coração tem quatro câmaras (Figura 4.2): os átrios direito e esquerdo e os ventrículos direito e esquerdo. Os átrios atuam como câmaras receptoras, enquanto os ventrículos atuam como as câmaras de bombeamento principais do coração, impulsionando o sangue para os pulmões ou para o restante do corpo. Existem quatro valvas no interior do coração que impedem o refluxo do sangue: a valva atrioventricular direita está localizada entre o átrio direito e o ventrículo direito; a valva pulmonar está localizada entre o ventrículo direito e a artéria pulmonar; a valva atrioventricular esquerda está localizada entre

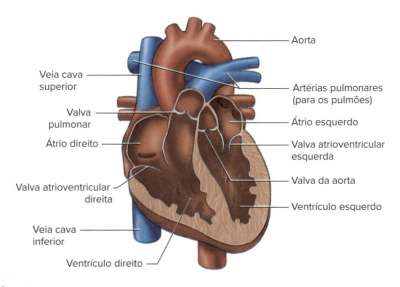

Figura 4.2 Câmaras e valvas do coração.

o átrio esquerdo e o ventrículo esquerdo; e a valva da aorta está localizada entre o ventrículo esquerdo e a aorta. As válvulas de cada valva cardíaca estão ligadas a *cordas tendíneas*.

A primeira porção da aorta, a principal artéria que fornece sangue ao corpo a partir do coração, dá origem às artérias coronárias, que irrigam o miocárdio e outros componentes do coração. As células musculares cardíacas danificadas têm habilidades extremamente limitadas para se reparar ou substituir. No caso de um infarto agudo do miocárdio, as células mortas são frequentemente substituídas por manchas de tecido cicatricial. Mais adiante, neste capítulo, veremos como a yoga pode ajudar a diminuir o risco de doenças cardiovasculares.

O coração tem seu próprio sistema de condução. Durante a contração do coração, ocorre um efeito dominó: quando uma fibra recebe o sinal para se contrair, o sinal imediatamente se espalha para todas as fibras musculares do coração. A contração é estabelecida pelo nó sinoatrial, um aglomerado especializado de células condutoras miocárdicas localizadas nas paredes do átrio direito. O nó sinoatrial é conhecido como o *marca-passo do coração*. O impulso produzido pelo nó sinoatrial então se espalha pelos átrios até as células contráteis do miocárdio atrial e o nó atrioventricular, que conecta eletricamente os átrios e os ventrículos.

Circulação

O sistema cardiovascular tem duas divisões principais: a divisão pulmonar e a divisão sistêmica (Figura 4.3). A divisão pulmonar vai do lado direito do coração para os pulmões e retorna para o lado esquerdo do coração. A divisão sistêmica vai do lado esquerdo do coração, atravessa o corpo e retorna para o lado direito.

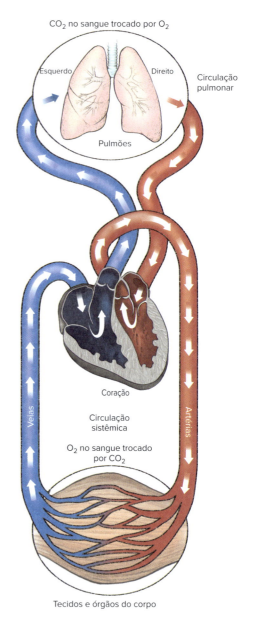

Figura 4.3 Circulações pulmonar e sistêmica.

Ciclo cardíaco

O ciclo cardíaco compreende um completo relaxamento e contração dos átrios e dos ventrículos e dura menos de um segundo. Começando com todas as câmaras em relaxamento, conhecido como *diástole*, o sangue desoxigenado flui passivamente das veias cavas superior e inferior para o átrio direito, e o sangue oxigenado flui das veias pulmonares para o átrio esquerdo. Os átrios começam a se contrair, em um processo conhecido como *sístole atrial*, e bombeiam ativamente o sangue para os ventrículos direito e esquerdo. Os ventrículos então começam a se contrair, em um processo conhecido como *sístole ventricular*, elevando a pressão no interior dos ventrículos e abrindo as valvas pulmonar e aórtica. O sangue desoxigenado então se move do ventrículo direito para o tronco pulmonar, para se tornar oxigenado nos pulmões, enquanto o sangue oxigenado passa do ventrículo esquerdo para a aorta, para começar sua jornada pelo corpo. Os ventrículos então começam a relaxar, o que é conhecido como *diástole ventricular*, e a pressão no interior dos ventrículos cai.

Vasos sanguíneos

A passagem oca dos vasos sanguíneos (Figura 4.4) ao longo da qual o sangue flui é chamada *lúmen*, que significa "abertura" em latim. As paredes de todos os vasos sanguíneos apresentam três camadas distintas de tecido, chamadas *túnicas*. A túnica mais interna é revestida por um tipo específico de tecido chamado *endotélio*. A túnica média substancial consiste em

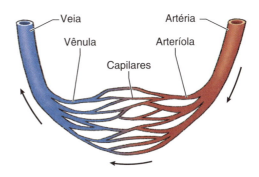

Figura 4.4   Vasos sanguíneos.

camadas de músculo liso, um tipo específico de músculo involuntário, enquanto a camada mais externa contém fibras colágenas e elásticas.

As artérias mais próximas do coração têm as paredes mais espessas e são conhecidas como *artérias elásticas*, em razão de sua alta porcentagem de fibras elásticas, possibilitando que se distendam conforme necessário. Mais longe do coração, onde o fluxo de sangue diminuiu, a porcentagem de fibras elásticas na parede de uma artéria diminui e a quantidade de músculo liso aumenta. A artéria neste ponto é descrita como uma artéria muscular.

Existem minúsculos nervos, conhecidos como *nervos dos vasos*, no interior das paredes dos vasos sanguíneos que controlam a contração e o relaxamento do músculo liso. Conforme o músculo liso se contrai, ele faz o lúmen do vaso sanguíneo se estreitar; isso é chamado *vasoconstrição*. Conforme o músculo liso relaxa, ele faz o lúmen do vaso sanguíneo se alargar; isso é chamado *vasodilatação*.

Há uma transição gradual conforme a árvore vascular se ramifica repetidamente. As artérias musculares se ramificam para distribuir o sangue para a vasta rede de arteríolas, que por fim levam aos capilares. Um capilar é um canal microscópico, às vezes tão pequeno que há apenas uma única camada de células em círculo formando o capilar. No nível capilar, o oxigênio e os nutrientes se difundem do sangue para as células circundantes e seu líquido tecidual, conhecido como *líquido intersticial*, em um processo chamado *perfusão*. Os produtos residuais que foram produzidos pelos tecidos circundantes entram no sistema capilar.

Em seguida, o sangue desoxigenado passa por uma série de vênulas, que gradualmente se tornam veias maiores e, por fim, retornam ao coração. O fluxo de sangue de volta ao coração é conhecido como *retorno venoso*. Muitas veias têm valvas unidirecionais que impedem o refluxo do sangue. Essas valvas estão presentes mais comumente em veias situadas nos membros ou abaixo do nível do coração. Além de sua função primária de devolver o sangue ao coração, as veias podem ser consideradas reservatórios de sangue, uma vez que as veias sistêmicas contêm aproximadamente dois terços de todo o volume de sangue em um dado momento. Quando o fluxo sanguíneo precisa ser redistribuído para outras partes do corpo, o músculo liso nas paredes das veias se contrai. A constrição do músculo liso das veias é especificamente conhecida como *venoconstrição*.

Papel do sistema cardiovascular na manutenção da homeostase

Homeostase é um termo cunhado em 1932 pelo fisiologista de Harvard Walter Cannon. Refere-se à tendência dos sistemas do corpo de se moverem em direção à estabilidade. A *alostase*, termo cunhado por McEwen e Stellar (1993), é um processo dinâmico pelo qual ocorrem adaptações na bioquímica e na fisiologia de nosso mundo interno que nos possibilita operar de maneira ideal em nosso ambiente. A alostase envolve mudanças nos sistemas imune, endócrino e nervoso em resposta ao estresse de curto ou longo prazo. Esses termos podem se referir a qualquer função biológica ou fisiológica, como pressão arterial, frequência cardíaca, temperatura central, níveis de glicemia, concentração de eletrólitos e semelhantes.

Se você estiver praticando a *hot yoga*, o aumento da temperatura central acionará vários mecanismos homeostáticos, incluindo a vasodilatação dos vasos sanguíneos que chegam à periferia do corpo, o que aumenta a quantidade de sangue que chega à pele. Conforme o sangue passa pelos vasos da pele, seu calor é absorvido pelo suor e dissipado no ambiente conforme o suor evapora. O sangue que retorna ao centro de seu corpo estará mais frio. Em contraste, em um dia frio, o sangue é desviado da pele para manter o centro do corpo mais quente. Nossos corpos se aclimatam ao calor, aumentando a eficiência com que o sangue é desviado para a pele para resfriamento. Essas adaptações ocorrem dentro de uma semana em um ambiente quente e persistem por várias semanas depois disso (Racinais et al., 2015).

O sangue também ajuda a manter o equilíbrio químico do corpo. Proteínas e outros compostos do sangue atuam como tampões, o que ajuda a regular o pH dos tecidos do corpo. O sangue desempenha papel adicional em ajudar a regular o teor de água nas células do corpo.

Processos autorregulatórios intrínsecos

Existem duas teorias básicas para a regulação do fluxo sanguíneo local quando a taxa de metabolismo do tecido ou a disponibilidade de oxigênio mudam: a teoria do vasodilatador e a teoria da demanda de oxigênio (Hall, 2015).

Há evidências consideráveis de que uma maior taxa de metabolismo ou uma disponibilidade reduzida de oxigênio ou outros nutrientes para células metabolica-mente ativas ao redor das arteríolas faz elas liberarem substâncias vasoativas que causam vasodilatação dos vasos sanguíneos. Isso é chamado *teoria do vasodilatador*. Esses mecanismos metabólicos garantem que o tecido seja adequadamente suprido com oxigênio e que os produtos do metabolismo, como o dióxido de carbono, sejam removidos.

Embora a teoria do vasodilatador seja amplamente aceita, muitos fisiologistas defendem uma alternativa – a *teoria da demanda de oxigênio*. Na ausência de uma quantidade adequada de oxigênio, é razoável acreditar que os vasos sanguíneos simplesmente relaxam e, portanto, natural-

A yoga pode melhorar sua circulação?

O sangue é facilmente bombeado para nossos membros inferiores a partir do coração por meio das grandes artérias; no entanto, o retorno do sangue ao coração não é um processo tão fácil. As paredes das veias são consideravelmente mais finas e seus lúmens são correspondentemente maiores em diâmetro em comparação com as artérias, possibilitando que mais sangue flua com menos resistência do vaso. Contudo, quando o sangue passa pelos capilares e entra nas vênulas e depois nas veias, a pressão inicialmente exercida sobre o sangue pelas contrações cardíacas diminui significativamente. A venoconstrição também é muito menos drástica que a vasoconstrição observada nas artérias e arteríolas e pode ser comparada mais a um efeito de enrijecimento da parede do vaso que a uma constrição significativa em si. O sistema venoso também trabalha normalmente contra a gravidade para devolver o sangue dos membros inferiores ao coração.

A yoga pode ajudar a melhorar o retorno venoso de três maneiras principais: (1) melhorando a eficiência da bomba muscular esquelética; (2) melhorando a eficiência da bomba respiratória; e (3) invertendo a posição do corpo.

Os músculos das pernas e dos pés desempenham papel crucial no retorno venoso (Masterson et al., 2006). A contração desses músculos comprime as veias subjacentes e promove o fluxo de sangue de volta ao coração. Isso é frequentemente chamado *bomba do músculo esquelético*. Os músculos da panturrilha, situados na parte posterior da perna, são os maiores músculos dessa região e podem ser considerados o "coração das pernas" em decorrência do papel considerável que desempenham nesse processo. Quando ficamos em pé por um longo período sem nos movermos muito, nossos pés podem começar a ficar pesados à medida que o retorno venoso diminui. Uma das razões pelas quais você é incentivado a se movimentar durante um voo longo é promover essa ação do "coração das pernas" para prevenir a trombose venosa profunda, que veremos com mais detalhes posteriormente neste capítulo. A prática de asanas na yoga pode melhorar a força e o tônus dos músculos das pernas e dos pés e, como resultado, pode aumentar o retorno venoso (Parshad, Richards e Asnani, 2011).

A atividade respiratória também tem grande impacto no retorno venoso. Aliás, um estudo de Miller e colegas (2005) concluiu que a produção de pressão muscular respiratória é o fator predominante na modulação do retorno venoso dos membros inferiores. Essa atividade respiratória pode ser considerada a bomba respiratória. A mecânica respiratória também pode afetar o diâmetro das veias cavas e das câmaras cardíacas, que afetam direta e indiretamente o retorno venoso. Byeon e colegas (2012) relataram que a respiração diafragmática aumenta a eficiência do retorno venoso e que o efeito é maximizado durante a respiração lenta. (Discutimos a respiração diafragmática com mais detalhes no Capítulo 3, que detalha o sistema respiratório.) A pressão intratorácica torna-se progressivamente mais negativa pela inspiração profunda e lenta durante o pranayama, e isso também aumenta o retorno venoso (Parshad, Richards e Asnani, 2011). Dick e colegas (2014) afirmaram que a respiração lenta em uma frequência de seis respirações por minuto resulta em aumento do retorno venoso. As muitas práticas de yoga que se concentram na respiração diafragmática profunda e lenta podem, portanto, aumentar o retorno venoso.

A inversão do corpo causa aumento transitório no retorno venoso (Haennel et al., 1988). A incorporação de asanas da yoga, como a postura da ponte com apoio (Setu Bandha Sarvangasana) ou a postura invertida (Viparita Karani), em uma prática pode ter impacto relevante no retorno venoso.

---

mente se dilatam. Essa vasodilatação pode ser direta, em decorrência da quantidade inadequada de oxigênio para sustentar a contração do músculo liso, ou indireta, pela produção de metabólitos vasodilatadores.

Na realidade, é justo imaginar que se trate de uma combinação dos dois mecanismos.

Processos autorregulatórios extrínsecos

O sistema nervoso autônomo e o sistema endócrino desempenham grande papel na regulação do fluxo sanguíneo local. Examinaremos isso com mais detalhes nos capítulos sobre os sistemas nervoso e endócrino.

Frequência cardíaca em repouso e débito cardíaco

A frequência cardíaca em repouso (FCR) é, simplesmente, uma medida de quantas vezes o coração bate em um minuto quando o corpo está em repouso; seu valor normalmente está na faixa de 60 a 100 batimentos por minuto (bpm). Em um estudo de coorte longitudinal retrospectiva com mais de 90 mil adultos (Quer et al., 2020), a FCR diária média dos indivíduos foi de 65 bpm, com uma variação de 40 a 109 bpm entre todos os indivíduos. A FCR média diferiu significativamente de acordo com a idade, o sexo, o índice de massa corporal e a duração média do sono. Também foram observadas variações de acordo com a época do ano, com mínimo em julho e máximo em janeiro. Na maioria dos indivíduos, a FCR permaneceu relativamente estável no curto prazo, mas 20% deles experimentaram pelo menos uma semana em que sua FCR flutuou em 10 bpm ou mais. Também é interessante notar que nossa FCR aumenta até três dias antes de apresentarmos sintomas de um resfriado comum ou outra infecção. Sugere-se que a frequência cardíaca nor-

A transpiração intensa durante a *hot yoga* desintoxica o corpo

A desintoxicação inclui os processos fisiológicos por meio dos quais o corpo identifica, neutraliza e elimina substâncias tóxicas e subprodutos metabólicos. A desintoxicação é parte essencial da homeostase, e nossos corpos apresentam naturalmente a capacidade de realizar esses processos com muita eficácia. Sem um sistema eficaz de desintoxicação, teríamos muitos problemas.

As glândulas sudoríparas são, muitas vezes, percebidas como tendo importante função excretora, semelhante à dos rins. No entanto, em uma revisão abrangente, Baker (2019) concluiu que o papel das glândulas sudoríparas na eliminação de resíduos e substâncias tóxicas do corpo parece ser menor em comparação com outras vias de degradação (fígado) e excreção (rins e trato gastrointestinal). Estudos que sugerem um papel mais relevante para as glândulas sudoríparas na eliminação de produtos residuais ou tóxicos do corpo (p. ex., concentrações no suor maiores que no sangue) podem ter seus resultados decorrentes de questões metodológicas, em vez de evidências de transporte seletivo. No entanto, estudos mostraram que a transpiração influencia na hidratação da pele e na defesa microbiana (Schröder e Harder, 2006; Watabe et al., 2013).

Assim, parece que a transpiração intensa em uma aula de *hot yoga* ou em uma sauna pode não nos ajudar, afinal, a nos livrarmos de todas essas toxinas que parecemos eliminar. No entanto, praticar a yoga como parte de um estilo de vida saudável possibilitará que nossos rins, fígado e trato gastrointestinal continuem funcionando de maneira ideal.

---

malmente aumenta em 10 batimentos para cada grau Fahrenheit de febre (Tanner, 1951). Esse pode ser um dos fatores que inerentemente sentimos quando dizemos: "Acho que estou ficando doente".

O volume sistólico é o volume de sangue ejetado pelo coração a cada batimento. Em repouso, o volume sistólico médio é de aproximadamente 70 mL. O mecanismo de Frank-Starling descreve a capacidade do coração de alterar sua força de contração e, portanto, o volume sistólico em resposta a alterações no retorno venoso. O débito cardíaco é o volume de sangue ejetado do coração por minuto e é medido pela multiplicação do volume sistólico pela frequência cardíaca. O débito cardíaco médio em repouso é de aproximadamente 5 L; portanto, como as mulheres adultas têm em média de 4 a 5 L e os homens adultos em média cerca de 5 a 6 L de sangue, todo o volume de sangue corporal circula pelo corpo a cada minuto. Ao longo de um ano, 10 milhões de litros de sangue são enviados por cerca de 96.560 km de vasos sanguíneos. O coração, sendo um músculo, também cresce em resposta ao exercício. Um aumento na massa ventricular esquerda aumenta o débito cardíaco. Portanto, um atleta de elite terá um débito cardíaco muito elevado em relação a um indivíduo sedentário (Fagard, 2003).

Variabilidade da frequência cardíaca

A variabilidade da frequência cardíaca (VFC) é a variação no tempo entre os batimentos cardíacos de uma pessoa; medir a VFC é uma maneira não invasiva de identificar desequilíbrios no sistema nervoso autônomo. Se o sistema de uma pessoa está em um estado de ativação simpática, a variação entre os batimentos cardíacos subsequentes é baixa. Se alguém está em um estado de ativação parassimpática, a variação entre os batimentos é alta. Em outras palavras, quanto mais saudável for o sistema nervoso autônomo, mais rápido você será capaz de "mudar de marcha", mostrando mais resiliência e flexibilidade em sua fisiologia.

Pesquisas mostraram uma relação entre a baixa VFC e a piora da depressão ou da ansiedade (Schiweck et al., 2019). Uma VFC baixa está ainda associada a um risco aumentado de morte e doença cardiovascular (Buccelletti et al., 2009; Tsuji et al., 1994).

Em uma revisão sistemática e meta-análise de ensaios clínicos randomizados, Posadzki e colegas (2015) concluíram que não há evidências convincentes da eficácia da yoga na modulação da VFC. Eles recomendaram que pesquisas futuras nessa área tentem superar as múltiplas deficiências metodológicas das pesquisas prévias. No entanto, uma revisão de Tyagi e Cohen (2016) descobriu que a yoga pode afetar a regulação autonômica cardíaca, com aumento da VFC e dominância vagal durante as práticas de yoga. Praticantes regulares de yoga também apresentaram aumento do tônus vagal em repouso em comparação com não praticantes de yoga. (Para obter mais informações sobre o tônus vagal, consulte o tópico "Sistema nervoso parassimpático" no Capítulo 2, que aborda o sistema nervoso.) No entanto, os autores concluíram que é prematuro tirar conclusões firmes sobre a yoga e a VFC, pois a maioria dos estudos era de baixa qualidade, com amostras pequenas e descrição insuficiente da metodologia e dos métodos estatísticos. Embora sejam necessárias mais pesquisas, esse estudo mostrou que existe a possibilidade de a yoga afetar positivamente a VFC.

Pressão arterial

A pressão arterial (PA) é a quantidade de pressão exercida nas paredes das artérias durante a contração e o relaxamento do coração. Essa pressão é essencial para que o sangue viaje por todo o corpo. As leituras de PA são medidas em milímetros de mercúrio (mmHg) e são escritas como pressão sistólica (a força que o sangue está exercendo contra as paredes das artérias quando o coração bate) sobre pressão diastólica (a força que o sangue está exercendo contra as paredes das artérias enquanto o coração está relaxando entre os batimentos). Portanto, uma leitura de PA de 120/80 mmHg (lida como 120 por 80) nos diz que a pressão sistólica é de 120 mmHg e a pressão diastólica é de 80 mmHg. Uma leitura de PA normal é, em geral, definida como inferior a 120/80 mmHg.

Nossos corpos têm uma maneira sofisticada de monitorar constantemente a PA com mecanorreceptores especializados chamados *barorreceptores* (Figura 4.5), que então fornecem informações sobre a PA ao sistema nervoso autônomo. Existem dois tipos de barorreceptores: barorreceptores arteriais de alta pressão e receptores de volume de baixa pressão. Ambos os tipos de barorreceptores são estimulados pelo estiramento das paredes dos vasos. Os barorreceptores arteriais estão localizados

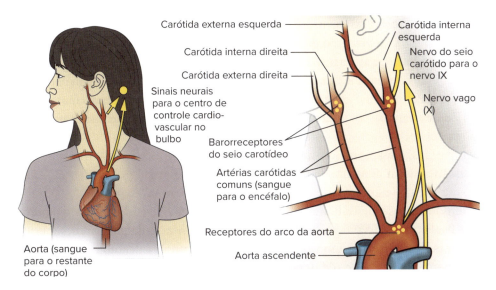

Figura 4.5 Localização dos barorreceptores.

nos seios carótidos, que estão na base das artérias carótidas internas no pescoço e no arco da aorta. Os receptores de volume de baixa pressão, também conhecidos como *receptores cardiopulmonares*, estão localizados nos átrios, nos ventrículos e na vasculatura pulmonar (Al-Khazraji e Shoemaker, 2018). Os barorreceptores arteriais são os terminais das fibras aferentes que correm nos nervos glossofaríngeo e vago. Quedas rápidas na PA resultam em diminuição do estiramento da parede arterial e diminuição da taxa de disparo de impulsos dos barorreceptores. Em última análise, isso resulta em aumento do débito cardíaco e da vasoconstrição, que causam o aumento da PA. Verifica-se que o oposto é verdadeiro se a PA aumentar rapidamente.

Receptores sensitivos adicionais chamados *quimiorreceptores* detectam mudanças na química do sangue (oxigênio, dióxido de carbono e níveis de pH) e estão localizados nos mesmos locais que os barorreceptores. Baixos níveis de oxigênio e altos níveis de dióxido de carbono fazem os quimiorreceptores enviarem sinais ao encéfalo para que a frequência respiratória e a frequência cardíaca aumentem. Níveis de oxigênio altos e de dióxido de carbono baixos têm o efeito oposto.

Doenças do sistema cardiovascular

Vamos agora explorar algumas das principais doenças que afetam o sistema cardiovascular e discutir o papel que a yoga pode desempenhar na melhoria dessas doenças.

Hipertensão arterial

A *hipertensão arterial* ocorre quando a pressão arterial é consistentemente alta demais. A principal maneira pela qual a hipertensão causa danos é aumentando a carga de trabalho do coração e dos vasos sanguíneos, fazendo-os trabalhar mais e com menos eficiência. Com o tempo, a força e o atrito da hipertensão danificam o delicado endotélio das artérias. Por sua vez, isso pode significar o início de um processo chamado *aterosclerose* (explorado posteriormente na seção sobre doenças cardiovasculares).

A hipertensão essencial, um aumento da pressão arterial de causa indeterminada, inclui 90% de todos os casos de hipertensão (Messerli, Williams e Ritz, 2007). Fortes evidências apontam para uma relação causal entre uma ingestão cronicamente alta de sal e o desenvolvimento de hipertensão (Meneton et al., 2005). Fatores adicionais, como obesidade, diabetes, envelhecimento, estresse emocional, estilo de vida sedentário e baixa ingestão de potássio, podem aumentar a probabilidade de desenvolver hipertensão (Takahashi et al., 2011).

Diretrizes anteriores definiram o limite de PA em 140/90 mmHg para pessoas com menos de 65 anos de idade e 150/80 mmHg para pessoas com 65 anos ou mais. Em 2017, novas diretrizes reduziram os números para o diagnóstico de hipertensão para 130/80 mmHg ou mais para todos os adultos. Essas novas diretrizes derivam dos resultados do Systolic Blood Pressure Intervention Trial (Estudo de intervenção da pressão arterial sistólica) (Whelton et al., 2018), que estudou mais de 9 mil adultos com 50 anos ou mais que tinham pressão arterial sistólica de 130 mmHg ou superior e pelo menos um fator de risco para doença cardiovascular. O objetivo do estudo era descobrir se o tratamento da pressão arterial para reduzir o valor sistólico para 120 mmHg ou menos era superior à meta-padrão de

140 mmHg ou menos. Os resultados descobriram que ter como alvo uma pressão sistólica não superior a 120 mmHg reduziu significativamente a chance de infarto agudo do miocárdio, insuficiência cardíaca ou acidente vascular encefálico em um período de três anos.

Uma leitura de 130/80 mmHg e superior é considerada uma hipertensão estágio 1, enquanto uma leitura de 140/90 mmHg ou superior é considerada uma hipertensão estágio 2. Qualquer valor superior a 180/120 mmHg é denominado *crise hipertensiva*.

As estimativas atuais sugerem que mais de 76 milhões de adultos nos EUA têm hipertensão (Roger et al., 2012) e que a pressão arterial está bem controlada em menos de 50% desses indivíduos (Gillespie et al., 2011). De acordo com um relatório de Kearney e colegas (2005), prevê-se que a quantidade total de adultos com hipertensão aumente para 1,56 bilhão em todo o mundo até 2025.

Praticantes de yoga com hipertensão bem controlada normalmente podem se exercitar da mesma maneira que alguém normotenso. Se você tem hipertensão não controlada, é importante obter a aprovação de seu médico antes de praticar yoga. Praticantes com hipertensão arterial descontrolada precisam estar particularmente atentos quando se trata de inversões, pois elevar o coração acima da cabeça e elevar o tronco e as pernas acima do coração aumenta a pressão arterial. Uma postura com inversão parcial, como a postura do cachorro olhando para baixo (Adho Mukha Svanasana), em que o coração está apenas ligeiramente acima da cabeça e as pernas não estão elevadas, pode aumentar apenas suavemente a PA. Existem muitas modificações para a postura do cachorro olhando para baixo que podem ser adotadas, principalmente se o praticante sentir muita pressão na cabeça ou falta de ar. A postura da ponte com apoio (Setu Bandha Sarvangasana), deitada em almofadas com as pernas na horizontal e os pés na altura do quadril, aumenta um pouco mais a pressão arterial. Exploraremos esses asanas da yoga com mais detalhes posteriormente neste livro. Os praticantes devem sempre ter a opção de sair do asana caso sintam algum desconforto. Inversões completas, incluindo a postura com apoio nos ombros (Salamba Sarvangasana) e a postura com

A yoga pode diminuir a pressão arterial?

Uma revisão sistemática e metanálise de Hagins e colegas (2013) relataram que a yoga pode ser recomendada preliminarmente como intervenção eficaz para reduzir a PA. Vale a pena notar, no entanto, que a maioria dos estudos de yoga e PA publicados não incluiu randomização, descreveram inadequadamente os programas de yoga ou controle, não coletaram informações sobre outros fatores de estilo de vida e não usaram medidas de desfecho padronizadas e confiáveis. São necessários ensaios clínicos rigorosos adicionais para investigar melhor esse benefício da yoga.

Os mecanismos precisos pelos quais a prática de yoga afeta a pressão arterial ainda não estão claros, embora tenha sido proposto que a yoga reduza a pressão arterial ao melhorar a sensibilidade dos barorreceptores e quimiorreceptores, aumentar o tônus vagal e diminuir os impulsos do sistema nervoso simpático (consulte o tópico Mito ou fato "As inversões da yoga trazem mais sangue ao encéfalo e estimulam a glândula pineal" do Capítulo 2 para obter uma descrição completa) (Figura 4.6). Pequenas alterações na PA são, portanto, detectadas mais cedo e controladas de maneira mais rápida e eficaz. Em um pequeno estudo de Vijayalakshmi e colegas (2004), os autores concluíram que a yoga otimizou a resposta simpática a estímulos estressantes e restaurou os mecanismos reflexos regulatórios autonômicos em pacientes hipertensos. Outro pequeno estudo realizado por Selvamurthy e colegas (1998) concluiu que o treinamento de yoga resultou em uma melhora na sensibilidade dos barorreceptores. A respiração lenta, que é um elemento muito importante de diversas práticas de yoga, demonstrou melhorar a sensibilidade do barorreflexo arterial e diminuir a PA na hipertensão essencial (Bernardia et al., 2001; Joseph et al., 2005). Em um estudo randomizado controlado realizado por Schneider e colegas (1995), a meditação transcendental reduziu mais significativamente os valores de PA sistólica e diastólica que um programa-controle. Isso nos diz que o elemento meditativo das práticas de yoga também pode estar desempenhando papel muito relevante na redução da pressão arterial. Estudos mostraram que o córtex pré-frontal medial e o giro cingulado anterior são ativados durante tarefas de foco de atenção (Posner e Petersen, 1990); também há evidências sugerindo que existe uma relação específica entre a atividade do lobo frontal e a PA (Williamson, McColl e Mathews, 2004). Portanto, é justo concluir que o foco inerentemente incorporado a todas as práticas iogues também é significativo nesse caso. Embora haja uma crença generalizada de que as posturas em decúbito dorsal e em posição invertida da yoga estimulam especificamente o reflexo barorreceptor, surpreendentemente, há muito pouca pesquisa sobre esse tópico. Alguns estudos realizados há várias décadas começaram a explorar isso (Cole, 1989; Razin, 1977; Tai e Colaco, 1981), mas é um desafio encontrar literatura mais recente que expanda esse assunto.

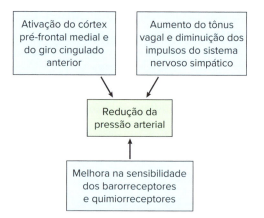

Figura 4.6 Efeitos da yoga na pressão arterial.

apoio na cabeça (Sirsasana), devem ser evitadas quando o praticante tem hipertensão arterial descontrolada.

Hipotensão arterial

Uma leitura de PA inferior a 90/60 mmHg é geralmente considerada baixa PA ou hipotensão arterial. Os sintomas relacionados com a hipotensão incluem tonturas ou vertigens e náuseas. Se a pressão arterial cair consideravelmente ao ficar em pé, isso é denominado *hipotensão ortostática* ou *postural*. Essa queda na pressão arterial pode reduzir o fluxo sanguíneo cerebral a ponto de a pessoa ter uma síncope (desmaio). A pressão arterial baixa depois de comer é chamada hipotensão pós-prandial. Também é comum que a PA baixe significativamente durante as primeiras 24 semanas de gestação.

Para praticantes de yoga com hipotensão, é uma boa ideia voltar lentamente à posição vertical depois de uma inclinação para a frente. Levantar as mãos acima da cabeça faz com que a pressão arterial suba e pode ajudar a controlar os sintomas de tontura e vertigens. Não é incomum sentir tonturas ao levantar a cabeça depois de praticar inclinações para trás, como a postura do camelo (Ustrasana). Há sempre a opção de abster-se de estender o pescoço em primeiro lugar ou levar algum tempo extra para fazer a transição lenta da cabeça de volta à posição vertical.

Taquicardia e bradicardia

A taquicardia é geralmente considerada aquela FCR acima de 100 bpm. É considerada fator de risco para morbidade e mortalidade cardiovascular em pessoas saudáveis, bem como naquelas com doenças cardíacas (Palatini, 2011). Verificou-se que essa relação é independente da idade, do sexo, dos níveis de colesterol ou de valores de pressão arterial em adultos (Cooney et al., 2010).

É amplamente reconhecido que melhorar os níveis de condicionamento físico pode diminuir a FCR de uma pessoa. Uma FCR baixa, conhecida como *bradicardia*, é comum em atletas (Jensen-Urstad et al., 1997), o que significa que seus corações estão trabalhando de maneira muito eficiente em repouso. Ter uma FCR baixa também significa que a pessoa terá uma extensão maior antes de chegar à sua frequência cardíaca máxima, o que pode ser uma vantagem distinta para um atleta. Boyett e colegas (2013) sugeriram que a bradicardia é consequência de alterações nas células marca-passo e redução intrínseca da frequência cardíaca. Em uma revisão sistemática e metanálise, Reimers, Knapp e Reimers (2018) concluíram que o exercício, especialmente o treinamento de resistência e a yoga, diminui a FCR. Embora os autores também sugiram que essa diminuição da FCR possa contribuir para o aumento da expectativa de vida, isso não foi investigado em sua metanálise e deve, portanto, ser objeto de estudos posteriores.

Anemia

A anemia consiste em uma diminuição na contagem de eritrócitos ou uma quantidade abaixo do normal de hemoglobina no sangue; é mais comumente o resultado da deficiência de ferro, deficiência de vitaminas ou inflamação. As pessoas com anemia geralmente relatam sentimentos de fraqueza, fadiga, mal-estar geral e, às vezes, falta de concentração.

Um ensaio clínico randomizado controlado realizado por Sharma e colegas (2014) envolveu 23 mulheres com anemia. Os indivíduos do grupo experimental foram progressivamente introduzidos nas práticas de yoga, incluindo asana, pranayama, meditação e técnicas de relaxamento, durante um período de 30 dias por cerca de 70 minutos por dia. O grupo-controle não foi exposto à prática de yoga. O grupo experimental apresentou níveis significativamente melhores de eritrócitos e hemoglobina. O grupo-controle não apresentou melhora significativa na hemoglobina e, embora esse grupo tenha apresentado alguma melhora na contagem de eritrócitos, essa melhora foi menor que no grupo experimental. Os autores concluíram que as práticas de yoga podem ser usadas de maneira eficiente para melhorar a contagem de hemoglobina em indivíduos com anemia. O pequeno tamanho da amostra foi a principal limitação desse estudo.

Síndrome do coração partido

A síndrome do coração partido, ou cardiomiopatia de Takotsubo, é uma condição causada por estresse extremo decorrente de eventos como a morte de um ente querido, um rompimento emocional ou uma perda de renda. Os efeitos reconhecidos no coração incluem insuficiência cardíaca congestiva em razão de um profundo enfraquecimento do miocárdio. A causa exata dessa condição é desconhecida. Embora muitos pacientes sobrevivam ao evento agudo inicial com tratamento para restaurar a função normal, há uma forte correlação com a morte. Um estudo de Spreeuw e Owadally (2013) revelou que as mulheres tinham duas vezes mais chances de morrer dentro de 1 ano após a morte de um ente querido do que seria de outra maneira esperado; nos homens, as chances eram seis vezes maiores.

Embora atualmente não haja pesquisas que analisem diretamente o efeito que a yoga tem sobre essa síndrome, um estudo de Norcliffe-Kaufmann e colegas (2016) concluiu que mulheres com um episódio prévio de síndrome do coração partido apresentavam responsividade simpática excessiva e modulação parassimpática reduzida da frequência cardíaca; é aqui que a yoga pode atuar de maneira significativa.

Esta é uma citação particularmente eloquente de Judith Hanson Lasater (2017) sobre a yoga e a morte compassiva:

> A prática de yoga não é uma estratégia para evitar a dor, mesmo a dor que sentimos quando pensamos na inevitabilidade da morte; é uma maneira de enfrentar diretamente o problema e a dor. Na tradição da yoga, reconhecer profundamente a realidade da morte é considerado uma fonte de liberdade. Ao aceitar nossa mortalidade, podemos nos libertar da escravidão da avidya (ignorância). Quando reconhecemos a morte como inevitável, em vez de ficarmos cegos pelo medo dela, todo o restante fica mais claro, incluindo a preciosidade de cada momento da vida. (parágrafo 7)

Doença cardiovascular

A doença cardiovascular (DCV) é a principal causa de morte nos Estados Unidos (Heron, 2019), sendo a doença arterial coronariana o tipo mais comum de DCV nos Estados Unidos. Às vezes é chamada *doença cardíaca coronariana* ou *doença cardíaca isquêmica*. A doença arterial coronariana é causada pelo acúmulo de placas nas paredes das artérias coronárias. Essa placa é formada por depósitos de colesterol; o acúmulo desses depósitos faz o lúmen das artérias se estreitar com o tempo, bloqueando parcial ou totalmente o fluxo sanguíneo em um processo chamado *aterosclerose*. A placa pode se tornar instável e romper, muitas vezes levando à formação de coágulos adicionais.

A hipertensão arterial, a hipercolesterolemia e o tabagismo são fatores de risco que podem levar a DCV e acidente vascular encefálico (AVE). De 2009 a 2010, aproximadamente 46,5% dos adultos norte-americanos com 20 anos ou mais apresentavam pelo menos um desses três

A yoga pode reduzir o risco de doença cardiovascular (DCV)

Uma revisão sistemática e metanálise realizada por Cramer e colegas (2014) revelou evidências de efeitos clinicamente importantes da yoga na maioria dos fatores de risco biológicos para DCV. Os autores incluíram na análise 44 ensaios clínicos randomizados com um total de 3.168 participantes. Apesar dos inconvenientes metodológicos dos estudos incluídos, os autores afirmam que a yoga pode ser considerada uma intervenção de suporte para a população em geral e para pacientes com risco aumentado de DCV. Curiosamente, eles relataram que uma duração exata de 12 semanas parece ser mais eficaz que intervenções mais curtas ou mais longas.

fatores de risco (Fryar, Chen e Li, 2012). Várias outras doenças clínicas e escolhas de estilo de vida também podem colocar as pessoas em maior risco de doenças cardíacas, incluindo o diabetes, a obesidade, a dieta pouco saudável, a inatividade física e o consumo excessivo de álcool. A exposição ao estresse crônico também demonstrou ter forte ligação com a DCV (Rosengren et al., 2004) e com fatores de risco de DCV (Bhavanani, 2016).

Trombose venosa profunda

A trombose venosa profunda (TVP) ocorre quando um coágulo sanguíneo se forma nas veias profundas da perna, particularmente na região dos músculos posteriores da perna (Figura 4.7). A embolia pulmonar, uma complicação potencialmente fatal, é causada pelo desprendimento de um coágulo que se desloca até os pulmões. Sinais inespecíficos de TVP podem incluir dor, inchaço, rubor, calor e veias superficiais ingurgitadas.

A TVP é predominantemente uma doença de idosos, com uma incidência que aumenta acentuadamente com a idade (Silverstein et al., 1998). A gravidez também demonstrou ser um fator de risco (Bates e Ginsberg, 2001); o risco aproximado de TVP após procedimentos de cirurgia geral é de 15 a 40%. Verificou-se também que esse risco de TVP muda dependendo da etnia, em que os afro-americanos estão, pela primeira vez, no grupo

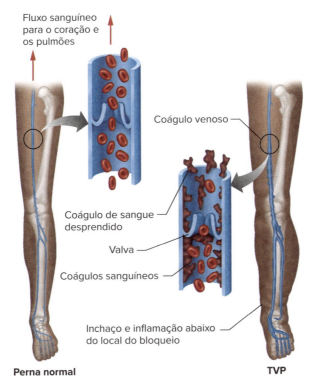

Figura 4.7 Trombose venosa profunda (TVP).

de maior risco para TVP, enquanto o risco dos hispânicos é cerca de metade do risco dos caucasianos (Keenan e White, 2007). A imobilização prolongada, incluindo estar em um voo longo, é outro fator de risco (Gavish e Brenner, 2011). Quando estamos em um voo longo, é recomendável fazer alguns exercícios simples para as pernas para ajudar a evitar o acúmulo de sangue nas pernas e, portanto, a formação de um coágulo.

Embora haja pouca ou nenhuma pesquisa que analise especificamente como a yoga pode afetar o risco de TVP, uma vez que a yoga melhora o retorno venoso e a mobilidade do tornozelo, é justo imaginar que a prática regular de yoga pode diminuir o risco de TVP. É importante observar que os praticantes de yoga com inchaço nas pernas não diagnosticado devem ser incentivados a procurar atendimento médico antes de praticar a yoga. Praticar exercícios durante um evento de TVP pode aumentar o risco de embolia pulmonar e deve ser feito sob a orientação de um médico.

Varizes

As varizes (Figura 4.8) são uma manifestação comum de retorno venoso reduzido no membro inferior. Sua aparência inclui veias superficiais dilatadas, alongadas ou retorcidas. Como resultado das varizes, a pressão venosa elevada na perna pode resultar em alterações na pele, como hiperpigmentação e endurecimento com eventual rompimento das veias, muitas vezes chamado clinicamente *insuficiência venosa crônica*. Aproximadamente um

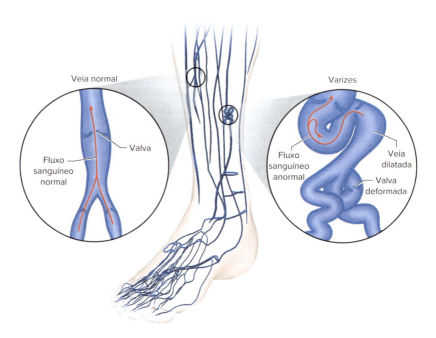

Figura 4.8 Varizes.

terço dos homens e mulheres de 18 a 64 anos tem varizes (Evans et al., 1999), cuja prevalência aumenta com a idade. Faltam evidências para apoiar qualquer associação entre o desenvolvimento de varizes e fatores de estilo de vida, como ficar em pé por muito tempo.

Um estudo de Kravtsov e colegas (2016) descobriu que o fortalecimento do componente muscular da bomba musculovenosa levou a uma melhora no curso clínico da doença varicosa. Portanto, as práticas de yoga que se concentram em melhorar a força e o tônus dos músculos da perna podem ajudar a melhorar os sinais e os sintomas das varizes. Vale a pena notar que ficar em pé por muito tempo pode, às vezes, piorar os sintomas de varizes em algumas pessoas. Em uma aula de yoga, pode-se sempre sentar ou deitar por alguns momentos durante uma longa sequência de posturas em pé para reduzir a pressão nas pernas. Previamente, discutimos como incorporar asanas como a postura da ponte com apoio (Setu Bandha Sarvangasana) ou a postura invertida (Viparita Karani) em uma prática de yoga pode ter um impacto significativo no retorno venoso, e isso pode ser benéfico para muitos praticantes que têm varizes.

Experimente: Dirga pranayama

A Dirga pranayama, muitas vezes conhecida como *respiração em três partes*, pode ser uma prática muito calmante e *grounding* (conectada com a natureza por meio dos pés descalços) que você pode realizar em qualquer posição confortável, sentado ou deitado. Feche os olhos, se quiser, ou apenas relaxe o olhar e concentre-se em um objeto fixo à sua frente. Solte a mandíbula, deixe os lábios e os dentes se separarem suavemente e deixe a língua se afaste do céu da boca. Comece fazendo algumas respirações suaves, inspirando e expirando pelo nariz. Durante a próxima inspiração, concentre-se na expansão suave do abdome e, em seguida, expire lenta e completamente. Durante a inspiração seguinte, concentre-se na expansão abdominal, mas também permita que a parte inferior do tórax se expanda suavemente. Em seguida, expire totalmente. Na terceira inspiração, permita que seu abdome se expanda, a parte inferior do tórax suba e a parte superior do tórax se expanda. Expire lenta e totalmente. Nas próximas inspirações, concentre-se no abdome, na parte inferior do tórax e na expansão da parte superior do tórax. Quando estiver pronto, volte para uma respiração mais natural com menos esforço e observe como você está se sentindo após esta curta prática de pranayama.

Conclusão

O sistema cardiovascular é uma parte fascinante e essencial do corpo humano. A yoga costuma ser uma prática centrada no coração; é reconfortante saber que a ciência apoia a visão de que estamos fazendo algo genuinamente benéfico para nosso sistema cardiovascular quando a praticamos.

Capítulo **5**

Sistemas linfático e imune

Existe uma crença generalizada entre professores e praticantes de yoga de que sua prática estimula os sistemas imune e linfático. Neste capítulo, exploraremos esses dois sistemas vitais e descobriremos se essa afirmação é apoiada por pesquisas.

Os sistemas linfático e imune estão tão intrinsecamente ligados que é quase impossível discutir detalhadamente um sem incluir o outro. Embora a vasculatura linfática não seja formalmente considerada parte do sistema imune, ela é essencial para a imunidade, sendo uma de suas principais funções a coordenação do tráfego de antígenos e células imunes. Evidências de que o sistema linfático desempenha papéis adicionais na imunidade também estão surgindo.

Sistema linfático

O sistema linfático foi um tanto negligenciado no passado pelas comunidades científica e médica por causa de imprecisões em sua estrutura e função. A quantidade de informação disponível sobre esse fascinante sistema é escassa, particularmente em comparação com sistemas como o cardiovascular; contudo, ele não perde em importância para qualquer outro sistema corporal.

O sistema linfático é um sistema linear unidirecional de vasos, células e órgãos que corre paralelo e entrelaçado ao sistema circulatório sanguíneo. Ele transporta o excesso de líquidos dos tecidos do corpo para a corrente sanguínea e é essencial nas funções imunes do corpo. Também atua de modo relevante no processo de inflamação e está envolvido no transporte de gorduras dietéticas e vitaminas lipossolúveis absorvidas no intestino.

Linfa e os vasos linfáticos

O vazamento de plasma dos capilares do sistema cardiovascular produz um líquido intersticial que banha as células circundantes, fornecendo-lhes nutrientes e oxigênio e coletando dióxido de carbono e outros produtos residuais. Estima-se que o volume plasmático total do corpo humano (aproximadamente 3 L) vaza da circulação sanguínea a cada 9 horas; embora um pouco de líquido intersticial seja reabsorvido diretamente pelos vasos sanguíneos, a maior parte desse líquido é transportada de volta à circulação sistêmica por meio do sistema linfático (Levick e Michel, 2010). Uma vez que o líquido intersticial entra no sistema linfático, ele se torna linfa.

Os capilares linfáticos estão entrelaçados com as arteríolas e as vênulas do sistema cardiovascular e são revestidos por uma única camada de células endoteliais linfáticas parcialmente sobrepostas, que funcionam mecanicamente como valvas primárias que controlam unidirecionalmente a drenagem do líquido linfático. A membrana ao redor do capilar linfático é bastante esparsa e faz pouco como barreira de filtração (Pflicke e Sixt, 2009), possibilitando a captação não seletiva de conteúdos intersticiais, incluindo macromoléculas grandes, como patógenos e células migratórias.

Os capilares linfáticos alimentam vasos linfáticos cada vez maiores que são semelhantes às veias em termos de sua estrutura de três túnicas. Esses vasos transportam a linfa para uma série de linfonodos (Figura 5.1). Em geral, os vasos linfáticos dos tecidos da pele, conhecidos como *vasos linfáticos superficiais*, seguem os mesmos trajetos das veias, enquanto os vasos linfáticos profundos das vísceras geralmente seguem os trajetos das artérias. Os vasos linfáticos superficiais e profundos por fim se fundem, formando os troncos linfáticos. Quatro pares de troncos linfáticos estão distribuídos lateralmente ao redor do centro do corpo, juntamente com um tronco intestinal ímpar. Os troncos linfá-

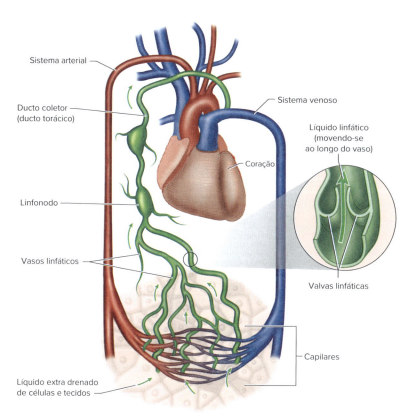

Figura 5.1 Vasos linfáticos que se encontram paralelos ao sistema cardiovascular.

ticos então convergem para os dois ductos linfáticos: o ducto linfático direito e o ducto torácico. Curiosamente, a drenagem geral do corpo é assimétrica: o ducto linfático direito recebe linfa apenas do lado superior direito do corpo, enquanto a linfa do restante do corpo entra na corrente sanguínea por meio do ducto torácico via todos os troncos linfáticos restantes. O ducto direito drena para a veia subclávia direita, enquanto o ducto torácico drena para a veia subclávia esquerda, ambos na junção entre a respectiva veia subclávia e a veia jugular. As veias subclávia e jugular são veias profundas do pescoço. As valvas linfovenosas na junção dos ductos e das veias subclávias são cruciais para evitar que o sangue, que está em uma pressão mais alta nas veias que a pressão no ducto torácico, volte para o ducto torácico e alcance os linfonodos além e, até mesmo, os tecidos periféricos como os intestinos (Hess et al., 2014).

Identificaram-se vasos linfáticos em órgãos em que previamente não se acredita que existissem, incluindo o olho, onde estão envolvidos na regulação da pressão intraocular, e o sistema nervoso central, onde drenam o líquido intersticial cerebral, o líquido cerebrospinal, macromoléculas e células imunes (Aspelund et al., 2016). Acredita-se que o único órgão que não apresenta vasos linfáticos seja a medula óssea (Edwards et al., 2008).

Fluxo linfático

Ao contrário do sangue, a linfa não tem uma bomba como o coração para ajudar a mantê-la circulando, embora a presença de valvas unidirecionais no interior dos vasos linfáticos impeça o refluxo da linfa. Essas valvas unidirecionais estão localizadas próximas umas das outras, e cada uma causa uma protuberância no vaso linfático, dando aos vasos uma aparência de contas (miçangas).

Desde o final dos anos 1900, o conhecimento sobre a fisiologia do sistema linfático tornou-se mais completo. No entanto, ainda não existe um modelo geralmente aceito que descreva adequadamente os mecanismos e a regulação do transporte linfático. É provável que o fluxo linfático seja o resultado de uma complexa combinação de forças propulsoras ativas e passivas.

A força motriz intrínseca, conhecida como *bomba ativa*, é criada por um linfângio (Figura 5.2), que é a seção de um vaso linfático entre duas valvas linfáticas adjacentes (Gashev e Zawieja, 2001). Os

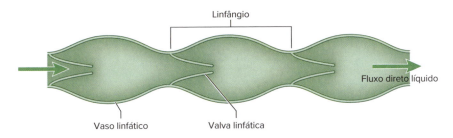

Figura 5.2 Linfângio.

linfângios foram descritos pela primeira vez por Mislin em 1961 e atuam como os ventrículos do coração.

As contrações coordenadas dessas seções são iniciadas pela atividade marca-passo das células musculares lisas e moduladas pelo gradiente de pressão através da parede do vaso (Gashev, 2002). É importante notar que nossa compreensão precisa desse processo é um tanto limitada, embora se acredite que as contrações se espalham de um linfângio para o próximo como uma onda, que causa contração ao longo do comprimento e da largura dos vasos (Margaris e Black, 2012). As contrações podem ser comparadas à contração rítmica do sistema digestório, conhecida como *peristaltismo*.

Forças propulsoras extrínsecas, conhecidas como *bomba passiva*, incluem a formação de linfa, as pulsações arteriais, as contrações do músculo esquelético, as flutuações na pressão venosa central, o peristaltismo gastrointestinal e a respiração. Essas forças produzem gradientes hidrostáticos passivos na rede linfática, que podem efetivamente impulsionar a linfa (Gashev, 2002). Não está claro se os mecanismos extrínsecos podem ter um efeito significativo, ou mesmo dominante, no bombeamento da linfa. Engeset e colegas (1977) sugeriram que, em repouso, aproximadamente um terço do transporte linfático nos membros inferiores resulta da compressão por contrações do músculo esquelético e dois terços resulta do bombeamento ativo da rede de vasos coletores.

Acredita-se que o exercício ajude a aumentar o fluxo linfático por meio da contração muscular ao redor dos vasos linfáticos (Cheville et al., 2003). Forças externas, como a massagem, demonstraram afetar o enchimento dos capilares linfáticos, em vez do bombeamento dos vasos linfáticos maiores (Auckland, 2005).

Como outros sistemas corporais, o sistema linfático está sob o controle dos sistemas nervoso e endócrino, combinando o bombeamento linfático com as atividades fisiológicas de outras partes do corpo.

Linfonodos

Os linfonodos (Figura 5.3) são pequenas glândulas em forma de rim posicionadas ao longo do sistema linfático. Pode haver de 500 a 600 linfonodos no corpo humano; embora eles estejam concentrados ao redor do pescoço, da virilha, da axila e atrás dos joelhos, os linfonodos estão, na verdade, presentes em todo o corpo. Eles são circundados por uma cápsula de tecido conjuntivo denso e apresentam um córtex interno e uma medula, que contém vasos sanguíneos e muitas células

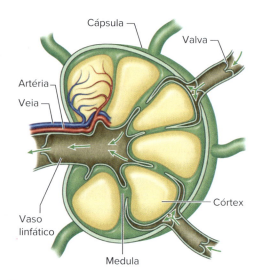

Figura 5.3 Linfonodo.

do sistema imune. Eles podem ser considerados filtros da linfa em decorrência de sua atuação na remoção de células mortas ou danificadas, grandes moléculas de proteína, toxinas e patógenos da linfa.

Os linfonodos recebem linfa por meio de múltiplos vasos aferentes, e a linfa filtrada sai por um ou dois vasos eferentes. Os linfonodos concentram substancialmente a linfa por meio da absorção de água, de modo que a concentração de proteína da linfa praticamente dobrou quando ela sai de um linfonodo (Adair et al., 1982). Se os linfonodos ficarem inchados, doloridos ou endurecidos, pode ser um sinal de uma reação de defesa ativa, o que é chamado de *linfadenopatia*. Talvez você tenha notado como os linfonodos sob sua mandíbula ficam inchados quando você está resfriado. Discutiremos a função dos linfonodos no sistema imune com mais detalhes posteriormente neste capítulo.

A linfa e o sistema digestório

No intestino delgado, os capilares linfáticos chamados *lácteos são essenciais para o transporte de gorduras dietéticas e vitaminas lipossolúveis para a corrente sanguínea. Esses nutrientes entram nos lácteos para formar um líquido leitoso chamado quilo*, que então se desloca pelo sistema linfático e acaba sendo adicionado à corrente sanguínea. No estado de jejum, acredita-se que a produção de linfa intestinal seja relativamente baixa, mas aumentará significativamente após a ingestão de uma refeição. Sugere-se que os lácteos se contraiam por meio da atividade das células musculares lisas circundantes reguladas pelo sistema nervoso autônomo (Choe et al., 2015).

A respiração diafragmática e as alterações posturais na yoga melhoram a drenagem linfática

Se você digitar *yoga e drenagem linfática* em qualquer mecanismo de busca, serão encontradas centenas de artigos afirmando com segurança que a yoga melhora o funcionamento do sistema linfático. Pesquisar mais profundamente para encontrar evidências que apoiem essa afirmação é muito mais desafiador. Há uma escassez de informações científicas e clínicas sobre o sistema linfático em geral; as informações sobre esse sistema que são especificamente relacionadas com a yoga, a respiração ou a postura são ainda mais escassas. Embora haja certeza do impacto das fases da respiração no retorno venoso, há muita incerteza e muitas opiniões divergentes sobre seu impacto no sistema linfático (Piller et al., 2006). A mesma situação se aplica ao papel que a inversão do corpo em posturas como a postura com apoio nos ombros (Salamba Sarvangasana) e a postura com apoio na cabeça (Sirsasana) desempenha no sistema linfático. Algumas fontes (Cemal, Pusic e Mehrara, 2011; Seki, 1979) discutem como as mudanças posturais podem afetar o fluxo da linfa. No entanto, embora o senso comum nos diga que inverter o corpo provavelmente terá algum efeito na melhoria da drenagem linfática, é importante observar que, para a maioria de nós, nosso sistema linfático já está funcionando de maneira muito eficaz e não precisa ser melhorado.

Papel do sistema linfático na inflamação

A inflamação é uma reação de defesa contra patógenos ou irritantes. É caracterizada por cinco sintomas cardinais: rubor, calor aumentado, inchaço, dor e função prejudicada. Embora a inflamação aguda seja parte crucial de nosso processo imune, há muitos casos em que a inflamação persistente leva a sérios problemas de saúde, por exemplo, na artrite reumatoide ou na doença inflamatória intestinal. A vasculatura linfática atua de maneira crucial na regulação da resposta inflamatória, influenciando a drenagem do líquido intersticial, de mediadores inflamatórios e de leucócitos. Os vasos linfáticos experimentam aumento pronunciado no tecido inflamado e exibem maior vazamento, indicando uma função reduzida. No entanto, a estimulação da vasculatura linfática demonstrou reduzir a gravidade da inflamação em modelos de artrite reumatoide, inflamação da pele e doença inflamatória intestinal. Esse efeito benéfico da ativação linfática na inflamação pode representar uma abordagem terapêutica promissora no contexto de patologias inflamatórias (Schwager e Detmar, 2019).

Papel do sistema linfático nas doenças cardiovasculares

Pesquisas recentes lançaram luz sobre o envolvimento do sistema linfático em doenças cardiovasculares, incluindo a aterosclerose, a hipertensão arterial e o infarto agudo do miocárdio (Aspelund et al., 2016). O coração apresenta extensa rede capilar linfática que garante uma função cardíaca ideal. Um aumento de apenas 2,5% no conteúdo de líquido tecidual pode levar a uma redução de 30 a 40% no débito cardíaco (Dongaonkar et al., 2010). O crescimento dos vasos linfáticos cardíacos, ou linfangiogênese, ocorre em resposta à lesão do músculo cardíaco (infarto agudo do miocárdio), em que o brotamento linfático induzido resulta em melhor prognóstico (Klotz et al., 2015). O colesterol é muito importante no desenvolvimento da aterosclerose, o principal fator subjacente da doença cardiovascular. A remoção e eventual excreção do excesso de colesterol dos tecidos periféricos é denominada *transporte reverso do colesterol* (TRC). Pesquisas indicam que o TRC depende criticamente dos vasos linfáticos e que o sistema venoso não é suficiente para sustentar o TRC. Além disso, a indução da linfangiogênese poderia potencialmente constituir uma estratégia para melhorar o TRC (Lim et al., 2013).

Doenças do sistema linfático

Vamos agora explorar duas das principais doenças que afetam o sistema linfático e discutir o potencial papel que a yoga pode desempenhar no gerenciamento dessas doenças.

Linfedema

O linfedema consiste no acúmulo excessivo de líquido intersticial nos espaços teciduais. Pode aumentar o risco de infecção da pele (celulite) e infecção dos vasos linfáticos (linfangite), tornar o movimento muito desafiador e pode levar à fadiga, problemas de sono, preocupações

Sistemas linfático e imune **119**

Experimente: trabalho de respiração simples

Comece encontrando uma posição confortável, seja sentado, seja deitado. Quando estiver confortável, feche os olhos ou relaxe o olhar e concentre-se em um ponto fixo à sua frente. Solte a mandíbula, deixe os lábios e os dentes se separarem suavemente e deixe a língua se afastar do céu da boca. Reserve um momento para examinar seu corpo com sua mente, observando como você está se sentindo fisicamente hoje. Tente o seu melhor para não julgar as sensações que percebe, mas simplesmente observe. Comece agora a observar sua respiração por alguns instantes, percebendo sua qualidade. Sua frequência é lenta ou rápida? É superficial ou profunda? Quais partes de seu corpo estão se movendo enquanto você inspira e expira? Agora comece a se concentrar em inspirar e expirar suavemente pelo nariz. Coloque as mãos na parte inferior do abdome de modo que os dedos mínimos repousem nas dobras do quadril (ligamento inguinal). Comece a notar que seu abdome se expande de forma suave enquanto você inspira e desce de maneira suave novamente enquanto expira. Cada vez que sua mente começar a divagar naturalmente, leve seu foco de volta para a ascensão e descida de seu abdome. Comece agora a focar sua atenção nas expirações. Sem forçar, permita que cada expiração se alongue suavemente e depois faça uma pausa por alguns momentos no final da expiração. Permita que cada inspiração surja naturalmente, sem nenhum esforço, e então concentre-se novamente na expiração. Repita essa prática por alguns minutos e, quando estiver pronto, comece a respirar mais naturalmente, com menos esforço. Reflita sobre como você está se sentindo após essa curta prática de pranayama.

com a imagem corporal e diminuição significativa da qualidade de vida. Os linfedemas são classificados como hereditários (primários) ou adquiridos (secundários). Os linfedemas primários resultam de defeitos nos genes envolvidos no desenvolvimento dos vasos linfáticos; os linfedemas secundários surgem de danos ou obstrução física dos vasos linfáticos ou linfonodos. Isso pode ser consequência de infecções, trauma, cirurgia, transplante, medicação ou doença venosa (Margaris e Black, 2012). A remoção cirúrgica e a radioterapia da mama e de linfonodos axilares associados resultam em linfedema em 6 a 30% dos pacientes (Petrek e Heelan, 1998).

Há uma disparidade notável entre a quantidade de pesquisas realizadas para o tratamento de doenças linfáticas e de doenças cardiovasculares. Em uma revisão sistemática e metanálise de ensaios clínicos randomizados, os autores concluíram que as evidências atuais não apoiam o uso da drenagem linfática manual na prevenção ou no tratamento do linfedema (Huang et al., 2013). Em outra revisão sistemática e metanálise (McNeely et al., 2011), os resultados apoiaram o uso de vestes e bandagens compressivas para reduzir o volume do linfedema relacionado com o câncer de membros superiores e inferiores. Específico para o câncer de mama, foi encontrado um benefício da adição da massagem de drenagem linfática manual à terapia compressiva para a redução do volume do linfedema de membro superior.

Linfoma

Linfoma é o nome de um grupo de cânceres de sangue que se desenvolvem no sistema linfático. Os dois tipos principais são o linfoma de Hodgkin e o linfoma não

> ## A yoga pode ajudar a melhorar o linfedema?
>
> Um estudo de seis meses realizado por Douglass e colegas (2012) teve como objetivo verificar se a prática regular de yoga pode trazer algum benefício em termos de *status* de linfedema, sintomas ou qualidade de vida geral. Eles concluíram que, embora não houvesse diferença estatisticamente significativa em relação ao grupo-controle, as tendências sugeriam um benefício na continuação da yoga para a redução do linfedema e justificavam uma investigação mais aprofundada em pesquisas futuras maiores e de longo prazo.
>
> Uma revisão sistemática realizada por Wanchai e Armer (2020) relatou que a yoga não se mostrou uma estratégia eficaz para controlar ou prevenir o linfedema relacionado com o câncer de mama. Os autores observam que havia poucos estudos relacionados, que as metodologias de pesquisa eram de baixa qualidade e que o tamanho das amostras era pequeno. Há esperanças de, no futuro, existirem pesquisas adicionais de boa qualidade para explorar esse importante tópico.

Hodgkin. O linfoma de Hodgkin é um dos tipos mais curáveis de câncer e recebeu o nome do Dr. Thomas Hodgkin, que, em 1832, descreveu vários casos de pessoas com sintomas de câncer envolvendo os linfonodos. O linfoma não Hodgkin é um tipo de câncer que geralmente se desenvolve nos linfonodos e no tecido linfático encontrados em órgãos como o estômago, os intestinos ou a pele. Em alguns casos, também pode envolver a medula óssea e o sangue. Surge de linfócitos; as células do linfoma podem se desenvolver em apenas um local ou em vários locais do corpo.

Sistema imune

Os micróbios são organismos minúsculos que são encontrados em todo o nosso ambiente. Os tipos mais comuns são bactérias, vírus, fungos e protozoários. A grande maioria dos micróbios é inofensiva para nós, e muitos desempenham papéis essenciais na saúde de plantas, animais e humanos. Em média, somos compostos de cerca de 30 trilhões de células, mas carregamos uma quantidade semelhante de bactérias, principalmente no intestino (Sender, Fuchs e Milo, 2016). Um patógeno é definido como um micróbio que pode causar doença ou morte em seu hospedeiro. Apenas uma em um bilhão de espécies microbianas é um patógeno humano. Na verdade, descreveram-se aproximadamente 1.400 patógenos humanos, enquanto há cerca de 1 trilhão de espécies microbianas na Terra, a grande maioria das quais permanece não caracterizada (Balloux e van Dorp, 2017).

O sistema imune é a coleção de células e órgãos que se comunicam de maneira complexa para destruir ou neutralizar patógenos. Ele evoluiu para a manutenção da homeostase, pois é sofisticado o suficiente para discriminar entre substâncias estranhas e próprias. No entanto, quando essa especificidade é afetada, desenvolve-se uma reação ou doença autoimune.

Imunidade ativa *versus* passiva

A imunidade ativa se desenvolve quando a exposição a um patógeno aciona o sistema imune para produzir anticorpos

A yoga pode ajudar a melhorar a qualidade de vida das pessoas que vivem com câncer?

Buffart e colegas (2012) concluíram uma revisão sistemática e metanálise de ensaios clínicos randomizados que exploraram os benefícios físicos e psicossociais da yoga em pacientes com câncer e sobreviventes. Dezesseis publicações de 13 ensaios clínicos randomizados preencheram seus critérios de inclusão, dos quais um incluiu pacientes com linfomas e os outros focaram em pacientes com câncer de mama. Essa revisão descobriu que a yoga teve grandes efeitos benéficos sobre a angústia, a ansiedade e a depressão; efeitos benéficos moderados na fadiga, na qualidade de vida geral relacionada com a saúde, no aspecto emocional e no aspecto social; e um efeito pequeno e insignificante no sono, na função física e nos sintomas. Uma revisão sistemática realizada por Sharma, Haider e Knowlden (2013) considerou a yoga como um tratamento alternativo e complementar para os fatores psicológicos e físicos associados com o câncer. Treze estudos preencheram aos critérios de inclusão, com seis deles usando uma metodologia randomizada controlada. Os autores concluíram que as evidências da eficácia da yoga como tratamento alternativo e complementar para o câncer são mistas, embora geralmente positivas. Eles afirmaram que as limitações das intervenções revisadas incluíam o uso misto de instrumentos, metodologias quantitativas fracas, tamanhos de amostra pequenos e falta de estudos teóricos.

Em um ensaio clínico randomizado controlado, Cohen e colegas (2004) analisaram os efeitos de uma intervenção de yoga no ajustamento psicológico e no sono em pacientes com linfoma. Os autores concluíram que um programa de yoga é viável para pacientes com câncer e que esse programa melhora significativamente desfechos relacionados com o sono. No entanto, não houve diferenças significativas entre os grupos quanto aos outros desfechos. Claramente, a yoga não vai curar o câncer. Contudo, o que esses estudos mostram é que a yoga pode ser uma ferramenta adicional muito benéfica para alguém diagnosticado com câncer e pode melhorar significativamente a qualidade de vida. Embora não seja uma cura, isso ainda é extremamente importante.

contra essa doença. A imunidade ativa pode ser descrita como natural ou induzida por vacina. A imunidade natural ocorre quando somos expostos ao patógeno por meio da infecção com a doença real, enquanto a imunidade induzida por vacina ocorre via introdução de uma forma inativa ou enfraquecida do patógeno em uma vacinação. Se uma pessoa imune entrar em contato com essa doença no futuro, seu sistema imune a reconhecerá e produzirá imediatamente os anticorpos necessários para combatê-la. A imunidade ativa pode levar várias semanas para se desenvolver, mas é duradoura e, às vezes, vitalícia.

A imunidade passiva é fornecida quando uma pessoa recebe anticorpos para uma doença, em vez de produzi-los por meio do próprio sistema imune. Quando fetos, adquirimos imunidade passiva de nossa mãe por meio da placenta. O leite materno também contém anticorpos, o que significa que os bebês amamentados têm imunidade passiva por mais tempo. Uma pessoa também pode obter imunidade passiva por meio de produtos sanguíneos contendo anticorpos, que podem ser administrados quando é necessária proteção imediata contra uma doença específica. A imunidade passiva é imediata, mas dura apenas algumas semanas ou meses.

Classificação dos leucócitos

Os glóbulos brancos são as células do sistema imune e são conhecidos como *leucócitos* (Figura 5.4). Eles podem ser divididos em duas categorias principais: granulócitos e agranulócitos. Os granulócitos são leucócitos que apresentam pequenos grânulos; existem três tipos de granulócitos: neutrófilos, eosinófilos e basófilos. Os grânulos contêm proteínas e enzimas que ajudam a matar bactérias. Agranulócitos são leucócitos sem grânulos. Existem dois tipos de agranulócitos: linfócitos e monócitos. Os linfócitos podem então ser divididos em três tipos: linfócitos T, linfócitos B e células *natural killer*. Os monócitos são maiores que os leucócitos e têm três a quatro vezes o tamanho dos eritrócitos.

Resposta imune inata

A resposta imune inata, geralmente nossa primeira linha de defesa, defende o corpo contra um patógeno de maneira inespecífica, mas rápida. Um exemplo de imunidade inata é a resposta imune inflamatória, que bloqueia a entrada de patógenos através da pele, do trato respiratório ou do trato gastrointestinal. Barreiras físicas como essas – bem como a nasofaringe, os cílios e outros pelos do corpo – desempenham papel muito importante nesse caso. Mecanismos de defesa adicionais, como o muco, a bile, o ácido gástrico, a saliva, as lágrimas e o suor, também são incrivelmente relevantes.

Existem muitos leucócitos específicos que desempenham papéis vitais na imunidade inata:

- Os neutrófilos são os primeiros leucócitos recrutados para locais de inflamação aguda, onde englobam e ingerem patógenos em um processo denominado *fagocitose*. Eles são o tipo mais comum de leucócitos, respondendo por 55 a 70% da contagem total de leucócitos. Os neutrófilos têm uma vida notavelmente curta, com uma meia-vida circulante de 6 a 8 horas e, portanto, são produzidos a uma taxa entre 50 e 100 bilhões de células por dia (Summers et al., 2010).
- Os eosinófilos secretam uma variedade de proteínas altamente tóxicas e radicais livres que matam bactérias e parasitas. Eles são encontrados em muitos locais, incluindo o timo, o

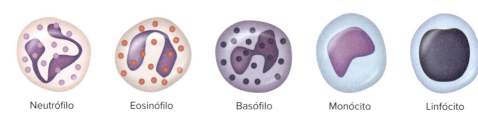

Figura 5.4 Tipos de leucócitos.

A exposição ao frio enfraquece o sistema imune

Certamente todos nós já fomos avisados: "Não se esqueça de seu casaco ou você vai pegar um resfriado!". No entanto, uma revisão dos estudos de pesquisa sobre esse tópico realizada por Castellani, Brenner e Rhind (2003) concluiu que a exposição moderada ao frio não tem efeito prejudicial sobre o sistema imune humano. Sugere-se que resfriados e gripes sejam mais prevalentes no inverno porque as pessoas passam mais tempo dentro de casa, em contato mais próximo com outras pessoas que podem transmitir seus germes, e vírus como a influenza permanecem no ar por mais tempo quando o ar está frio e menos úmido. Um relatório de Xu e colegas (2020) que analisou a transmissão da covid-19 sugeriu que temperaturas mais altas e exposição moderada ao ultravioleta ao ar livre podem oferecer uma redução modesta na transmissão. Além disso, o treinamento de exposição ao frio pode ser benéfico para construir adaptações que melhoram nossa tolerância a ambientes frios, uma técnica que os alpinistas costumam usar antes de se aventurar em uma montanha. Então, quando você estiver no frio, fique agasalhado para seu conforto, mas deixe de lado a ideia de que, ao fazê-lo, você está de alguma maneira protegendo seu sistema imune.

trato gastrointestinal inferior, os ovários, o útero, o baço e os linfonodos.
- Os basófilos são os únicos leucócitos circulantes que contêm histamina e compartilham muitas semelhanças com os mastócitos.
- Os mastócitos derivam da medula óssea e não amadurecem completamente até serem recrutados para o tecido em que passam por sua diferenciação terminal. Eles são encontrados em membranas mucosas e tecidos conjuntivos e são importantes para a cicatrização de feridas e defesa contra patógenos por meio da resposta inflamatória. Quando os mastócitos são ativados, eles liberam moléculas químicas que desencadeiam uma cascata inflamatória. Mediadores, como a histamina, causam a dilatação dos vasos sanguíneos, aumentando o fluxo sanguíneo e o tráfico de células para a área da infecção.
- As células *natural killer* são linfócitos que não atacam os patógenos diretamente, mas destroem as células hospedeiras infectadas para impedir a disseminação de uma infecção. Células hospedeiras infectadas ou comprometidas podem sinalizar células *natural killer* (células NK) para destruição por meio da expressão de receptores específicos e apresentação de antígenos. (Antígenos são toxinas ou outras substâncias estranhas que induzem a uma resposta imune no corpo.)
- Os monócitos são células precursoras circulantes que se diferenciam em macrófagos ou células dendríticas, que podem ser rapidamente atraídas para áreas de infecção por moléculas sinalizadoras de inflamação.
- Os macrófagos podem se mover pelas paredes dos vasos capilares; sua capacidade de vagar fora do sistema circulatório lhes possibilita

caçar patógenos com menos limites. Os macrófagos também podem liberar proteínas especiais – chamadas *citocinas* – para sinalizar e recrutar outras células para uma área com patógenos.

- As células dendríticas são o tipo mais potente de células apresentadoras de antígenos. Estão localizadas nos tecidos e podem entrar em contato com ambientes externos por meio da pele e da mucosa interna do nariz, dos pulmões, do estômago e dos intestinos. Como as células dendríticas estão localizadas em tecidos que são pontos comuns para a infecção inicial, elas podem identificar ameaças e atuar como mensageiras para o restante do sistema imune por meio da apresentação de antígenos. As células dendríticas também são responsáveis pela iniciação de respostas imunes adaptativas e, portanto, atuam como sentinelas do sistema imune.

Resposta imune adaptativa

A resposta imune adaptativa é mais lenta, mas mais específica e eficaz; envolve muitos tipos de células e fatores solúveis, mas é controlada principalmente pelos linfócitos B e T.

Os linfócitos B atuam principalmente produzindo anticorpos, que são proteínas que se ligam a um componente molecular específico de um patógeno chamado *antígeno* e os neutralizam. Esses linfócitos B ativados são conhecidos como *células plasmáticas*. O sistema imune humano pode produzir bilhões de tipos de anticorpos;

esse processo é conhecido como *imunidade humoral*.

Os linfócitos T são classificados como células T auxiliares ou células T citotóxicas. Cada uma dessas células desenvolve seu próprio receptor de células T (RCT) que é específico para determinado antígeno.

As células T auxiliares têm RCT e receptores especiais em sua superfície, chamados *receptores CD4*, que se ligam às células apresentadoras de antígeno quando seus RCT reconhecem o antígeno que está sendo apresentado. Uma vez ligadas, as células T auxiliares liberam citocinas para estimular uma defesa contra aquele antígeno específico.

As células infectadas que produzem ativamente proteínas virais apresentam pedaços dessas proteínas em suas superfícies. As células T citotóxicas apresentam RCT e receptores especiais em sua superfície chamados *receptores CD8*. Quando seus RCT se combinam com o antígeno viral, eles matam as células infectadas.

As células T de memória são linfócitos T antígeno-específicos que permanecem por muito tempo após a eliminação de uma infecção. As células T de memória são rapidamente convertidas em grandes quantidades de linfócitos T efetores após a reexposição ao antígeno invasor específico, proporcionando assim uma resposta rápida a uma infecção pregressa.

Enquanto os linfócitos B amadurecem na medula óssea vermelha, os linfócitos T amadurecem no timo. Os linfócitos B e T são encontrados em muitas partes do corpo, circulando na corrente sanguínea e na linfa e residindo em órgãos linfoides secundários, incluindo o baço e os linfonodos.

Função imune e sistema linfático

Muitos estudos indicam que os vasos linfáticos não são meros condutos passivos para as células imunes, mas que participam ativamente influenciando as respostas imunes mediadas por linfócitos específicos (Choi, Lee e Hong, 2012). Os anticorpos também são produzidos nos linfonodos, o que evita infecções recorrentes pelo mesmo tipo de patógeno.

Órgãos linfoides primários

A medula óssea e a glândula timo são chamados órgãos linfoides primários. A medula óssea (Figura 5.5) é encontrada na cavidade central do osso e é classificada como amarela ou vermelha. A medula óssea amarela consiste em células especializadas no armazenamento de gordura, enquanto a medula óssea vermelha é o local de produção de eritrócitos, plaquetas, células dendríticas e vários subconjuntos de linfócitos, incluindo linfócitos B. Em adultos, a medula óssea vermelha persiste nas costelas, nas clavículas, nas escápulas, na pelve e nas vértebras, bem como no esterno e nas extremidades proximais dos fêmures. Os linfócitos T também são conhecidos por migrar para a medula óssea a partir da periferia. As células plasmáticas são linfócitos B diferenciados capazes de secretar anticorpos e podem sobreviver por muito tempo na medula óssea.

A palavra *timo* originou-se da palavra grega *thymos*, que significa alma ou espí-

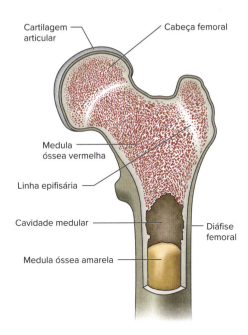

Figura 5.5 Medula óssea do fêmur.

rito. Aliás, durante séculos, acreditou-se que a alma estava localizada nesta parte do corpo. O timo (Figura 5.6) é um órgão bilobado encontrado no espaço entre o esterno e a aorta junto ao coração. É no interior do timo que as células progenitoras são produzidas e então passam por maturação e diferenciação em linfócitos T maduros. O timo é maior e mais ativo durante os períodos neonatal e pré-adolescente. Após esses períodos, o órgão desaparece gradativamente e é substituído por gordura.

À medida que envelhecemos, nossa capacidade de resposta imune diminui, o que, por sua vez, contribui para uma maior quantidade de infecções e risco aumentado de câncer (Castelo-Branco e Soveral, 2014). A perda da função imune com a idade é chamada *imunossenescência* e, à medida que a expectativa de vida em todo o mundo continua aumentando, também cresce a incidência de doenças

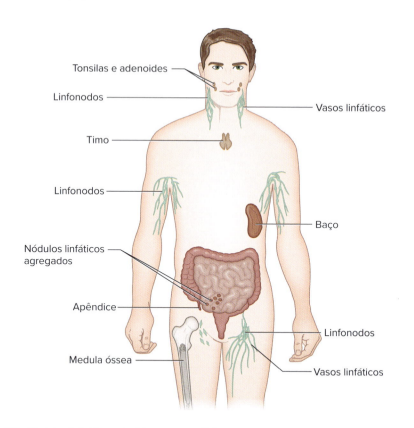

Figura 5.6 Tecidos linfoides primários e secundários.

relacionadas com a idade. Estudos recentes observaram que esse aumento na incidência se correlaciona com uma diminuição nas células T, provavelmente em razão da atrofia do timo com a idade e à produção de menos células T para combater as infecções (Palmer et al., 2018). O encolhimento da glândula timo começa ao nascimento e é conhecido como *involução tímica*. Estima-se que a taxa de produção de células T tímicas diminua exponencialmente ao longo do tempo, com uma meia-vida de aproximadamente 16 anos. Sugere-se que a perda total do tecido epitelial tímico e dos timócitos ocorreria por volta dos 120 anos de idade (Bodey, Siegel e Kaiser, 2006). Assim, essa idade é um limite teórico para uma vida humana saudável.

Órgãos linfoides secundários

Os linfócitos se desenvolvem e amadurecem nos órgãos linfoides primários, mas eles elaboram respostas imunes a partir dos órgãos linfoides secundários, que compreendem o baço, os linfonodos, os nódulos linfoides e o tecido linfoide.

Baço O baço (Figura 5.6) é o maior dos órgãos linfáticos. Está localizado abaixo da caixa torácica e acima do estômago, à esquerda da parte superior do abdome. No passado, acreditava-se que o baço era a fonte da raiva, o que explica o termo em inglês "*venting your spleen*" (algo como "descarregar o baço"). Embora seja um órgão importante para manter os líquidos corporais equilibrados, é possível viver sem o baço. Às vezes é chamado "filtro do sangue" em razão de sua extensa vascularização e da presença de macrófagos e células dendríticas que removem micróbios e outros materiais do sangue, incluindo eritrócitos moribundos. As células apresentadoras de antígenos exclusivas do baço regulam a resposta dos linfócitos T e B a esses alvos antigênicos no sangue. Acredita-se que cerca de 25% dos linfócitos estão armazenados no baço em dado momento.

 O sistema imune pode ser aprimorado

Existem muitas afirmações sobre diferentes intervenções no estilo de vida que melhoram nosso sistema imune, mas o conceito de aumentar a imunidade na verdade faz pouco sentido cientificamente. Na verdade, aumentar a quantidade de células imunes em seu corpo não é necessariamente algo bom. Se sua resposta imune inata fosse constantemente estimulada, você se sentiria permanentemente mal, com coriza, febre e letargia. A inflamação também tem sido associada à depressão (Haapakoski et al., 2016). Felizmente, não há como potencializar intencionalmente o sistema imune inato. Também é importante observar que, na grande maioria de nós, o corpo já produz muito mais linfócitos do que pode usar, e as células extras se autorremovem por meio de um processo natural de morte celular chamado *apoptose*. No geral, nosso sistema imune já faz um trabalho notável de nos defender contra microrganismos causadores de doenças sem precisar ser aprimorado. Embora algumas intervenções no estilo de vida tenham alterado alguns componentes do sistema imune, atualmente não há evidências de que elas realmente aumentem a imunidade a ponto de a pessoa ficar mais protegida contra infecções e doenças.

É amplamente aceito que o exercício moderado é bom para nós. Assim como uma dieta balanceada, o exercício pode contribuir para uma boa saúde geral e, portanto, para manter um sistema imune saudável. O exercício promove uma boa circulação sanguínea, o que também ajuda o sistema imune a funcionar de maneira ideal; é uma das intervenções comportamentais mais amplamente estudadas em termos de seus efeitos imunomoduladores. Estudos mostram uma associação entre a inatividade física e a inflamação sistêmica de baixo grau em indivíduos saudáveis, enquanto o exercício regular protege contra doenças associadas à inflamação sistêmica crônica de baixo grau (Petersen e Pedersen, 2005). Um estudo realizado por Martin, Pence e Woods (2009) sugeriu que o exercício de intensidade moderada melhora a resposta imune a infecções virais respiratórias. Em uma revisão sistemática da literatura, Ploeger e colegas (2009) investigaram os efeitos do exercício agudo e crônico em vários marcadores inflamatórios em pacientes com doença inflamatória crônica. Eles relataram que, embora os programas de treinamento possam reduzir a inflamação crônica em alguns pacientes, sessões únicas de exercício podem provocar uma resposta inflamatória agravada. Eles sugeriram que a resposta induzida pelo treinamento físico parece altamente dependente do tipo de doença; da gravidade da doença; e da frequência, duração e intensidade da intervenção por exercício. Os autores também observaram que os resultados da revisão revelam uma grande lacuna em nosso conhecimento sobre as evidências de exercícios seguros, mas eficazes, para pacientes com doença inflamatória crônica. Um estudo de Haaland e colegas (2008) também relatou que a intensidade do exercício é muito importante. Eles sugeriram que o exercício extenuante pode causar alterações imunes agudas (como diminuição da atividade das células *natural killers*), que podem predispor à infecção em certos indivíduos.

Também é amplamente reconhecido pela comunidade científica que as pessoas desnutridas são mais vulneráveis a doenças infecciosas. No entanto, não é certo se o aumento da taxa de doenças é causado pelo efeito da desnutrição no sistema imune. Ainda existem relativamente poucos estudos sobre os efeitos da nutrição no sistema imune de humanos. Embora uma revisão sistemática realizada por Rytter e colegas (2014) tenha concluído que as alterações imunes associadas à desnutrição em crianças podem contribuir para o aumento da mortalidade, os mecanismos subjacentes ainda são mal compreendidos. Os autores também observaram que diferentes tipos de desnutrição estão associados a diferentes alterações imunes. Eles sugeriram a necessidade de estudos prospectivos com metodologias melhores, baseados no conhecimento atual da imunologia e com métodos de ponta. Em uma revisão sistemática e metanálise de ensaios clínicos randomizados controlados que analisaram o efeito de multivitamínicos e suplementos minerais na prevenção de infecções em idosos, os autores (El-Kadiki e Sutton, 2005) concluíram que as evidências para o uso rotineiro de multivitamínicos e suplementos minerais para reduzir infecções em idosos são fracas e conflitantes. Apenas oito ensaios preencheram seus critérios de inclusão e, em razão da inconsistência nos resultados relatados, nem todos os ensaios puderam ser incluídos na metanálise. São necessárias muito mais pesquisas de boa qualidade para nos dar uma melhor compreensão do efeito que multivitamínicos e suplementos desempenham nesse caso. Se você já tem uma dieta balanceada que atende às quantidades recomendadas de nutrientes, não há necessidade de tomar suplementos vitamínicos e minerais, e isso não fortalece seu sistema imune. Se você está desnutrido de alguma maneira, tomar suplementos específicos pode ajudá-lo a alcançar os níveis nutricionais recomendados.

Embora seja importante reafirmar que o exercício moderado e uma dieta balanceada são bons para nós, também é importante reiterar que atualmente não há vínculos diretos cientificamente comprovados entre as intervenções no estilo de vida e a *melhora* na função imune.

Tonsilas As tonsilas (Figura 5.6) são nódulos linfoides importantes no desenvolvimento de imunidade a patógenos inalados ou ingeridos. Tecnicamente, existem três conjuntos de tonsilas no corpo. As tonsilas palatinas, muitas vezes chamadas simplesmente *tonsilas*, estão situadas nas laterais do palato mole. As tonsilas faríngeas, comumente conhecidas como *adenoides*, são encontradas na faringe atrás da cavidade nasal. As tonsilas linguais estão localizadas na base da língua. Cada conjunto de tonsilas é composto de tecido semelhante aos linfonodos. A tonsilectomia é a remoção das tonsilas palatinas e é um dos procedimentos cirúrgicos mais comumente realizados em crianças nos Estados Unidos. As indicações para a cirurgia incluem infecções recorrentes de garganta e distúrbios respiratórios obstrutivos do sono, os quais podem afetar substancialmente o estado de saúde e a qualidade de vida de uma criança. A controvérsia persiste em relação aos benefícios da tonsilectomia em comparação com a observação e tratamento conservador das infecções de garganta (Mitchell et al., 2019).

Tecido linfoide adicional O apêndice é um tubo estreito e cego localizado próximo à valva ileocecal que separa o intestino delgado do grosso. A função do apêndice tem sido tradicionalmente um tema de debate. Algumas das células da mucosa produzem compostos orgânicos e hormônios para auxiliar em vários mecanismos de controle biológico. Seu tecido linfoide está especificamente envolvido com a maturação de linfócitos B e a produção de anticorpos (Deshmukh et al., 2014). Teoriza-se ainda que o apêndice é um lar seguro para micróbios intestinais simbióticos (Randal Bollinger et al., 2007).

A inflamação do apêndice é conhecida como *apendicite* e é uma causa comum de dor abdominal aguda e intensa. A causa da apendicite depende da idade. Nos jovens, é principalmente decorrente de um aumento no tamanho do tecido linfoide, que oclui o lúmen. A partir dos 30 anos, é mais provável que fique bloqueado por causa de fezes ressecadas. A remoção cirúrgica do apêndice é chamada *apendicectomia*. Sugere-se agora que as apendicectomias alteram profundamente o sistema imune e modificam as respostas imunes inflamatórias patogênicas do intestino (Sanders et al., 2013).

Além disso, estudos mostraram que o comprometimento dos micróbios no intestino relacionado com a apendicectomia pode levar ao desequilíbrio microbiano e induzir a várias doenças, incluindo a colite ulcerativa, a doença de Crohn, a infecção por *Clostridium difficile*, o câncer colorretal, a artrite reumatoide e a doença cardiovascular (Roblin et al., 2012; Sanders et al., 2013; Tzeng et al., 2015; Wu et al., 2015).

A yoga pode ajudar a reduzir a inflamação?

As relações entre a mente e o corpo tornaram-se gradualmente mais claras desde o início dos anos 1990; desde que Ader e Cohen (1975) cunharam o termo *psiconeuroimunologia*, o corpo de evidências acerca dessa interação vem crescendo. O campo de investigação que analisa especificamente a yoga e a função imune ainda é recente, de modo que o corpo de evidências atual é pequeno.

Uma revisão sistemática de ensaios clínicos randomizados controlados realizada por Falkenberg, Eising e Peters (2018) analisou a relação entre a yoga e a função imune. Quinze estudos preencheram seus critérios de inclusão e concluíram que, embora as evidências existentes não sejam totalmente consistentes, surgiu um padrão geral que sugere que a yoga pode regular negativamente os marcadores pró-inflamatórios. Eles sugeriram que esses resultados implicam que a yoga pode ser implementada como uma intervenção complementar para populações em risco ou que já têm doenças com um componente inflamatório. Os autores levantaram a hipótese de que são necessários períodos mais longos de prática de yoga para alcançar efeitos consistentes, especialmente em marcadores inflamatórios circulantes.

Uma metanálise realizada por Morgan e colegas (2014) analisou os efeitos das terapias mente-corpo (tai chi, qi gong, meditação e yoga) no sistema imune. Trinta e quatro estudos publicados em 39 artigos (total de 2.219 participantes) preencheram os critérios de inclusão. Os autores concluíram que as terapias mente-corpo, tanto a curto como a longo prazo, parecem reduzir os marcadores de inflamação e influenciar as respostas imunes específicas do vírus às vacinas. Esses efeitos imunomoduladores, embora incompletos, justificam mais estudos metodologicamente rigorosos para determinar as implicações clínicas desses achados para os desfechos de doenças inflamatórias e infecciosas.

Está bem estabelecido que o estresse psicológico e a depressão prejudicam as respostas imunes antivirais e ativam a imunidade inata ou marcadores de inflamação por meio de vias efetoras, como o sistema nervoso simpático e o eixo hipotálamo-hipófise-adrenal (Morgan et al., 2014). No Capítulo 2, que aborda o sistema nervoso, exploramos com muito mais detalhes o papel que a yoga pode desempenhar no combate ao estresse e à depressão.

O tecido linfoide associado à mucosa e o tecido linfoide associado à pele elaboram respostas mucosas e cutâneas, respectivamente, para proteger os tratos corporais e a pele. O tecido linfoide associado à mucosa está presente nos brônquios, na nasofaringe e no intestino.

Doenças do sistema imune

Vamos agora explorar algumas das principais doenças que afetam o sistema imune e discutir o potencial papel que a yoga pode desempenhar nestas doenças.

Doença inflamatória crônica

Doença inflamatória crônica é um termo geral para descrever uma variedade de doenças crônicas, como artrite reumatoide, asma brônquica, insuficiência cardíaca crônica, doença pulmonar obstrutiva crônica, fibrose cística, diabetes *mellitus* tipos 1 e 2, doença inflamatória intestinal (p. ex., doença de Crohn, colite ulcerativa) e esclerose múltipla. Apesar das características comuns da inflamação sistêmica, esses distúrbios têm uma variedade de anomalias subjacentes, enquanto as causas precisas e os processos fisiológicos subjacentes são, em sua maioria, desconhecidos. Na doença de Crohn, na esclerose múltipla, na artrite reumatoide e no diabetes tipo 1, a inflamação sistêmica crônica está relacionada com distúrbios autoimunes subjacentes, nos quais o sistema imune do corpo ataca seus próprios tecidos. Pesquisas emergentes sugerem que os distúrbios relacionados com o estresse estão significativamente associados ao risco de doença autoimune subsequente (Song et al., 2018).

Vírus da imunodeficiência humana e síndrome da imunodeficiência adquirida

O vírus da imunodeficiência humana (HIV) ataca o sistema imune do corpo, especificamente as células T auxiliares, e enfraquece a imunidade de uma pessoa contra infecções como tuberculose e alguns tipos de câncer. Se a contagem de células T auxiliares de uma pessoa cair abaixo de 200, sua imunidade fica gravemente comprometida, deixando-a mais suscetível a muitas infecções. Alguém com uma contagem de células T auxiliares abaixo de 200 ou que desenvolveu uma ou mais infecções oportunistas específicas é diagnosticado com síndrome da imunodeficiência adquirida (Aids). No final de 2018, havia 37,9 milhões de pessoas vivendo com HIV (OMS, s.d.).

Câncer

O sistema imune está intimamente relacionado com o desenvolvimento do câncer e seu tratamento. De certa maneira, pode-se pensar no câncer como uma manifestação de disfunções na imunidade, pois as células malignas conseguem escapar do reconhecimento e da eliminação pelo sistema imune. As infecções crônicas e a inflamação associadas às respostas imunes limitadas também podem contribuir para o início da formação do câncer e a progressão do tumor (Shurin, 2012). Compreender como o sistema imune afeta o desenvolvimento e a progressão do câncer é uma das questões mais desafiadoras em imunologia. Existem também cânceres específicos que afetam o sistema imune, incluindo a leucemia e o linfoma. No início do capítulo, examinamos como a yoga pode melhorar a qualidade de vida das pessoas que vivem com câncer.

A yoga pode beneficiar especificamente as pessoas com HIV?

Uma revisão sistemática e metanálise realizada por Dunne e colegas (2019) analisou os benefícios da yoga para pessoas que vivem com HIV/aids. Sete estudos atenderam aos critérios de metodologia; os autores concluíram que a yoga é uma intervenção promissora para o gerenciamento do estresse. Isso é particularmente relevante, uma vez que o estresse tem sido associado à progressão acelerada da doença em indivíduos que vivem com HIV (Ironson et al., 2015). No entanto, a literatura é limitada pela pequena quantidade de estudos; os autores da revisão sugeriram que são necessários ensaios clínicos randomizados controlados com medidas objetivas de desfechos relacionados com o HIV para mais bem avaliar os benefícios da yoga.

A ligação entre insônia, função imune e yoga

A falta de sono demonstrou ter consequências adversas substanciais para a função cognitiva e para a saúde metabólica, cardiovascular, imune e psicológica (Watson et al., 2017). Uma revisão sistemática e metanálise realizada por Irwin, Olmstead e Carroll (2016) adiciona um crescente corpo de evidências de que a insônia está associada ao risco de doença inflamatória e mortalidade por todas as causas, possivelmente por distúrbios do sono que afetam os mecanismos inflamatórios. Curiosamente, esse estudo e uma revisão sistemática adicional e metanálise realizada por Cappuccio e colegas (2010) concordam que o sono prolongado (mais de oito horas por noite) também deve ser considerado fator de risco comportamental adicional para a inflamação.

Uma revisão sistemática realizada por Wang e colegas de 2015 explorou a relação entre o tai chi, o qi gong e a yoga na qualidade do sono. Os autores relataram que os achados dos 17 estudos incluídos mostraram que essas práticas têm efeitos benéficos para várias populações em uma variedade de medidas de sono. A melhora na qualidade do sono foi relatada na maioria dos estudos e muitas vezes foi acompanhada por melhorias na qualidade de vida, no desempenho físico e na depressão. Eles concluíram que o tai chi, o qi gong e a yoga podem ser úteis para o tratamento da insônia não complicada e da insônia associada a outras condições clínicas e psiquiátricas.

Em uma revisão sistemática sobre a yoga e distúrbios neuropsiquiátricos, Balasubramaniam, Telles e Doraiswamy (2013) afirmaram que há evidências emergentes de ensaios clínicos randomizados para apoiar crenças populares sobre os benefícios da yoga na depressão e nos distúrbios do sono. Em uma revisão sistemática e metanálise que explorou o efeito das terapias mente-corpo – incluindo a meditação *mindfulness* e a yoga – na insônia, Wang e colegas (2019) descobriram que as terapias mente-corpo resultaram em melhoria estatisticamente significativa na qualidade do sono e na redução na gravidade da insônia. Eles concluíram que essas terapias podem ser eficazes no tratamento da insônia e na melhoria da qualidade do sono de indivíduos saudáveis e pacientes clínicos. Uma revisão sistemática e metanálise realizada por Wang e colegas (2020) demonstraram que a intervenção de yoga em mulheres pode ser mais benéfica que as condições de controle não ativo em termos de gerenciamento de problemas de sono.

Em todas essas revisões, os autores observaram que os estudos realizados até o momento geralmente têm limitações metodológicas importantes. São necessárias pesquisas mais completas para que se chegue a uma conclusão melhor acerca do efeito preciso que a yoga pode ter na insônia.

Conclusão

Os sistemas linfático e imune são partes fascinantes, complexas e interligadas de nossa fisiologia. É reconfortante saber que, para a grande maioria de nós, esses sistemas funcionam perfeitamente no dia a dia. Embora algumas intervenções tenham alterado alguns componentes do sistema imune, atualmente não há evidências de que elas realmente aumentem a imunidade a ponto de a pessoa ficar mais protegida contra infecções e doenças. A yoga é recomendada como parte de um estilo de vida saudável para manter os sistemas linfático e imune funcionando de maneira ideal.

Capítulo **6**

Sistema endócrino

Oriundo das palavras "secretar dentro de", o sistema endócrino é aquele que, quando funciona bem, opera em segundo plano sem que percebamos muito. No entanto, quando o sistema endócrino – que produz hormônios que regulam o metabolismo, o sono e a função sexual – está desequilibrado, podemos ficar ansiosos, privados de sono e até diabéticos. Ao contrário de nossos pensamentos ou respiração, não podemos controlar voluntariamente nosso sistema endócrino. No entanto, praticar exercícios como a hatha yoga pode ter efeitos profundos na fisiologia desse sistema.

O sistema endócrino é composto da hipófise, da glândula tireoide, das glândulas paratireoides, das glândulas adrenais, do pâncreas, dos ovários e dos testículos (Figura 6.1). Essas glândulas produzem hormônios que regulam o metabolismo, o crescimento e o desenvolvimento, a função dos tecidos, a função sexual, a reprodução, o sono e o humor, entre outras regulações. Neste capítulo, analisaremos especificamente o cortisol, a insulina, os hormônios da tireoide, as endorfinas e a dopamina.

O que é um hormônio?

A maioria de nós raramente pensa em hormônios, exceto, talvez, para descrever a nós mesmos ou a outra pessoa em expressões nada elogiosas como "estar com os hormônios atacados". No entanto, não podemos viver sem hormônios, literalmente. Os hormônios, que apropriadamente significam "pôr em movimento" em grego, são mensageiros químicos essenciais para a vida e ditam como respiramos, quanta energia temos disponível, como percebemos o mundo, quão felizes ou ameaçados nos sentimos e até como nos movemos (Neave, 2008; Shuster, 2014). Enquanto o sistema nervoso é o sistema de mensagens elétricas de nosso corpo, os hormônios são os mensageiros químicos do corpo. Deslocam-se no sangue e chegam a tecidos ou órgãos, trabalhando mais lentamente que os impulsos elétricos do sistema nervoso. Seguindo uma via de sinalização do hipotálamo (que faz parte do encéfalo) para a glândula mestra (a hipófise), os hormônios são liberados de várias outras glândulas, como o pâncreas, as glândulas adrenais e as glândulas

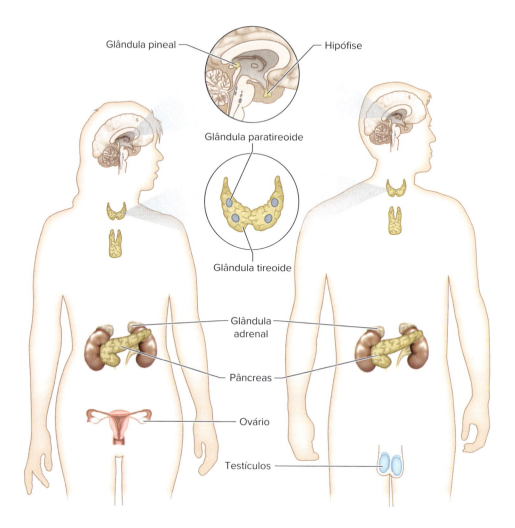

Figura 6.1 Sistema endócrino.

sexuais. Os hormônios então se ligam a uma variedade de tecidos receptores, como os músculos, o coração e os intestinos. Os hormônios são semelhantes aos neurotransmissores, e alguns hormônios desempenham ambos os papéis. A diferença, porém, é que os hormônios são produzidos pelas glândulas endócrinas e liberados na corrente sanguínea para encontrar seus alvos de ação a alguma distância de sua origem, enquanto os neurotransmissores são produzidos nos terminais nervosos e liberados na fenda sináptica local, que é a junção entre dois neurônios.

Cortisol: o hormônio mestre

Talvez um dos hormônios mais famosos – frequentemente discutido em ambientes de yoga – seja o cortisol, comumente chamado *hormônio do estresse*. Embora seja verdade que os níveis de cortisol aumentam quando estamos ansiosos, ameaçados ou mesmo deprimidos, o cortisol é essencial para a vida. Trata-se de um hormônio esteroide liberado pelas glândulas adrenais, órgãos em forma de triângulo que ficam sobre os rins. O cortisol afeta literalmente todos os outros sistemas corporais.

O hipotálamo, uma pequena região do encéfalo, monitora os níveis de cortisol no sangue. Se os níveis estiverem muito baixos, o hipotálamo libera um sinal para a hipófise, que está imediatamente abaixo dele, e a hipófise então libera um sinal hormonal para as glândulas adrenais, que alteram a quantidade de cortisol liberada por elas (Herman et al., 2011). Esse sistema de três partes é conhecido como *eixo hipotálamo-hipófise-adrenal* (Figura 6.2).

Os receptores de cortisol, que estão na maioria das células do corpo, recebem e usam o hormônio de maneiras diferentes. Nossas necessidades serão distintas de um dia para outro. Por exemplo, quando seu corpo está em alerta máximo, o cortisol pode alterar ou desligar funções que estão atrapalhando. Isso pode incluir seus sistemas digestório ou reprodutivo, seu sistema imune ou, até mesmo, seus processos de crescimento.

Embora o cortisol seja liberado em resposta ao estresse, o encéfalo também sinaliza a liberação de cortisol seguindo um ritmo circadiano (ou seja, de aproximadamente um dia). O cortisol alcança um pico pela manhã, mobilizando a energia armazenada (gordura e glicose) para nos levantar e nos movimentar, e após as refeições, regulando nosso nível de glicose, que aumenta depois que comemos.

O cortisol desempenha outras funções importantes no corpo. Além de ajudar a controlar os níveis de glicose, que por sua vez fornece a energia necessária para a contração muscular, também regula o metabolismo e a pressão arterial; afeta a qualidade do sono; afeta o desejo sexual; auxilia na formação de memórias; e ajuda na saúde fetal durante a gestação. O cortisol tem propriedades anti-inflamatórias, que podem ajudar a aliviar a dor e a irritação. Curiosamente, acredita-se que a adrenalina e o cortisol inundam o encéfalo quando a notícia de eventos emocionais é recebida, a fim de produzir o que os psicólogos chamam memórias cintilantes (*flashbulb memories*), que são memórias de longo prazo conhecidas por sua vivacidade e brevidade. Por exemplo, você provavelmente se lembra com muitos detalhes de onde estava

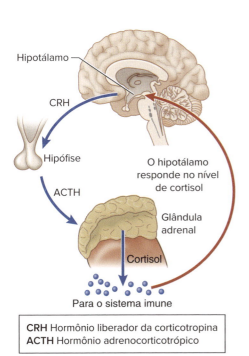

Figura 6.2 O eixo hipotálamo-hipófise-adrenal (HHA) e a resposta ao estresse.

quando recebeu a notícia sobre o ataque às Torres Gêmeas na cidade de Nova York em 11 de setembro de 2001 ou de algum outro evento de grande carga emocional.

O cortisol é uma substância tão poderosa que também pode ser um medicamento que salva vidas. Quando usado como medicamento, é chamado *hidrocortisona* e ajuda a interromper uma reação alérgica grave, como a anafilaxia, que pode ser uma reação a uma alergia a amendoim ou marisco, por exemplo. Pode ajudar a tratar surtos de erupções cutâneas e irritações como eczema e psoríase. Às vezes, pacientes com dor nas articulações recebem injeções de cortisona, que são corticosteroides, ou hidrocortisona, ambos intimamente relacionados com o cortisol.

Então, se o cortisol tem tantas funções importantes e benéficas no corpo, por que ele tende a ter uma conotação negativa? Além de suas funções cotidianas e liberação circadiana, o cortisol também é expresso quando nos sentimos ameaçados. Quando secretado com uma injeção de adrenalina, o cortisol pode ajudar a ativar nosso mecanismo de luta ou fuga para nos tirar de uma situação perigosa – pense em um leão correndo em sua direção ou, mais apropriado para nossa cultura moderna, em um ônibus vindo em sua direção. Em um momento como esse, você deseja que seu sistema responda o mais rápido possível para tirá-lo do perigo.

Normalmente considerados hormônios agudos, os níveis de cortisol e adrenalina devem diminuir assim que a ameaça passa; o coração, a pressão arterial e outros sistemas do corpo devem voltar ao normal ou à homeostase. Na verdade, os cientistas podem medir os níveis de cortisol no sangue, na saliva e na urina e usar essas medições para determinar quanto estresse um indivíduo está experimentando. Níveis cronicamente elevados de cortisol podem levar a uma série de problemas de saúde, incluindo ansiedade, depressão, cefaleia, doenças cardíacas, problemas de memória e concentração, problemas digestórios, problemas para dormir, ganho de peso e falta de desejo sexual (American Psychological Association, 2018). Alguns dos efeitos de níveis cronicamente elevados de cortisol são explorados na seção de doenças mais adiante neste capítulo.

Insulina

A insulina é um hormônio produzido pelo pâncreas que possibilita ao corpo usar a glicose, ou açúcar, dos alimentos que ingerimos ou armazenar essa glicose para uso posterior (consulte o Capítulo 8 sobre o sistema digestório para obter mais informações acerca do pâncreas). A insulina trabalha para evitar que a glicemia fique muito alta (conhecido como *hiperglicemia*) ou muito baixa (conhecido como *hipoglicemia*). Todas as células precisam de glicose para obter energia, mas a glicose não é capaz de entrar diretamente nas células; a insulina atua como uma chave que possibilita a abertura dos canais de glicose, deixando a glicose entrar na célula (Figura 6.3). Essa liberação de insulina pelo pâncreas aumenta depois que comemos, principalmente se fizermos uma refeição rica em carboidratos.

A insulina é bastante inteligente; se tivermos mais glicemia do que efetivamente precisamos, a própria insulina faz a glicose ser armazenada no fígado para

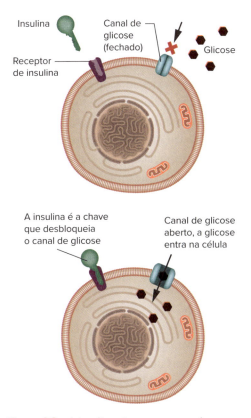

Figura 6.3 A insulina atua como uma chave para possibilitar que a glicose entre na célula.

uso posterior. Assim, a insulina ajuda a equilibrar os níveis de glicose, mantendo-os dentro da faixa normal.

Se o corpo não produzir insulina suficiente ou se as células forem resistentes aos efeitos da insulina, pode-se desenvolver hiperglicemia (alto nível de glicose); se isso acontecer a longo prazo, podem surgir complicações, inclusive diabetes, que será discutido mais adiante neste capítulo.

Hormônios da tireoide

A tireoide é uma glândula que consiste em dois lóbulos conectados que se parecem com asas de borboleta na frente do pescoço, logo abaixo da proeminência laríngea. A glândula tireoide secreta três hormônios: tri-iodotironina (T3), tiroxina (T4) e calcitonina. Os dois primeiros influenciam a taxa metabólica e a síntese de proteínas, bem como o crescimento e o desenvolvimento em crianças, enquanto a calcitonina atua na homeostase do cálcio. Tal como acontece com outras glândulas, o hipotálamo do encéfalo envia uma mensagem química para a hipófise, que então envia uma mensagem para a tireoide para a secreção de T3 e T4.

Os hormônios da tireoide têm uma ampla gama de funções no organismo, que incluem funções metabólicas importantes, aumentam a taxa metabólica basal e afetam quase todos os tecidos do corpo. Afetam o apetite, a absorção de substâncias e o peristaltismo intestinal para digerir os alimentos, pois aumentam a absorção de nutrientes pelo intestino, além da produção, da absorção pelas células e da degradação da glicose. Os hormônios da tireoide estimulam a quebra de gorduras e aumentam a quantidade de ácidos graxos livres. Apesar de aumentar os ácidos graxos livres, diminuem os níveis de colesterol.

Os hormônios tireoidianos têm funções cardiovasculares, aumentando a frequência e a força dos batimentos cardíacos. Aumentam a frequência respiratória, a ingestão e o consumo de oxigênio e a atividade das mitocôndrias. Juntos, esses fatores aumentam o fluxo sanguíneo e a temperatura do corpo.

Os hormônios tireoidianos são muito importantes para o desenvolvimento normal, pois aumentam a taxa de crescimento dos jovens. As células do encéfalo em desenvolvimento são um alvo importante para os hormônios da tireoide.

Finalmente, os hormônios da tireoide também atuam na manutenção da função sexual, do sono e dos padrões de pensamento normais. O aumento dos níveis de hormônio da tireoide está associado ao aumento da velocidade de geração de pensamento, em contrapartida diminui o foco. A função sexual, incluindo a libido e a manutenção de um ciclo menstrual normal, também é influenciada por esses hormônios essenciais.

Endorfina: a morfina de nosso corpo

No início dos anos 1970, os pesquisadores estudavam como os opiáceos derivados da papoula, como a heroína e a morfina, afetavam o encéfalo. Eles encontraram receptores no encéfalo exclusivos para opioides, a classe de substâncias na qual os opiáceos se enquadram. Ao considerar por que nossos encéfalos podem ter receptores opioides, os pesquisadores levantaram a hipótese de que nossos corpos produzem naturalmente substâncias como a morfina e a heroína. Eles estavam certos.

O termo *endorfina* é uma contração de *endógeno* (que significa "produzido no interior do corpo") e *morfina*. A morfina é usada em analgésicos como o vicodin (hidrocodona e paracetamol) e o fentanila, bem como na droga ilícita heroína. Também é quimicamente semelhante às endorfinas que o corpo produz. As endorfinas são produzidas tanto pela hipófise como pelo sistema nervoso central; portanto, não podem ser facilmente categorizadas em apenas um sistema corporal.

Funções das endorfinas

As endorfinas atuam como hormônios e como neurotransmissores. Os pesquisadores ainda estão trabalhando para entender todas as funções das endorfinas. São consideradas importantes na modulação da dor e no aumento do prazer, promovendo assim uma sensação geral de bem-estar. As endorfinas têm papel vital na modulação da dor. Estímulos nocivos são recebidos pelo sistema nervoso periférico. O encéfalo então decide se a experiência de dor seria útil naquele momento. Uma das maneiras pelas quais o encéfalo diminui as mensagens de nocicepção do sistema nervoso periférico é com endorfinas transmitidas ao longo de vias que têm como neurotransmissores a serotonina e a noradrenalina (Akil et al., 1984).

Acredita-se que as endorfinas possam aliviar a depressão, reduzir a ansiedade e a resposta ao estresse, aumentar a autoestima e reduzir o peso corporal.

As endorfinas são importantes nos circuitos naturais de recompensa e estão relacionadas com atividades como comer, beber, praticar atividade física e ter relações sexuais. Elas minimizam a dor e maximizam o prazer, o que nos ajuda a continuar operantes apesar de lesões ou estresse. As endorfinas também são consideradas responsáveis por produzir os estados eufóricos experimentados com o sexo, o orgasmo, ouvir música e ingerir certos alimentos – como o chocolate (Chaudhry e Gossman, 2020). Algumas evidências também mostram que as endorfinas ajudam a reforçar vínculos sociais (Machin e Dunbar, 2011). Ter laços sociais fortes certamente ajuda na sobrevivência de uma espécie. Finalmente, as endorfinas ajudam no parto, que pode ser uma experiência gratificante, mas dolorosa. Os níveis de endorfina das gestantes aumentam além dos níveis normais, o que pode ajudar a aliviar alguns dos sintomas associados à gestação e ao parto (Cahill, 1989).

As endorfinas são viciantes?

Quando as endorfinas se ligam aos receptores opioides, elas são quase imediatamente quebradas por enzimas, fornecendo os benefícios positivos das endorfinas e possibilitando que elas sejam recicladas e posteriormente reutilizadas. No entanto, opiáceos quimicamente diferentes, mas com formato semelhante, prendem-se a esses mesmos receptores.

São resistentes às enzimas e reativam continuamente os receptores, prolongando o "barato" e aumentando a sensação de euforia, bem como a possibilidade de viciar-se nessa sensação.

O uso prolongado de opioides produzidos artificialmente, como a morfina e a heroína, também afeta nosso sistema natural de endorfinas. Vários estudos mostraram que o uso prolongado desses agentes diminui a produção de endorfinas intrínsecas do corpo. Outros estudos também descobriram que a quantidade de receptores opioides dos usuários diminui e que os receptores se tornam menos eficientes e menos sensíveis, daí a necessidade daqueles que usam drogas por tempo prolongado de usar mais drogas para obter o mesmo efeito (Sprouse-Blum et al., 2010).

As endorfinas são responsáveis pelo "barato do corredor"?

De todos os hormônios, as endorfinas são os mais comumente associados ao exercício. O famoso "barato do corredor" (*runner's high*) refere-se à redução da ansiedade e ao aumento da euforia que corredores de longa distância relataram em pesquisas e estudos. Na década de 1980, os cientistas do exercício começaram a atribuir essa sensação de felicidade às endorfinas, depois de observar níveis aumentados desses analgésicos naturais na corrente sanguínea das pessoas imediatamente após uma corrida. No entanto, pesquisas mais recentes revelaram que a felicidade pós-exercício é mais provavelmente decorrente de um composto diferente: os endocanabinoides.

De estrutura química semelhante à da *cannabis*, os canabinoides produzidos por nossos corpos aumentam em quantidade durante atividades prazerosas, como orgasmos, além de quando corremos. Explorando primeiro os endocanabinoides em camundongos e, mais recentemente, em humanos, Siebers e colegas (2021) recrutaram 63 corredores experientes, tanto homens como mulheres, e designaram aleatoriamente metade deles para receber naloxona, um fármaco que bloqueia a absorção de opioides, incluindo as endorfinas. A outra metade recebeu um placebo. A maioria dos participantes relatou ter experimentado o "barato do corredor", independentemente de terem tomado naloxona ou placebo, e todos apresentaram aumento dos níveis séricos de endocanabinoides. Esse estudo fornece fortes evidências de que o "barato do corredor" previamente associado às endorfinas está mais provavelmente correlacionado com os endocanabinoides; contudo, é claro que são necessárias mais pesquisas para confirmar esses achados. Esse estudo mostra que, mesmo em 2021, ainda havia muito que não entendíamos completamente sobre a fisiologia humana, e o que previamente considerávamos fato pode não ser verdade.

Esse desfecho está escrito em nossa fisiologia.

Desequilíbrios nas endorfinas

Quando desequilibradas, as endorfinas podem atuar em problemas de saúde mental. Por exemplo, as endorfinas podem nos ajudar a decidir quando o suficiente é suficiente, e se alguém não tiver endorfinas suficientes – como pode ocorrer no transtorno obsessivo-compulsivo – pode nunca receber a sugestão mental de interromper uma atividade, como lavar as mãos.

As endorfinas também podem atuar em estados amplificados de raiva ou ansiedade. Se as endorfinas estão hiperativas ou o hipotálamo interpreta mal a sugestão dada por elas, você pode ser inundado por hormônios de luta ou fuga à mínima ameaça. Podem ser as endorfinas que induzem nosso encéfalo a sentimentos de bem-estar depois que uma substância inerte, que acreditamos ser benéfica, é tomada – em outras palavras, o *efeito placebo*.

Dopamina

A dopamina é outro elemento importante do sistema endócrino. Atua como hormônio, bem como neurotransmissor, e desempenha muitas funções importantes no encéfalo e no organismo. A dopamina é geralmente tida na cultura popular como a substância química do prazer. Embora seja verdade que drogas como a cocaína causem aumento rápido nos níveis de dopamina, a dopamina tem mais a ver com motivação que com prazer. A dopamina parece ser importante para sinalizar se um desfecho será inerentemente desejável ou prejudicial, o que, por sua vez, orienta nosso comportamento em direção a esse desfecho ou afastando-se dele (Wenzel et al., 2015).

Sendo um neurotransmissor, a dopamina é usada para enviar mensagens entre as células nervosas e desempenha papel relevante em nossa capacidade humana única de pensar e planejar, pois nos ajuda a nos esforçar, focar e achar as coisas interessantes. A dopamina afeta muitos aspectos comportamentais, como o aprendizado, a motivação, o humor e a atenção, bem como muitos aspectos físicos – como a frequência cardíaca, o funcionamento dos vasos sanguíneos, o processamento da dor e o movimento, entre outros. É certamente um produto químico multifacetado e multifuncional.

Doenças do sistema endócrino

Os transtornos endócrinos podem ser complexos. Aqui, examinamos transtornos relacionados com o cortisol, a insulina, os hormônios da tireoide, as endorfinas e a dopamina, bem como se a yoga pode ajudar.

Cortisol e estresse

Estamos constantemente sujeitos a vários estímulos aos quais nosso corpo responde, mantendo a homeostase. Você passa de uma sala mais escura para outra mais clara, por exemplo, e as íris dos olhos se contraem para se adaptar ao aumento da luminosidade. À medida que um estímulo se torna mais intenso, pode incitar uma resposta de estresse em nós, liberando hormônios do estresse, como o cortisol, a adrenalina e a noradrenalina.

Experimente: observe seus pensamentos

Sabendo que a meditação pode diminuir nossos níveis de cortisol e aumentar os níveis de dopamina e endorfina, aqui está uma meditação básica de observação do pensamento que você pode experimentar agora e praticar regularmente.

Sente-se em uma postura confortável e ereta. Feche os olhos e respire profundamente três vezes, inspirando pelo nariz e expirando lentamente pela boca e fazendo um som de R suave, como se estivesse embaçando um espelho. Depois de três respirações assim, deixe sua respiração encontrar o próprio ritmo suave. Em vez de forçar respirações profundas, confie que seu corpo sabe a melhor maneira de respirar. Acomode-se em sua respiração, observando a suave subida e descida do tórax e do abdome a cada respiração. Observe como o ar nas narinas é mais frio na entrada e mais quente na saída. Continue observando a respiração. Quando os pensamentos começarem a surgir – e eles surgirão –, simplesmente observe esses pensamentos sem se envolver neles. Pense em observar os pensamentos como se fossem nuvens passando à sua frente – presentes em um momento e ausentes no seguinte. Comece a criar alguma distância entre você e os pensamentos, como se os estivesse testemunhando em vez de se tornar eles, e continue voltando sua atenção à respiração. Lembre-se que não é errado ter pensamentos; e meditar não é interromper os pensamentos. Em vez disso, trata-se de perceber seus pensamentos e de escolher onde depositar sua atenção. Experimente essa meditação por cinco minutos, sabendo que isso trará uma série de benefícios a seu sistema endócrino.

Contudo, o ponto em que um estímulo produz um estressor varia entre as pessoas, e temos o potencial de mudar nossa resposta ao estresse. Além disso, algum grau de estresse pode ser benéfico. Embora existam várias definições, o *estresse* geralmente se refere às respostas fisiológicas que ocorrem quando um organismo falha em responder adequadamente a ameaças físicas ou emocionais (Selye, 1956). É interessante notar que essa definição se refere ao *estresse* como uma resposta interna e não como um estímulo externo.

Geralmente nos sentimos estressados quando temos muito o que fazer e aparentemente não temos tempo suficiente. Além disso, antecipar uma situação estressante pode ser pior do que efetivamente estar em uma, pois podemos ruminar sobre isso sem parar, secretando hormônios do estresse ao fazê-lo. Todos nós certamente podemos pensar em uma situação em que o período que antecedeu um evento foi mais estressante que o evento em si.

A resposta ao estresse envolve a ativação do eixo hipotálamo-hipófise-adrenal para liberar cortisol e uma cascata de outros hormônios do estresse que produzem alterações fisiológicas. Esses hormônios podem desencadear uma ativação aguda do sistema nervoso simpático, conhecida como *resposta de luta ou fuga*. As alterações fisiológicas incluem aumento da frequência cardíaca, da frequência respiratória, da pressão arterial, do fluxo sanguíneo para os músculos esqueléticos ativos, dos níveis séricos de glicose para fornecer mais energia aos músculos e da atividade mental, bem como uma diminuição do fluxo sanguíneo para o trato gastrointestinal. O efeito geral de todas essas mudanças é que uma pessoa é capaz de realizar atividades mais extenuantes que o normal (Chu, Marwaha e Ayers, 2020).

A resposta ao estresse não é algo ruim; é uma reação normal e vantajosa a uma ameaça. O exercício de intensidades variadas também apresenta vários estressores ao corpo, e a resposta ao estresse pode ajudar uma pessoa a ter um melhor desempenho, tanto em treinamentos como em competições. A resposta ao estresse pode até ser útil em uma prática dinâmica de yoga, pois o sangue é desviado para os músculos esqueléticos. Uma prática de yoga também fornece estresses de tração, compressão e sustentação de peso aos quais nossos corpos podem se adaptar favoravelmente. No entanto, uma vez que o estressor tenha passado, nossa resposta ao estresse deve, idealmente, se acalmar, e retornamos à homeostase. Se a resposta ao estresse de uma pessoa não se acalmar, talvez por conviver com uma ameaça real – como ao viver em um lar abusivo – ou por perceber ameaças constantes do mundo, como costuma acontecer com a ansiedade e o transtorno de estresse pós-traumático, podem ocorrer problemas graves.

O estresse prolongado que não diminui está associado a uma série de problemas, incluindo irritabilidade, ansiedade, depressão, cefaleia, insônia, problemas digestórios, imunidade enfraquecida e disfunção sexual, bem como aumento do risco de infarto agudo do miocárdio, acidente vascular encefálico e diabetes tipo 2, entre outros (Chu, Marwaha e Ayers, 2020; Pouwer, Kupper e Adriannse, 2010). Felizmente, existem algumas coisas que podemos fazer para aliviar uma resposta hiperativa ao estresse.

As pesquisas sobre a yoga e o estresse ainda estão engatinhando, mas a pequena quantidade de estudos de qualidade disponíveis mostrou que a yoga é uma intervenção promissora para a redução do estresse. Em 2017, Pascoe, Thompson e Ski publicaram uma metanálise de ensaios clínicos randomizados controlados comparando asanas da yoga *versus* um controle ativo em medidas fisiológicas relacionadas com o estresse. Incluíram-se na metanálise 42 estudos; os pesquisadores descobriram que as intervenções que incluíam asanas da yoga estavam associadas à redução do cortisol, da pressão arterial, da frequência cardíaca em repouso e da glicemia em jejum, entre outros marcadores associados à resposta ao estresse. Os autores concluíram que práticas que incluem asanas da yoga parecem estar associadas a uma melhor regulação do sistema nervoso simpático e do sistema hipotálamo-hipófise-adrenal em várias populações (Pascoe, Thompson e Ski, 2017).

Mesmo uma sessão única de yoga parece ajudar a controlar o estresse. Em um estudo de 2017 envolvendo 24 adultos saudáveis realizado por Benvenutti e colegas, metade dos indivíduos realizou uma sessão única de hatha yoga com instruções em vídeo, enquanto a outra metade (o grupo-controle) assistia à televisão. Ambos os grupos realizaram uma tarefa de estresse que envolvia testes de aritmética que exigiam velocidade, em que foram informados com sinceridade que respostas incorretas reduziriam a quantidade de dinheiro que receberiam ao final do estudo. Os indivíduos que praticaram yoga tiveram recuperação mais rápida da pressão arterial pós-estresse, redução do cortisol salivar e aumento da autoconfiança antes e depois da tarefa de estresse. Esse estudo demonstrou, pela primeira vez, que a yoga proporciona efeitos agudos e de melhora na resposta ao estresse.

Ter um senso de propósito também pode diminuir a resposta ao estresse. Na psicologia, eudemonia refere-se ao bem-estar derivado do autodesenvolvimento, crescimento pessoal e engajamento intencional, qualidades frequentemente exploradas na filosofia e prática iogue. Em uma amostra de mulheres idosas, Ryff, Singer e Dienberg Love (2004) descobriram que aquelas com níveis mais altos de bem-estar eudemônico tinham níveis diários mais baixos de cortisol salivar, níveis menores de biomarcadores inflamatórios e menor risco cardiovascular, bem como maior duração do sono REM em comparação com aquelas que mostraram níveis mais baixos de bem-estar eudemônico.

Não podemos controlar todos os eventos estressantes que surgem em nossas vidas, mas temos o potencial de controlar nossa resposta ao estresse. Da postura da águia (Garudasana) à postura do pé atrás da cabeça (Eka Pada Sirsasana) e em todas as posturas intermediárias, muitas vezes nos colocamos em posições desafiadoras e desconfortáveis nos asanas da yoga. Então, estabilizamos nossa mente e nossa respiração para encontrar uma sensação de calma em meio à adversidade. Deste modo, a yoga pode nos ensinar a entender e controlar melhor nossa resposta ao estresse.

Fora do tapete de yoga, o desestressar pode assumir várias formas, desde tomar um banho demorado até jogar xadrez. Essas atividades de autocuidado, no entanto, não são necessariamente autoindulgentes. Encontrar uma maneira de lidar com os estressores da vida, talvez por meio da yoga ou de uma vida com propósito,

conforme explorado neste capítulo, não é um luxo, mas é essencial para uma vida longa.

Transtornos da tireoide

O hipertireoidismo consiste em uma tireoide hiperativa com secreção excessiva de hormônios tireoidianos; a causa mais comum é a doença autoimune de Graves. Essa doença geralmente causa uma variedade de sintomas inespecíficos, incluindo perda de peso, aumento do apetite, insônia, diminuição da tolerância ao calor, tremores, palpitações, ansiedade e nervosismo. Em alguns casos, pode causar dor torácica, diarreia, queda de cabelo e fraqueza muscular.

O hipotireoidismo consiste em uma tireoide hipoativa, com deficiência de hormônios tireoidianos. Uma causa comum é a deficiência de iodo em partes do mundo em que há falta de iodo. Como a deficiência de iodo leva ao hipotireoidismo, em certos países o iodo é frequentemente adicionado ao sal (como no sal iodado) e a outros alimentos. Assim, o hipotireoidismo como resultado da deficiência de iodo é muito menos comum nos dias de hoje. Em regiões com iodo suficiente, a causa mais comum de hipotireoidismo é a tireoidite de Hashimoto, um distúrbio autoimune. As doenças autoimunes ocorrem quando o corpo ataca a si mesmo e podem ser incrivelmente difíceis de diagnosticar e tratar.

Uma tireoide hipoativa causa uma série de sintomas, incluindo fadiga, constipação intestinal, pele seca e unhas quebradiças, dores e incômodos, mau humor, intolerância ao frio e bradicardia. Pode ser muito fácil atribuir os sintomas do hipotireoidismo a outros problemas de saúde.

O hipotireoidismo é mais comum em mulheres. Entre as idades de 35 e 65 anos, cerca de 13% das mulheres terá uma tireoide hipoativa; a porcentagem sobe para 20% entre as pessoas com mais de 65 anos (Harvard Health Publishing, 2021). Como a ligação entre os sintomas do hipotireoidismo e as doenças da tireoide nem sempre é óbvia, principalmente em pessoas idosas, muitas mulheres podem ter uma

A postura com apoio nos ombros estimula a glândula tireoide

É comumente dito nas aulas de yoga que certas posturas afetam glândulas específicas, sendo a mais comum que a postura com apoio nos ombros (Sarvangasana) estimula a glândula tireoide. Essa conexão entre o apoio nos ombros e a tireoide tem sido repetida tantas vezes que muitos a consideram um fato, o que constitui um tipo de viés cognitivo conhecido como *cascata de disponibilidade*, em que uma crença coletiva ganha cada vez mais aceitação simplesmente por sua crescente repetição no discurso público. No entanto, a alegação de que o apoio nos ombros estimula a glândula tireoide não foi investigada cientificamente e é baseada puramente em especulações (Pierce, 2011). Embora alguns estudos tenham sido realizados sobre doenças da tireoide e a yoga em geral, nós, os autores deste livro, não conseguimos encontrar nenhum estudo na literatura científica que analise especificamente como o apoio nos ombros pode afetar a glândula tireoide. Além disso, a ideia de que essa postura pode estimular a glândula tireoide não faz muito sentido fisiologicamente.

O funcionamento do sistema endócrino é muito mais complexo do que é sugerido com essa ideia de aplicar pressão manual para produzir mudanças. O sistema endócrino funciona por meio de processos moleculares e celulares nos quais uma molécula inicia uma cascata de eventos para produzir o desfecho desejado. Conforme exposto neste capítulo, a hipófise é a mestre que governa todas as outras glândulas e é controlada pelo hipocampo, uma parte do encéfalo. O hipocampo libera o hormônio liberador da tireotropina, que é recebido pela hipófise, que então libera a tireotropina, que é então recebida pela tireoide para produzir hormônios tireoidianos. Se a capacidade do hipocampo de produzir o hormônio liberador da tireotropina ou a capacidade da hipófise de produzir a tireotropina estiver prejudicada, como pode ocorrer na presença de um tumor, a tireoide não seria capaz de produzir os hormônios tireoidianos necessários, não importa quantas posturas com apoio nos ombros fossem realizadas. Da mesma maneira, se a dieta de alguém fosse deficiente em iodo, a tireoide não seria capaz de produzir hormônios tireoidianos suficientes, não importando quais asanas fossem praticados.

A realidade é que não há evidências científicas para apoiar a noção de que a postura com apoio nos ombros pode afetar diretamente a função da tireoide. Além disso, a tireoide precisa ser estimulada? Isso não dependeria de alguém ter uma tireoide hipoativa ou hiperativa? Em contrapartida, só porque não há evidências científicas para apoiar uma afirmação não significa que ela seja falsa. O que sabemos é que todo exercício moderado terá algum efeito positivo no sistema endócrino, inclusive na tireoide. O exercício geral tem benefícios à saúde quase milagrosos, mesmo que não envolva a aplicação de pressão à tireoide. Também sabemos que o cortisol elevado afeta negativamente a tireoide; portanto, reservar um tempo para relaxar, como fazemos na yoga, também beneficia a função tireoidiana. Simplesmente se mover e equilibrar esse movimento com o relaxamento são as melhores coisas que podemos fazer para a saúde geral e um dos melhores presentes que podemos oferecer aos outros.

tireoide hipoativa sem saber e sem que a doença seja diagnosticada ou tratada.

Existe uma quantidade muito pequena de estudos sobre os efeitos da yoga nas doenças da tireoide. Singh e colegas (2011) analisaram os efeitos da yoga na qualidade de vida de 20 pacientes do sexo feminino com hipotireoidismo. Depois de frequentar sessões de yoga de uma hora diariamente durante um mês, os escores de qualidade de vida das pacientes melhoraram e elas relataram melhora significativa em sua percepção de saúde. Os autores concluíram que a yoga é valiosa para ajudar pacientes com hipotireoidismo a controlar os sintomas relacionados com a doença e pode ser considerada uma terapia de suporte, em conjunto com o tratamento conservador, para o tratamento do hipotireoidismo (Singh et al., 2011). Esse estudo era pequeno e não tinha um grupo-controle, mas oferece alguma promessa de que a yoga pode ser benéfica à qualidade de vida de pessoas com doenças da tireoide.

O estresse crônico também piora as doenças da tireoide. A yoga é conhecida por ajudar as pessoas a lidar com o estresse prolongado (Pascoe, Thompson e Ski, 2017). Uma das principais maneiras pelas quais a yoga pode melhorar a saúde da tireoide é ajudando as pessoas a lidar com o estresse.

Embora haja poucas pesquisas sobre doenças da tireoide e a yoga, uma quantidade considerável de literatura mostra os benefícios do exercício em geral em doenças da tireoide. Um estudo de 2015 comparou os efeitos do exercício regular em pessoas em tratamento para hipotireoidismo (Bansal et al., 2015). Descobriu-se que os hormônios tireoidianos T3 e T4 aumentaram significativamente no grupo de exercícios e não no grupo de não exercícios, concluindo que o exercício pode ser um tratamento útil com a medicação.

Altaye e colegas (2019) exploraram os efeitos do exercício nas concentrações de hormônios tireoidianos de adolescentes com deficiência intelectual. Eles descobriram que, após 16 semanas de exercício, observou-se uma mudança mais significativa na concentração plasmática de hormônios tireoidianos (T3 e T4) nos indivíduos que realizaram exercícios em comparação com os controles, concluindo que o exercício aeróbico teve impacto positivo nos hormônios tireoidianos.

Ao observar a intensidade do exercício e os níveis de hormônios tireoideanos, Ciloglu e colegas (2006) descobriram que o exercício melhora os hormônios da tireoide e que 70% do esforço máximo parece fornecer os melhores resultados. Depois disso, os rendimentos decrescem. Além das evidências de que o exercício afeta diretamente a saúde da tireoide, também sabemos que os benefícios secundários do exercício certamente ajudam as pessoas com problemas de tireoide; esses benefícios incluem melhorar o humor, ajudar a perder peso e aumentar a energia.

Diabetes *mellitus*

O diabetes *mellitus*, comumente conhecido como *diabetes*, é uma doença caracterizada por níveis séricos elevados de glicose por um tempo prolongado e está se tornando perigosamente comum. Uma doença metabólica do sistema endócrino, o diabetes ocorre porque o pâncreas não produz insulina suficiente ou porque as células-alvo do corpo não respondem adequadamente à insulina produzida. Os sintomas geralmente incluem micção frequente, aumento da sede e aumento do apetite. As complicações de longo prazo do diabetes incluem doenças cardiovasculares, acidente vascular encefálico, doença renal, úlceras nos pés, danos aos nervos, danos aos olhos e comprometimento cognitivo. Uma complicação aguda, às vezes chamada *crise diabética*, pode incluir vômitos, dor abdominal, respiração ofegante, confusão mental e, ocasionalmente, perda de consciência.

O diabetes se manifesta de três maneiras diferentes. No diabetes tipo 1, que já foi conhecido como *diabetes juvenil* ou *diabetes insulino-dependente*, o pâncreas produz pouca ou nenhuma insulina. O diabetes tipo 2, mais comum, previamente chamado *diabetes do adulto* até que as crianças começaram a apresentá-lo, ocorre quando o corpo se torna resistente à insulina ou não produz insulina suficiente. Os casos de diabetes tipo 2 aumentaram drasticamente nos últimos 30 anos em países de todos os níveis de renda (Shaw, Sicree e Zimmet, 2010) e acredita-se que isso esteja relacionado com o estilo de vida sedentário e a má alimentação. No entanto, também sabemos que o aumento dos níveis de cortisol produz resistência à insulina e, portanto, a obesidade e o diabetes podem ser uma resposta a uma vida estressante. Finalmente, o diabetes gestacional é a terceira forma principal. Ocorre quando mulheres gestantes sem história prévia de diabetes desenvolvem níveis elevados de glicemia, mas abaixo dos níveis convencionais para o diabetes.

O diabetes é um problema global. Em 2019, cerca de 463 milhões de pessoas tinha diabetes em todo o mundo, o que representa 8,8% da população adulta, com o diabetes tipo 2 representando cerca de 90% dos casos. As tendências atuais sugerem que essas taxas continuarão aumentando (International Diabetes Federation, 2019). O diabetes certamente é um problema contemporâneo: no mínimo, dobra o risco de morte precoce de uma pessoa e é a sétima principal causa de morte globalmente. Contudo, o exercício, incluindo a yoga, pode ajudar imensamente.

O exercício e a yoga podem ajudar a aumentar a sensibilidade das células receptoras dos tecidos ao hormônio insulina, o que por sua vez ajuda a controlar os níveis de glicose (açúcar) no sangue e até aumentar a quantidade total de células receptoras no tecido alvo (Bird e Hawley, 2017). A yoga pode especificamente ajudar? Embora o exercício convencional seja conhecido por ser benéfico para pessoas com diabetes, há muito menos pesquisas sobre a yoga e o diabetes, mas alguns estudos se mostraram promissores. Em 2008, Gordon e colegas compararam os efeitos da atividade física em pacientes com diabetes. Os 77 participantes foram divididos em três grupos da seguinte maneira:

1. Os participantes de um grupo realizaram uma sessão semanal de yoga de duas horas e foram incentivados a praticar yoga em casa, três ou quatro vezes por semana.

2. Os participantes realizaram uma sessão de duas horas de treinamento físico convencional, incluindo cami-

nhada aeróbica, dança aeróbica e exercícios de flexibilidade, e foram incentivados a se exercitar em casa em ritmo semelhante, três ou quatro vezes por semana.

3. O grupo-controle seguiu um plano de tratamento conforme recomendado por seus médicos, mas não participou de nenhum tipo de intervenção por exercício ativo.

Os resultados foram muito positivos.

Sabendo que o diabetes corresponde à glicemia elevada, observar uma redução nos níveis séricos de glicose em jejum é um achado muito promissor. Nesse estudo, os praticantes de yoga tiveram uma redução de 29,48% e o grupo de exercícios convencionais teve uma redução de 27,43%, em comparação com uma redução de 7,48% no grupo-controle. Tanto o grupo de yoga quanto o de exercícios convencionais tiveram redução no colesterol total, enquanto o grupo-controle teve aumento. Da mesma maneira, embora as mudanças não fossem suficientes para serem consideradas significativas, ambos os grupos que realizaram exercícios tiveram diminuição nos níveis séricos de triglicerídeos, enquanto o grupo-controle teve aumento. Registraram-se outros resultados benéficos nos dois grupos que realizaram exercícios. Esse estudo mostra que a yoga pode ser tão benéfica quanto o exercício convencional em melhorar os biomarcadores que podem levar a complicações diabéticas e morte precoce.

Contudo, ainda mais importante do que qualquer estudo individual é uma revisão e metanálise de vários estudos. Em 2017, Cui e colegas analisaram, na China, um total de 12 ensaios clínicos randomizados com um total de 864 pacientes para avaliar a eficácia da yoga em adultos com diabetes *mellitus* tipo 2. Eles descobriram que, com base nas evidências, a yoga reduz significativamente os níveis de glicose em jejum e altera outros desfechos clínicos importantes em pacientes com diabetes *mellitus* tipo 2. Esses dados apoiam a ideia de que o treinamento baseado na yoga é um exercício alternativo viável para o controle do diabetes tipo 2. No entanto, dadas as quantidades mínimas de pesquisa sobre a yoga e o diabetes tipo 2, eles também recomendaram que fossem realizados mais ensaios clínicos randomizados controlados e robustos em larga escala.

Se você pesquisar *yoga* e *diabetes* na internet, encontrará resultados com vídeos como "Estas 5 posturas de yoga vão curar seu diabetes" ou "Faça este exercício para ajudar no diabetes". É fácil pensar que certas posturas da yoga podem ajudar em determinadas doenças, como o diabetes, mas a realidade é que qualquer atividade física terá efeito positivo.

Desequilíbrios da dopamina

Embora os transtornos de saúde mental sejam ocasionados por múltiplas causas, geralmente estão ligados à dopamina deficiente ou excessiva em diferentes partes do encéfalo. Alguns casos de esquizofrenia são decorrentes de excesso de dopamina em certas partes do encéfalo e podem levar a alucinações e delírios, enquanto a falta dela em outras partes pode causar sintomas diferentes, como falta de motivação e desejo (Ayano, 2016). Os níveis de dopamina diminuem cerca de 10% por década de vida a partir do início da idade adulta e têm sido associados a declínios no desempenho cognitivo e motor (Peters, 2006).

Ninguém sabe ao certo as causas do transtorno de déficit de atenção/hiperatividade, mas algumas pesquisas mostram que pode ser causado pela falta de dopamina. O metilfenidato (ritalina), um medicamento para o transtorno de déficit de atenção e hiperatividade, atua aumentando a dopamina. Drogas ilícitas como a cocaína causam rápido aumento da dopamina no encéfalo, o que pode satisfazer o sistema de recompensa natural. A quantidade de dopamina conectada aos receptores no encéfalo após uma dose de cocaína pode exceder as quantidades associadas às atividades naturais, produzindo prazer maior que aquele que se segue à saciedade ou ao sexo. Na verdade, alguns animais de laboratório, se tiverem escolha, ignorarão a comida e continuarão consumindo cocaína até morrerem de fome. Contudo, o uso repetitivo de drogas também aumenta o limiar para se obter a mesma sensação, de modo que os usuários precisam consumir mais para obter a mesma sensação. Concomitantemente, as drogas tornam seu corpo menos capaz de produzir dopamina naturalmente, o que pode levar a baixas emocionais e consequências neurológicas de longo prazo (Enevoldson, 2004).

Exames de imagem sugerem que pessoas com obesidade podem ter problemas com seus sistemas naturais de recompensa, de modo que seu corpo pode não liberar uma quantidade suficiente de dopamina e serotonina. Se esse for o caso, simplesmente dizer à pessoa que coma menos não atende às complexidades da obesidade (van Galen et al., 2018).

Doença de Parkinson

A doença de Parkinson (DP) ficou famosa por meio do ator Michael J. Fox, que foi diagnosticado com a doença em 1991, com apenas 29 anos de idade. É um transtorno degenerativo crônico que envolve tremores e deficiência motora. É causada por uma perda de neurônios secretores de dopamina em uma área do mesencéfalo chamada *substância negra*. A dopamina possibilita que os neurônios do encéfalo se comuniquem e controlem o movimento; na DP, o encéfalo produz menos dopamina. Essa deficiência química causa sintomas físicos como tremor, rigidez, lentidão de movimentos espontâneos, falta de equilíbrio e falta de coordenação. No entanto, com o tratamento farmacológico, exercícios, yoga e meditação podem fornecer alguma esperança em retardar a progressão da doença.

Vários estudos mostraram que o exercício pode melhorar a qualidade de vida de pessoas com DP. O treinamento de equilíbrio demonstrou, sem surpresa, melhorar o equilíbrio em pacientes com DP e, mais importante, reduzir suas taxas de queda; trata-se de um esforço que vale a pena, pois as quedas são bastante comuns entre pessoas com essa doença e podem levar a grandes problemas. A prática prolongada de tai chi, dança e treinamento de resistência também mostrou aliviar os sintomas motores da DP, o que sugere que essas modalidades de exercício podem retardar a progressão da doença (Mak e Wong-Yu, 2019). Vários outros estudos mostraram que exercícios intensos regulares, realizados várias vezes por semana, melhoram significativamente o controle motor em pessoas com DP, o que sugere que pode haver efeito benéfico no sistema dopaminérgico (Fisher et al., 2013; Petzinger et al., 2015).

A yoga parece ser capaz de ajudar na regulação dos níveis de dopamina. Pal e colegas (2014) descobriram que a prática de uma hora de yoga, 6 dias por semana, aumentou significativamente os níveis de dopamina. Da mesma maneira, outro estudo com oito professores de meditação experientes descobriu que eles tiveram aumento de 65% na produção de dopamina após meditar por uma hora (Kjaer et al., 2002). No entanto, não está claro se os praticantes iniciantes de meditação podem esperar resultados semelhantes. O que está claro é que, ao se exercitar, praticar yoga ou meditar, ocorre muito mais que apenas mover músculos e ossos ou fechar os olhos e relaxar, e ainda há muito mais a ser pesquisado.

Depressão e outros transtornos mentais

A grande maioria das pesquisas sobre a depressão mostra que o exercício tem efeitos benéficos em pessoas com essa doença. Alguns pesquisadores levantaram a hipótese de que isso pode, pelo menos em parte, ser decorrente da maneira como o exercício afeta o sistema endócrino. Brinsley e colegas (2020) realizaram uma revisão sistemática e metanálise sobre os efeitos da yoga nos sintomas depressivos em pessoas com transtornos mentais. Incluíram 19 estudos na revisão; 13 atenderam aos critérios de inclusão da metanálise, que analisou transtornos depressivos, estresse pós-traumático, esquizofrenia, ansiedade,

dependência de álcool e transtorno bipolar. A yoga mostrou maiores reduções nos sintomas depressivos que o tratamento usual, o controle de lista de espera (colocar pacientes em lista de espera, mas não dar tratamento) e o controle de atenção (que incluía orientações em saúde e apoio social). Além disso, os pesquisadores descobriram que, quanto maior a frequência de prática da yoga, maior era a redução nos sintomas depressivos (Brinsley et al., 2020).

Também sabemos que pessoas com depressão, assim como aquelas com outras doenças mentais, fazem menos exercícios em geral que pessoas saudáveis. Vancampfort e colegas (2017) descobriram em uma revisão e metanálise da literatura que pessoas com esquizofrenia, transtorno bipolar e transtorno depressivo maior passam uma média de quase 8 horas do dia em que estão acordadas em atividades sedentárias e gastam uma média de apenas 38,4 minutos por dia em atividades físicas moderadas ou vigorosas; isso as torna significativamente mais sedentárias e menos ativas que suas contrapartes saudáveis. As evidências apoiam a ideia de que o exercício, incluindo a yoga, é elemento importante no tratamento de diversos transtornos mentais.

Conclusão

Com a cocaína afetando a dopamina, a heroína e outros opioides imitando as endorfinas e a maconha mimetizando os endocanabinoides, fica claro que nosso encéfalo tem seu próprio armário de remédios, proporcionando sentimentos de recompensa, euforia e calma. Muitos desses hormônios, incluindo o hormônio do estresse cortisol, são potentes substâncias importantes para a saúde geral. Nosso corpo normalmente faz um bom trabalho em manter esses produtos químicos em um delicado equilíbrio. Mais de 50 hormônios conhecidos circulam em nosso sangue, e, neste capítulo, analisamos apenas alguns deles individualmente, examinando a fisiologia de cada um, além de estudar como os desequilíbrios podem ter efeitos deletérios e até levar a doenças mentais. No entanto, é importante lembrar que todos esses hormônios atuam em conjunto na complexa maquinaria do sistema endócrino. Enquanto nossos encéfalos controlam a regulação do sistema endócrino, o que fazemos com nossos corpos é importante. Embora haja menos pesquisas disponíveis sobre como o exercício afeta o sistema endócrino em comparação com outros sistemas corporais, provavelmente é seguro dizer que o exercício, incluindo a yoga, é muito benéfico para esse sistema. O exercício pode ajudar a equilibrar os produtos químicos produzidos internamente. A yoga parece ser eficaz no tratamento de algumas doenças relacionadas com o sistema endócrino, incluindo a depressão.

O sistema endócrino parece ter papel importante em nossa felicidade e bem-estar geral. Entende-se que a genética tem uma influência relevante em nossa felicidade, mas fatores biológicos e de saúde são essenciais na felicidade subjacente (Dfarhud, Malmir e Khanahmadi, 2014). A felicidade não pode ser atribuída a um gene ou a um hormônio, mas é afetada por muitos hormônios e neurotransmissores – como o cortisol, a dopamina, a serotonina, endorfinas e endocanabinoides – trabalhando juntos e desempenhando papéis diferentes. Embora não possamos mudar os genes que herdamos, podemos afetar positivamente o equilíbrio de nossos hormônios mantendo um estilo de vida saudável que inclua muita atividade física.

Capítulo **7**

Sistema reprodutivo

Muitas praticantes iniciam sua jornada na yoga durante a gestação, como uma maneira de manter o corpo e a mente saudáveis e com a esperança de se sentirem mais relaxadas e preparadas para o parto. Neste capítulo, veremos os benefícios que a yoga pode oferecer a uma gestante e exploraremos muitos outros tópicos, incluindo se é bom realizar inversões durante a menstruação, se a yoga pode ajudar no controle dos sintomas comumente experimentados durante a menopausa e se a yoga pode ajudar os casais a controlar o estresse dos tratamentos de fertilidade.

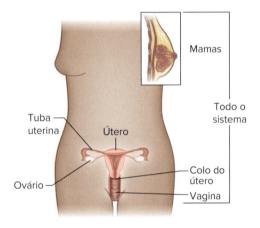

Figura 7.1   Sistema reprodutivo feminino.

Anatomia do sistema reprodutivo feminino

O sistema reprodutivo feminino (Figura 7.1) atua produzindo oócitos, que são óvulos imaturos, ou óvulos, e hormônios reprodutivos. Tem a tarefa essencial de sustentar o feto em desenvolvimento e entregá-lo ao mundo exterior. Ao contrário de sua contraparte masculina, o sistema reprodutor feminino está localizado majoritariamente no interior da cavidade pélvica. Analisaremos a seguir com mais detalhes os principais órgãos do sistema reprodutivo.

Vulva

A genitália feminina externa é chamada coletivamente *vulva*, que é composta de duas dobras de pele: os pequenos lábios do pudendo e os grandes lábios do pudendo. Os pequenos lábios servem para proteger a uretra feminina e a entrada do trato reprodutivo feminino. As porções superiores e anteriores dos pequenos lábios se unem circundando o clitóris (ou glande do clitóris). O clitóris se origina das mesmas células que a glande do pênis e apresenta quantidade abundante de nervos, que o tornam importante na sensação sexual e no orgasmo. Os grandes lábios do pudendo recobrem e protegem as estruturas internas, mais delicadas e sensíveis.

Vagina

A vagina é um canal muscular que serve como via de entrada e saída do útero. As paredes da vagina têm músculo liso que possibilita a expansão para acomodar a relação sexual e o parto. A vagina abriga uma população normal de microrganismos que ajudam a proteger contra infecções por bactérias patogênicas, leveduras ou outros organismos que podem entrar nela. A porção superior da vagina, chamada *fórnice*, encontra o colo do útero protuberante.

Ovários

Temos um par de ovários, que têm aproximadamente o tamanho de uma amêndoa e produzem oócitos. O agrupamento de um oócito e suas células de suporte é chamado *folículo ovariano*. Mais adiante neste capítulo, exploraremos o processo do ciclo ovariano em detalhes. O oócito ovulado com suas células circundantes é captado pela cavidade em forma de funil da tuba uterina; os cílios pulsantes (estruturas semelhantes a pelos) ajudam a transportá-lo ao longo da tuba em direção ao útero. Após a ovulação, as células do folículo vazio se transformam no corpo lúteo produtor de progesterona.

Tubas uterinas

As *tubas uterinas* atuam como passagens que transportam o oócito do ová-

rio para o útero. Altas concentrações de estrogênio na época da ovulação induzem a contrações do músculo liso ao longo da tuba uterina, que resultam em um movimento coordenado. Esse movimento varre a superfície do ovário e a cavidade pélvica e, com o batimento coordenado dos cílios que revestem a parte externa e o lúmen da tuba uterina, o oócito é puxado para o interior da tuba. Quando ocorre a fertilização, o espermatozoide normalmente encontra o oócito enquanto ele ainda está se movendo pela seção intermediária da tuba uterina. Se o oócito for fertilizado com sucesso por um espermatozoide, o zigoto resultante começará a se dividir à medida que percorre o restante da tuba uterina e entra no útero, onde se implantará e continuará crescendo.

Útero

O útero é o órgão muscular que nutre e sustenta o embrião em crescimento. É composto principalmente de uma espessa camada de músculo liso com o endométrio – a camada mais interna. Conforme o embrião se move ao longo da tuba uterina, o endométrio se prolifera, muda de forma, torna-se receptivo à implantação e produz um ambiente hospitaleiro para o embrião. Há apenas uma breve janela entre 6 e 10 dias após a ovulação em que o zigoto pode se implantar no endométrio. Se um embrião se implanta na parede do útero, são enviados sinais ao corpo lúteo para continuar secretando progesterona para manter o endométrio e, assim, manter a gravidez.

O colo do útero é a porção inferior estreita do útero que se projeta no interior da vagina. O colo do útero produz secreções de muco que se tornam finas e fibrosas sob a influência de altos níveis de estrogênio; essas secreções podem facilitar o movimento do espermatozoide ao longo do trato reprodutivo.

Mamas

As mamas são consideradas órgãos acessórios do sistema reprodutor feminino em decorrência de seu importante papel no fornecimento de leite ao lactente em um processo chamado *lactação*. O leite materno é produzido pelas glândulas mamárias no interior do tecido mamário, que são glândulas sudoríparas modificadas. Durante as flutuações hormonais normais do ciclo menstrual, o tecido mamário responde às mudanças nos níveis de estrogênio e progesterona. Isso pode levar a inchaço e sensibilidade mamária em algumas mulheres. Se ocorrer gestação, o aumento dos hormônios leva a um maior desenvolvimento do tecido mamário e ao aumento das mamas.

A amamentação conta com muitas vantagens clínicas e de desenvolvimento neurológico de curto e longo prazo documentadas, que foram resumidas em um artigo da American Academy of Pediatrics (2012). O artigo afirma que lactentes amamentados têm menor risco de apresentar asma brônquica, obesidade, diabetes tipo 1, doenças respiratórias graves, otite média aguda (infecções de orelha), síndrome da morte súbita infantil e infecções gastrointestinais (diarreia e vômitos). Pontuações mais altas de inteligência também são observadas em lactentes submetidos a amamentação exclusiva por três meses

ou mais. A amamentação também parece benéfica para a mãe, pois pode ajudar a diminuir o risco de hipertensão arterial, diabetes tipo 2, câncer de ovário e câncer de mama.

A American Academy of Pediatrics recomenda o aleitamento materno exclusivo por aproximadamente 6 meses, seguido pela continuidade da amamentação à medida que os alimentos complementares são introduzidos; incentiva-se que o aleitamento materno seja mantido por 1 ano ou mais, conforme desejo mútuo da mãe e do lactente. É importante acrescentar aqui que a amamentação costuma ser um processo complexo e desafiador. Mesmo que a mãe não possa amamentar durante os 6 meses a 1 ano completos, qualquer período é melhor que nada, e as primeiras 6 semanas são particularmente valiosas. Para as mães que lutam com a amamentação, muitas vezes há ajuda disponível e alguns países até têm linhas diretas para ajudar na amamentação. Aulas de yoga para pais e seus lactentes também podem ser um grande apoio.

Fisiologia do sistema reprodutivo feminino

Vamos agora explorar os processos fisiológicos do sistema reprodutivo feminino, incluindo o ciclo ovariano, a menstruação, a gravidez e a menopausa.

Ciclo ovariano

O ciclo ovariano é um conjunto de mudanças previsíveis nos oócitos e folículos ovarianos de uma mulher. Durante os anos reprodutivos de uma mulher, o ciclo ovariano é de aproximadamente 28 dias. Inclui dois processos inter-relacionados: a oogênese (a produção de oócitos) e a foliculogênese (o crescimento e o desenvolvimento dos folículos ovarianos) (Figura 7.2).

Oogênese

Os oócitos primários estão presentes mesmo antes do nascimento, mas seu desenvolvimento é interrompido até a puberdade. O número de oócitos primários presentes nos ovários diminui de 1 a 2 milhões em uma criança, para aproximadamente 400 mil na puberdade e para zero no final da menopausa. Durante a puberdade e ao longo dos anos reprodutivos da mulher, surtos de hormônio luteinizante (LH) iniciam a transição do oócito primário para secundário. A liberação subsequente de um oócito do ovário é chamada *ovulação*; ocorre aproximadamente uma vez a cada 28 dias. O início da ovulação marca a transição da puberdade para a maturidade reprodutiva das mulheres.

Foliculogênese

Folículos em estado de repouso, conhecidos como *folículos primordiais*, estão presentes em recém-nascidos do sexo feminino. Eles têm uma única camada plana de células de suporte que envolvem o oócito. Após a puberdade, todos os dias, alguns folículos primordiais começam a se desenvolver em folículos primários, depois em folículos secundários e, por fim, em folículos terciários ou antrais. Os folículos terciários iniciais são estimulados a crescer por um aumento no hormônio folículo-estimulante (FSH) produzido pela adeno-hipófise; as células de suporte nos folículos em crescimento são estimuladas pelo LH a produzir estradiol, um tipo de estrogênio.

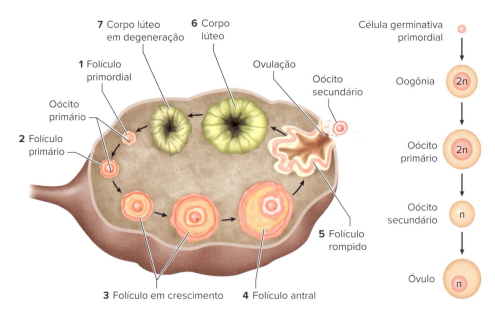

Figura 7.2   Oogênese e foliculogênese.

Quando o nível de estrogênio na corrente sanguínea é alto o suficiente, ele aciona a hipófise (por meio do hipotálamo) a reduzir a produção de LH e FSH e, como resultado disso, a maioria dos folículos terciários no ovário morre. Um folículo, geralmente aquele com mais receptores de FSH, sobrevive a esse período e é chamado *folículo dominante*. O folículo dominante produz tanto estrogênio que a hipófise é acionada para liberar grandes quantidades de LH e FSH. O pico de LH induz à ovulação.

Após a ovulação, as células do folículo vazio transformam-se no corpo lúteo produtor de progesterona. A progesterona é um hormônio essencial para o estabelecimento e a manutenção da gestação.

Menstruação

Se um embrião não se implantar no revestimento uterino, nenhum sinal é enviado ao corpo lúteo e ele se degrada, cessando a produção de progesterona e encerrando essa fase do ciclo de ovulação. Sem progesterona, o endométrio afina e as artérias espirais do endométrio se contraem e se rompem, impedindo que o sangue oxigenado chegue ao tecido endometrial. Como resultado, o tecido endometrial morre e sangue, pedaços de tecido endometrial e leucócitos são eliminados por meio da vagina durante a menstruação.

A primeira menstruação é chamada menarca. Um estudo realizado por Chumlea e colegas (2003) relatou que menos de 10% das meninas nos Estados Unidos começam a menstruar antes dos 11 anos, e 90% de todas as meninas menstruam aos 13,75 anos de idade, com uma idade mediana de 12,43 anos. Essa idade de menarca não é significativamente diferente daquela relatada para as meninas norte-americanas em 1973, apesar da preocupação corrente de que a puberdade esteja atualmente acontecendo mais cedo em muitas meninas.

Ciclo menstrual

O calendário do ciclo menstrual (Figura 7.3) começa com o primeiro dia de sangramento, chamado *primeiro dia* do ciclo. A duração do ciclo é determinada pela contagem dos dias entre o início do sangramento em dois ciclos subsequentes. Normalmente, a duração média do ciclo menstrual de uma mulher é de 28 dias; este é o período usado para identificar o momento dos eventos no ciclo. No entanto, a duração do ciclo menstrual se altera entre as mulheres e até mesmo na mesma mulher de um ciclo para o outro, variando de 21 a 32 dias.

Assim como os hormônios produzidos pelas células do ovário desencadeiam as fases folicular e lútea do ciclo ovariano, eles também controlam as três fases distintas do ciclo menstrual: a fase menstrual, a fase proliferativa e a fase secretora. A fase menstrual do ciclo menstrual é a fase durante a qual o revestimento é eliminado; isto é, os dias em que a mulher menstrua. Embora dure em média aproximadamente cinco dias, a fase menstrual pode durar de dois a sete dias, ou mais. Assim que o fluxo menstrual cessa, o endométrio começa a proliferar novamente, marcando o início da fase proliferativa do ciclo menstrual. No útero, a progesterona do corpo lúteo inicia a fase

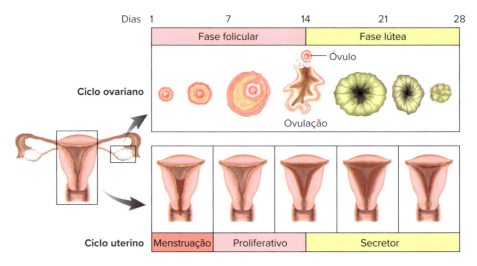

Figura 7.3 Ciclo menstrual.

secretora do ciclo menstrual, na qual o revestimento endometrial se prepara para uma possível implantação.

O ciclo lunar afeta o ciclo menstrual e nossa fisiologia básica?

Os termos em inglês *menstruation* e *menses* (ambos *menstruação*) vêm das palavras latina e grega que significam, respectivamente, mês (*mensis*) e lua (*mene*). Embora o ciclo lunar e o ciclo menstrual médio sejam basicamente iguais em duração, as pesquisas descobriram que a fase lunar não influencia na menstruação (Binkley, 1992). O aplicativo Clue possibilita que as mulheres acompanhem seus períodos e ciclos de ovulação. A equipe de ciência de dados desse aplicativo analisou 7,5 milhões de ciclos menstruais e não encontrou nenhuma correlação entre as fases lunares e o ciclo menstrual ou a data de início do período menstrual (Clue, 2019).

Sempre foi tradição na ashtanga yoga descansar da prática de asanas nos dias de lua nova e cheia. Tim Miller estuda e ensina a ashtanga yoga desde 1979 e foi o primeiro norte-americano certificado para ensinar pelo Ashtanga Yoga Research Institute em Mysore, na Índia. É assim que Miller explica a tradição dos dias de lua:

As fases da lua são determinadas pela posição relativa da lua em relação ao sol. As luas cheias ocorrem quando os astros estão em oposição e as luas novas quando eles estão em conjunção. Tanto o Sol como a Lua exercem uma atração gravitacional sobre a Terra. Suas posições relativas produzem diferentes experiências energéticas que podem ser comparadas ao ciclo respiratório. A energia da lua cheia corresponde ao final da inspiração, quando a força do prana é maior. Essa é uma força expansiva e ascendente que nos faz sentir cheios de energia e emocionais, mas não com os pés no chão. Durante a lua cheia, tendemos a ser mais teimosos. A energia da lua nova corresponde ao final da expiração, quando a força do apana é maior. Apana é uma força que se contrai e se move para baixo, que nos faz sentir calmos e com os pés no chão, mas densos e pouco inclinados ao esforço físico. Observar os dias de lua é uma maneira de reconhecer e honrar os ritmos da natureza para que possamos viver em maior harmonia com ela. (Ashtanga Yoga Center, s.d., parágrafos 2-4)

Apesar da crença popular de que nossa saúde mental e outros comportamentos são modulados pela fase da lua, não há evidências sólidas de que a biologia humana seja, de alguma maneira, regulada pelo ciclo lunar. Embora a lua claramente influencie as marés oceânicas, ela não produz marés em corpos d'água menores, como lagos e até mesmo alguns mares, muito menos no corpo humano (Culver, Rotton e Kelly, 1988). Foster e Roenneberg (2008) afirmam que as forças gravitacionais que produzem as marés dependem da distância entre a Terra e a Lua; do alinhamento da Lua, da Terra e do Sol; mas não das fases da lua. Portanto, uma lua cheia não tem efeito gravitacional específico sobre a Terra. Uma revisão da literatura realizada pelos mesmos autores também confirmou que a fase lunar não tem efeito sobre a concepção (fertilização *in vitro*), quantidade de nascimentos ocorridos, psicose, depressão, ansiedade, comportamento violento ou agressão, convulsões, suicídio, insuficiência coronariana ou acidentes automobilísticos. No entanto, um estudo realizado por Cajochen e colegas (2013) sugeriu que o ciclo lunar modula o sono humano e os ritmos da melatonina.

Eles descobriram que, por volta da lua cheia, os níveis de sono profundo diminuíram em 30%, o tempo para adormecer aumentou em cinco minutos e a duração total do sono foi reduzida em 20 minutos. Essas mudanças foram associadas a uma diminuição na qualidade subjetiva do sono e redução dos níveis endógenos de melatonina. Esta é a primeira evidência confiável de que o ritmo lunar pode modular a estrutura do sono em humanos, quando medido sob condições altamente controladas de um protocolo de estudo realizado em um laboratório circadiano, sem pistas em relação ao tempo.

Gestação

Uma gestação a termo dura aproximadamente 38,5 semanas desde a concepção até o parto. Como é mais fácil identificar o primeiro dia do último período menstrual, a data prevista para o parto normalmente é definida em aproximadamente 40,5 semanas a partir do último período menstrual. Isso pressupõe que a concepção ocorreu no 14º dia do ciclo da mulher. As 40 semanas de uma gestação média geralmente são descritas em termos de três trimestres (Figura 7.4), cada um com aproximadamente 13 semanas.

Conforme a placenta se desenvolve, ela gradualmente substitui o corpo lúteo em degeneração como o órgão endócrino da gestação. O estrogênio mantém a gestação, promove a viabilidade fetal e estimula o crescimento tecidual da mãe e do feto em desenvolvimento. A progesterona impede o desenvolvimento de novos folículos ovarianos e suprime a contratilidade uterina até o trabalho de parto. O hormônio rela-

As inversões causam reversão do fluxo sanguíneo durante a menstruação

Existe uma crença generalizada entre professores e praticantes de yoga de que as mulheres não devem praticar inversões, incluindo a postura com apoio nos ombros (Salamba Sarvangasana) e a postura sobre a cabeça (Sirsasana), durante o período menstrual. A justificativa por trás disso geralmente tem a ver com o fluxo percebido de energia por todo o corpo. De um ponto de vista energético, a menstruação está intrinsecamente ligada a apana (a força que se contrai e se move para baixo) e, portanto, acredita-se que inverter o corpo reverterá a direção dessa força. Outra parte do raciocínio vem da teoria da menstruação retrógrada, promovida pelo doutor John Sampson (1927). Em 1927, Sampson sugeriu que o tecido menstrual pode fluir retrogradamente ao longo das tubas uterinas e se depositar nos órgãos pélvicos, causando endometriose (o crescimento anormal de células endometriais fora do útero). No entanto, há poucas evidências de que as células endometriais se comportem dessa maneira. Mais recentemente, os pesquisadores descobriram que até 90% das mulheres têm fluxo retrógrado de qualquer maneira (Sasson e Taylor, 2008), mas como apenas 10% das mulheres em idade reprodutiva desenvolvem endometriose (Olive e Schwartz, 1993); concluiu-se então que a causa da endometriose é muito mais complicada que isso. A teoria de Sampson também foi contestada porque não é capaz de explicar a ocorrência ocasional de endometriose em meninas pré-púberes, recém-nascidos, mulheres que fizeram histerectomia (remoção cirúrgica do útero) e homens que receberam tratamento hormonal prolongado. Escrevendo sobre mulheres astronautas no espaço, Wotring (2012) relatou que o mito de que a gravidade zero causaria fluxo menstrual retrógrado, fazendo o sangue se acumular no abdome e causar infecções, mostrou-se infundado. Entende-se que as contrações uterinas, e não a orientação da pessoa em relação ao solo, são responsáveis pelo fluxo do sangue menstrual (Bulletti et al., 2000).

Também é importante reconhecer que o útero é invertido muitas vezes ao longo de uma prática típica de yoga – por exemplo, na inclinação para a frente em pé (Uttanasana), na postura do cachorro olhando para baixo (Adho Mukha Svanasana), na postura da ponte com apoio (Setu Bandha Sarvangasana) e em outras –, mas essas posturas raramente são classificadas como inversões. Portanto, há pouca lógica na ideia de que inverter o útero nessas posturas é apropriado, mas não é apropriado durante uma postura de apoio sobre os ombros. Raramente, ou nunca, existe uma diretriz única que funcione para todos os alunos. É importante que os praticantes de yoga se sintonizem com o que lhes parece certo em dado momento e que os professores de yoga deem opções e permissão para os alunos fazerem isso.

---

xina tem efeitos benéficos sobre o endométrio responsável pelo estabelecimento da gestação. Esse hormônio também estimula a decidualização endometrial – um processo que resulta em mudanças significativas nas células do endométrio em preparação para a gestação e durante esse período. Isso inclui alterações morfológicas e funcionais nas células endometriais, presença de leucócitos e alterações vasculares nas artérias maternas (Goldsmith e Weiss, 2009).

O segundo e terceiro trimestres de gestação estão associados a mudanças drásticas na anatomia e na fisiologia materna. O sinal anatômico mais óbvio da gestação é, claramente, o aumento da região abdominal, associado ao ganho de peso materno. Esse peso resulta do feto em crescimento, bem como do útero aumen-

Sistema reprodutivo 159

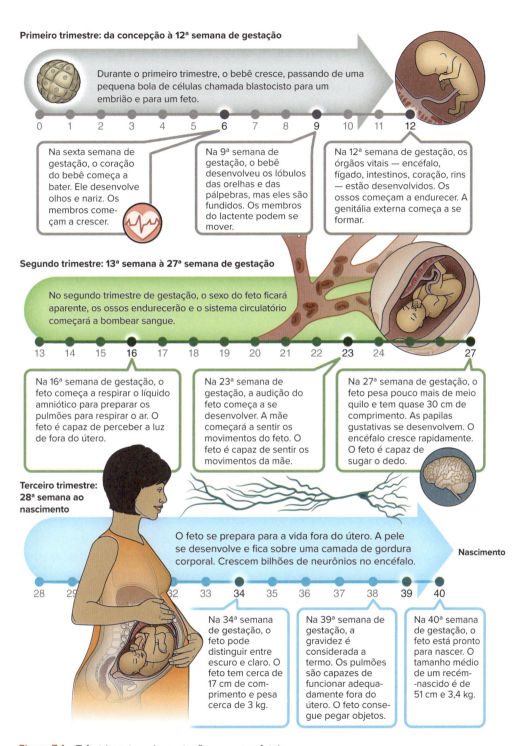

Figura 7.4 Três trimestres de gestação e marcos fetais.

tado, do líquido amniótico e da placenta. Também se observa tecido mamário adicional e volume sanguíneo drasticamente aumentado.

As náuseas e os vômitos da gestação geralmente começam entre a quarta e a sétima semana após o último período menstrual em 80% das gestantes e desaparecem na 20ª semana de gestação em quase todas, exceto em 10% dessas mulheres (Gadsby, Barnie-Adshead e Jagger, 1993). A causa das náuseas e dos vômitos durante a gestação permanece desconhecida, mas foram investigadas várias causas possíveis, incluindo a diminuição do peristaltismo intestinal, o aumento da circulação de hormônios relacionados com a gestação e infecções bacterianas intestinais crônicas (Quinlan e Ashley Hill, 2003). Outros efeitos colaterais comuns durante a gestação incluem refluxo gástrico ou azia, que resulta da pressão ascendente e constritiva do útero em crescimento contra o estômago; constipação intestinal por diminuição do peristaltismo do intestino; micção mais frequente em razão da compressão da bexiga pelo útero; e aumento na quantidade total de urina produzida.

O volume de sangue pode aumentar em até 30%, o que também leva a um incremento na frequência cardíaca e na pressão arterial. O retorno venoso é frequentemente afetado e podem ocorrer varizes ou hemorroidas. A pressão do feto em crescimento no diafragma também pode limitar o volume de inspiração e causar falta de ar.

Também é importante destacar que existem muitos benefícios possíveis de estar grávida. Muitas mulheres relatam sentir-se muito energizadas e positivas em suas perspectivas, principalmente durante o segundo e terceiro trimestres de gestação. A autoconfiança pode melhorar, os sentidos podem se intensificar e muitas mulheres acham a gestação uma alegria absoluta.

Cada gestação é única, mas existem algumas regras para se praticar yoga durante esse período com as quais a maioria dos especialistas concorda. Se uma aluna nunca praticou yoga ou praticou muito pouco antes de engravidar, é recomendável que ela pratique apenas a yoga pré-natal durante a gestação. Se ela já tinha uma intensa prática de yoga antes da gestação, ela pode continuar sua prática típica com modificações, principalmente após o primeiro trimestre. Muitos estúdios e professores de yoga incentivam as gestantes que estão no primeiro trimestre de gestação a descansar, em decorrência do maior risco de aborto durante esse período. No entanto, em uma revisão sistemática e metanálise, Davenport e colegas (2019) concluíram que o exercício pré-natal não está associado ao aumento das chances de aborto espontâneo ou à quantidade de natimortos e mortes na primeira semana de vida. Em termos simples, isso sugere que os exercícios, incluindo a yoga, são seguros para o feto. No entanto, como ocorrem tantas mudanças anatômicas e fisiológicas durante a gestação, o treinamento pré-natal e pós-natal especializado é essencial se você deseja ensinar yoga a gestantes.

A relaxina causa aumento generalizado da flexibilidade durante a gestação

Há um consenso na literatura de que a frouxidão articular aumenta durante a gestação; isso tem se mostrado estar associado a vários problemas musculoesqueléticos. Acredita-se que a frouxidão metacarpofalângica (relacionada com as articulações na base dos dedos) e generalizada aumenta consideravelmente no segundo trimestre de gestação (Cherni et al., 2019). Cerca de 45% de todas as gestantes e 25% de todas as mulheres no pós-parto relatam dor na cintura pélvica e na região lombar relacionada com a gestação (Wu et al., 2004). Segundo Carvalho e colaboradores (2017), a lombalgia também é mais frequente no segundo trimestre de gestação. A dor na mão e no punho é o segundo sintoma musculoesquelético mais prevalente durante a gestação (Nygaard et al., 1989).

No entanto, não está tão claro qual a função dos hormônios da gestação nisso. Uma revisão realizada por Dehghan e colegas (2014) sobre o efeito da relaxina no sistema musculoesquelético destacou evidências conflitantes sobre a atuação desse hormônio no aumento da frouxidão articular. A revisão afirmou que a função da relaxina na sínfise púbica humana (a junção entre os dois ossos do quadril na frente da pelve) é desconhecida. Uma revisão sistemática realizada por Aldabe e colegas (2012) afirmou que não foi demonstrada relação direta entre os altos níveis de relaxina e o aumento da mobilidade pélvica ou mobilidade articular periférica em gestantes. Marnach e colegas (2003) afirmaram que, embora a frouxidão articular periférica aumente durante a gestação, essas alterações não se correlacionam bem com os níveis maternos de estrogênio, progesterona ou relaxina.

Menopausa

A menopausa é definida como a cessação permanente da função ovariana e, portanto, é o fim da fase reprodutiva da mulher (Sherman, 2005). A menopausa começa por volta dos 50 anos e é caracterizada por pelo menos 12 meses de amenorreia (ausência de menstruação) (Gracia et al., 2005). Embora seja parte inevitável da vida de todas as mulheres, cerca de três em cada quatro mulheres apresentam queixas durante a menopausa. As mais comuns são ondas de calor, sudorese noturna, fadiga, dor, diminuição da libido e alterações de humor. Esses sintomas geralmente persistem por vários anos após a menopausa (Cramer et al., 2012).

Durante o período de transição da menopausa, a queda de estrogênio leva a mais reabsorção que formação óssea, o que pode levar à osteoporose. A osteoporose é uma doença esquelética sistêmica caracterizada por baixa massa óssea e deterioração da microarquitetura do tecido ósseo, o que aumenta a fragilidade óssea e o risco de fraturas (U.S. Department of Health and Human Services, 2004). A principal ameaça à saúde decorrente da osteoporose são as fraturas osteoporóticas. A prevalência de osteoporose e fraturas relacionadas aumenta em mulheres na pós-menopausa (Ji e Yu, 2015). A menopausa também é um fator de risco para doenças cardiovasculares porque a supressão do estrogênio tem efeito prejudicial na função cardio-

A yoga pode ter impacto na gestação, no trabalho de parto e nos desfechos de nascimento?

Em uma revisão sistemática de 2012 da literatura sobre yoga para gestantes, Curtis, Weinrib e Katz (2012) incluíram seis ensaios: três ensaios clínicos randomizados e três ensaios clínicos controlados. Eles concluíram que a yoga é bastante indicada para gestantes e leva a melhorias em vários desfechos da gestação, trabalho de parto e nascimento. Os autores observaram que, independentemente do tipo de yoga ou das posturas específicas usadas, devem-se fazer modificações de acordo com as necessidades específicas de cada mulher para prevenir o esforço excessivo, o estresse fetal e o trabalho de parto prematuro. Eles comentaram que a yoga é uma atividade de baixo impacto, facilmente modificável e consciente, e a consideraram uma atividade segura e sustentável para gestantes. Os autores também sugeriram que são necessários mais ensaios clínicos randomizados controlados para fornecer informações adicionais sobre a utilidade das intervenções de yoga para a gestação.

Riley e Drake (2013) realizaram uma revisão sistemática da literatura sobre os efeitos da yoga pré-natal nos desfechos do parto. Os autores incluíram estudos controlados e qualitativos em decorrência do corpo limitado de pesquisa; concluíram que todos os estudos detectaram que a yoga pré-natal forneceu benefícios significativos e que nenhum efeito adverso foi relatado. Achados importantes dos ensaios clínicos randomizados incluíram aumento no peso do lactente ao nascer, menor incidência de complicações na gestação, menor duração do trabalho de parto e menos dor entre as praticantes de yoga. Achados significativos dos estudos não randomizados e qualitativos incluíram diminuição da dor, melhora da qualidade do sono, aumento da confiança materna e melhora das relações interpessoais entre as gestantes que praticavam yoga.

Uma revisão realizada por Kinser e colegas (2017) analisou 15 estudos que utilizaram atividades físicas e abordagens baseadas na yoga para dores lombares e pélvicas relacionadas com a gestação. Embora sejam necessárias pesquisas adicionais, a revisão sugeriu que opções de tratamento não farmacológico – como atividade física leve e intervenções baseadas na yoga – podem ser recomendadas para dores lombares e pélvicas relacionadas com a gestação e sintomas relacionados.

Além desses benefícios, um estudo com 335 gestantes realizado por Narendran e colegas (2005) que analisou a eficácia da yoga nos desfechos da gestação concluiu que uma abordagem integrada da yoga durante a gestação diminui o atraso no crescimento intrauterino, isolado ou associado à hipertensão induzida pela gestação, sem aumentar as complicações.

Embora estudos de intervenção prévios tenham analisado o efeito da yoga no sono, o primeiro e único ensaio clínico controlado que demonstrou os efeitos das intervenções baseadas na meditação *mindfulness* na qualidade do sono em gestantes foi realizado por Beddoe e colegas (2010). Eles não detectaram melhora significativa no sono com uma intervenção de yoga. No entanto, as mulheres que começaram a intervenção no segundo trimestre de gestação tiveram menos despertares e menos tempo acordada durante a noite em comparação com as mulheres que começaram a intervenção de yoga no terceiro trimestre de gestação.

É importante observar que a *hot yoga* não é recomendada em nenhum momento durante a gestação porque o aumento da temperatura central está associado a risco aumentado de defeitos congênitos (Duong et al., 2011).

vascular e no metabolismo (Rosano et al., 2007).

Em um artigo que discute perspectivas sobre a menopausa em diferentes continentes, Baber (2014) escreve:

> Existe uma escola de pensamento que acredita que os sintomas da menopausa são um fenômeno peculiarmente "ocidental", não experimentado por mulheres de outras regiões e particularmente da Ásia, onde, afirma-se, fatores dietéticos, sociais e culturais protegem as mulheres que vivem naquela região. Mais recentemente, estudos realizados em comunidades multiétnicas que vivem em países ocidentais, bem como em comunidades asiáticas, descobriram que a menopausa e suas consequências são semelhantes em todo o mundo. As diferenças étnicas na Ásia são responsáveis por pequenas diferenças nos níveis de hormônios endógenos e na idade da menopausa

entre mulheres asiáticas e ocidentais; o tipo de sintomas da menopausa e sua prevalência também diferem entre essas duas comunidades. No entanto, como no Ocidente e talvez em razão da influência ocidental, os problemas crônicos de saúde das mulheres na pós-menopausa – incluindo doenças cardiovasculares, osteoporose e câncer de mama – são de grande importância para as mulheres asiáticas e para os serviços de saúde no século XXI. (p. 23)

Sistema reprodutivo masculino

As estruturas do sistema reprodutivo masculino (Figura 7.5) incluem os testículos, o pênis e os ductos e glândulas que produzem e transportam o sêmen.

Os testículos são os órgãos reprodutores masculinos e são responsáveis pela produção de espermatozoides e testoste-

---

A yoga pode melhorar os sintomas da menopausa?

Existem relatos conflitantes das revisões que foram realizadas sobre se a yoga é capaz de melhorar os vários sintomas da menopausa. Uma revisão sistemática realizada por Lee e colegas (2009) concluiu que a yoga é ineficaz no alívio de quaisquer sintomas da menopausa, incluindo sintomas psicológicos. Uma revisão sistemática e metanálise realizada por Cramer e colegas (2012) encontraram evidências moderadas para a eficácia de curto prazo da yoga em melhorar sintomas psicológicos de mulheres na menopausa. No entanto, não foram encontraram evidências de melhora em sintomas somáticos, vasomotores, urogenitais ou totais da menopausa. Além disso, não foram encontradas diferenças nos grupos ao comparar a yoga com outros exercícios. Uma revisão sistemática qualitativa sobre intervenções mente-corpo concluiu que há evidências moderadas de que a yoga pode aliviar os sintomas comuns da menopausa, incluindo sintomas vasomotores e psicológicos (Innes, Selfe e Vishnu, 2010). A mais recente revisão sistemática e metanálise realizada por Cramer, Peng e Lauche (2018) relatou que a yoga parece ser eficaz e segura para reduzir sintomas psicológicos, somáticos, vasomotores e urogenitais da menopausa. Eles também observaram que os efeitos eram comparáveis aos de outras intervenções por exercício. Portanto, parece que na última década, à medida que o corpo de pesquisa sobre esse tópico cresceu lentamente, os benefícios associados à prática de yoga para os sintomas da menopausa tornaram-se mais claros.

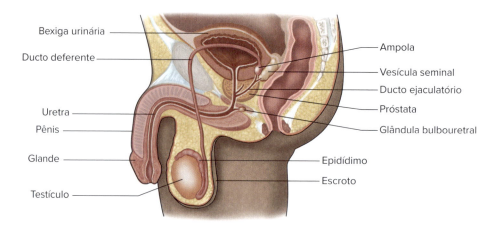

Figura 7.5 Sistema reprodutivo masculino.

rona. Sua localização afastada da pelve é importante porque a produção de espermatozoides ocorre de maneira mais eficiente em uma temperatura inferior à temperatura corporal central. A cada dia, são produzidos aproximadamente 100 a 300 milhões de espermatozoides.

Os espermatozoides são transferidos para o epidídimo, um ducto altamente contorcido atrás do testículo, onde amadurecem. Pode levar dias para um espermatozoide passar ao longo do epidídimo enrolado; os espermatozoides finalmente saem durante uma ejaculação por meio do ducto deferente. Os espermatozoides representam apenas 5% do volume final do sêmen – o líquido espesso e leitoso que o homem ejacula. As vesículas seminais e a próstata adicionam líquidos aos espermatozoides para produzir o sêmen.

A próstata, que é exclusiva do sistema reprodutor masculino, fica anterior ao reto na base da bexiga ao redor da uretra. É tipicamente do tamanho de uma noz na idade adulta e é formado por tecidos musculares e glandulares. Ela excreta um líquido leitoso alcalino que é fundamental para primeiro coagular e depois descoagular o sêmen após a ejaculação. A próstata normalmente dobra de tamanho durante a puberdade e, por volta dos 25 anos, começa gradualmente a aumentar de novo.

A adição final ao sêmen é feita por duas glândulas bulbouretrais, que liberam um líquido espesso e salgado que lubrifica o final da uretra e a vagina e ajuda a remover os resíduos de urina da uretra peniana.

O pênis é o órgão masculino da cópula; é composto de colunas de tecido erétil chamadas *corpos cavernosos* e *corpos esponjosos*, que se enchem de sangue quando a excitação sexual ativa a vasodilatação nos vasos sanguíneos do pênis.

Doenças do sistema reprodutivo

Discutiremos agora algumas das doenças que mais comumente afetam os sistemas reprodutivos feminino e masculino e, sempre que possível, exploraremos o efeito que a yoga pode ter nessas doenças.

Síndrome pré-menstrual

A síndrome pré-menstrual (TPM) é caracterizada por alterações físicas, psicológicas e comportamentais e acredita-se que afete 75% das mulheres em idade reprodutiva (Zaafrane et al., 2007). Matsumoto e colegas (2007) sugeriram que o funcionamento do sistema nervoso autônomo durante a fase lútea tardia do ciclo é alterado, o que pode estar associado a diversos sintomas psicossomáticos e comportamentais que aparecem durante a fase pré-menstrual.

Dismenorreia

A dismenorreia primária, ou cólicas menstruais, é uma das condições ginecológicas mais prevalentes, que afeta cerca de 67 a 90% das mulheres jovens (Ju, Jones e Mishra, 2014). Ocorrendo antes ou durante a menstruação, é descrita como uma dor aguda, em cólica ou em preensão, sentida na parte inferior do abdome, nas costas ou nas coxas, e que dura de horas a dias. Não está associada a uma patologia subjacente (Dawood, 2006), mas as mulheres com dismenorreia primária relatam qualidade de vida significativamente menor por causa da dor, condição geral de saúde e aspectos físico e social (Iacovides, Avidon e Baker, 2015).

Infertilidade

A infertilidade feminina é, em geral, definida como a impossibilidade de engravidar após um ano ou mais de relações sexuais desprotegidas. O National Center for Health Statistics (2019) informou que aproximadamente 9% das mulheres

---

A yoga é capaz de aliviar os sintomas da TPM?

Um estudo realizado por Kanojia e colegas (2013) analisou o efeito da yoga nas funções autonômicas e no estado psicológico durante as fases pré-menstrual e pós-menstrual do ciclo menstrual em mulheres jovens e saudáveis. Cinquenta participantes com idades entre 18 e 20 anos foram randomizadas em dois grupos. Um grupo foi formado por mulheres que praticaram de 35 a 40 minutos de yoga por dia, seis vezes por semana, durante três ciclos menstruais. O segundo grupo atuou como controle.

Os autores relataram que a prática regular de yoga afetou beneficamente a fase pré-menstrual do ciclo, melhorando a atividade parassimpática e trazendo equanimidade mental. São necessários mais estudos, realizados por períodos mais longos e com tamanhos de amostra maiores para expandir essa interessante visão. Os resultados de um ensaio clínico randomizado controlado realizado por Kamalifard e colegas (2017) também mostram que a yoga reduz significativamente os sintomas da TPM e pode ser prescrita para o tratamento dessa condição. Ghaffarilaleh, Ghaffarilaleh, Sanamno e Kamalifard (2019) descobriram que a yoga afetou positivamente a depressão e a pressão arterial em mulheres com TPM em um ensaio clínico randomizado controlado. Ghaffarilaleh, Ghaffarilaleh, Sanamno, Kamalifard e Alibaf (2019) analisaram os efeitos da yoga na qualidade do sono de mulheres com TPM. Eles concluíram que a yoga reduziu os distúrbios do sono nessas mulheres, o que posteriormente melhorou a eficiência do sono. Portanto, a yoga pode ser prescrita para melhorar os distúrbios do sono em mulheres com TPM.

A yoga é capaz de aliviar os sintomas da dismenorreia?

Uma revisão sistemática de ensaios clínicos randomizados controlados realizada por Ko, Le e Kim (2016) analisou os efeitos da yoga na dismenorreia. Na época, havia apenas evidências de dois ensaios clínicos randomizados controlados de que as intervenções de yoga podem ser eficazes para a dismenorreia. Portanto, eram necessários mais ensaios clínicos randomizados controlados de alta qualidade para investigar a hipótese de que a yoga alivia a dor menstrual e os sintomas associados à dismenorreia, para confirmar e compreender melhor os efeitos de programas padronizados de yoga na dismenorreia. Em uma revisão sistemática, McGovern e Cheung (2018) também relataram que a yoga pode atenuar a dor menstrual da dismenorreia primária, reduzir o sofrimento social e psicológico associado à condição e atuar como um potencial método de melhoria da qualidade de vida sem efeitos colaterais adversos. Os autores incluíram 14 estudos em sua revisão e sugeriram que eram necessárias pesquisas futuras, com ensaios clínicos randomizados controlados maiores de alta qualidade metodológica, para determinar a magnitude do significado clínico da yoga. Kim (2019) concluiu uma metanálise de ensaios clínicos randomizados que analisaram os efeitos da yoga na dor menstrual na dismenorreia primária. Eles incluíram quatro estudos e concluíram que a yoga é uma intervenção eficaz para aliviar a dor menstrual em mulheres com dismenorreia primária.

O mecanismo subjacente ao potencial de melhora na qualidade de vida da yoga não é totalmente compreendido. No entanto, as evidências indicam que pode estar relacionada com alterações fisiológicas, comportamentais e psicológicas decorrentes da participação em uma prática de yoga, incluindo a liberação de endorfinas, o aumento da atividade do sistema nervoso parassimpático e a redução da atividade do sistema nervoso simpático e do eixo hipotálamo-hipófise-adrenal (McGovern e Cheung, 2018; ver Capítulos 2 e 6).

de 15 a 49 anos nos Estados Unidos têm infertilidade. Cerca de um terço dos casos de infertilidade é causado por problemas de fertilidade feminina e outro terço são decorrentes de problemas de fertilidade masculina. Os outros casos são motivados por um misto de problemas masculinos e femininos ou por problemas que não podem ser determinados.

Dois dos tratamentos de fertilidade mais comuns são a inseminação intrauterina e a fertilização *in vitro*. Na inseminação intrauterina, o espermatozoide saudável é coletado e inserido diretamente no útero no momento da ovulação. Na fertilização *in vitro*, oócitos são retirados dos ovários e fertilizados por espermatozoides em laboratório, onde se desenvolvem em embriões. O embrião é então transferido para o útero.

A experiência do tratamento de fertilidade pode ser assustadora e estressante. A yoga pode potencialmente ajudar os casais a superar a infertilidade e aumentar a taxa de sucesso dos tratamentos de fertilidade, melhorando a condição fisiológica e psicológica de homens e mulheres. Em uma revisão realizada por Miner e colegas (2018) que analisou as evidências para o uso de medicamentos complementares e alternativos durante o tratamento de fertilidade, os autores incluíram três estudos que avaliaram o uso da yoga e os desfechos de fertilidade. Eles afirmaram que os três estudos mostraram melhora nos desfechos de saúde mental, o que pode se traduzir em uma diminuição na taxa de abandono durante o tratamento de fertilidade. Em um estudo prospectivo realizado por Oron e colegas (2015), os autores concluíram que a ansiedade, a depressão e a qualidade de vida específica da fertilidade mostraram melhora ao longo do tempo em associação com a participação em um programa de yoga de seis semanas em mulheres que aguardavam tratamento com fertilização *in vitro*. Gaitzsch e colegas (2020) analisaram o efeito das intervenções mente-corpo, incluindo intervenções baseadas na meditação *mindfulness* e na yoga, nos desfechos psicológicos e da gestação em mulheres inférteis. Os autores concluíram que sua revisão de 12 estudos oferece evidências da eficácia das intervenções mente-corpo na redução do estado de ansiedade e depressão em mulheres inférteis e uma possível melhora na taxa de gravidez. Além do que,

os estudos mencionados descobriram, provavelmente também é seguro supor que a yoga, quando praticada em casal, também pode fornecer um momento importante de vínculo entre os dois parceiros durante o tratamento de fertilidade, que pode ser emocionalmente muito desgastante.

Depressão pré-natal e pós-natal

Estima-se que a depressão afete aproximadamente 10 a 15% das gestantes, enquanto, especificamente no período pós-parto, cerca de 20% das mulheres preenchem os critérios para depressão maior ou menor nos primeiros três meses após o parto (Gavin et al., 2005). A depressão pré-natal está associada a um risco aumentado

---

Experimente: meditação *mindfulness*

Mindfulness (atenção plena) significa simplesmente estar presente por completo em determinado momento, consciente de onde estamos e o que estamos fazendo. A meditação *mindfulness* pode ser uma prática formal de meditação ou pode ser incorporada às tarefas simples que realizamos ao longo do dia. Quando estamos conscientes de nossas ações, ficamos mais sintonizados com nossos sentidos, pensamentos e emoções.

Comece encontrando um lugar confortável para praticar, que ofereça poucas distrações, e, em seguida, encontre uma posição confortável – sentado ou deitado. Permita-se acomodar-se no espaço. Feche os olhos se isso lhe parecer acessível no momento; caso contrário, suavize seu olhar e concentre-se em um objeto fixo à sua frente. Solte a mandíbula, deixe os lábios e os dentes se separarem suavemente e deixe a língua se afastar do céu da boca. Comece a inspirar e expirar suavemente algumas vezes pelo nariz, observando as partes do corpo que se movem naturalmente quando você inspira e expira. Atente-se para o ar passando por suas narinas. A cada respiração, você pode observar mentalmente a inspiração e a expiração. Quando você inevitavelmente perceber que sua mente está divagando, simplesmente volte sua atenção à respiração. Em vez de se julgar por isso, pratique a observação sem a necessidade de reagir. Antes de fazer qualquer ajuste físico em sua posição, faça uma pausa por um momento e, com intenção, faça os movimentos necessários. Essa prática consiste basicamente em ficar quieto e prestar atenção ao que surge, sem julgamento ou expectativa. Por mais simples que pareça, isso pode ser realmente desafiador e requer muito tempo e paciência. Quando estiver pronto para encerrar a prática, abra lentamente os olhos ou levante o olhar com cuidado. Observe quaisquer sons no ambiente a seu redor e como seu corpo se sente agora. Observe seus pensamentos, seus sentimentos e suas emoções. Agora você pode optar por reservar um momento para definir uma intenção para o restante do dia.

de o lactente ter dificuldades emocionais, comportamentais e cognitivas. A depressão pós-parto acrescenta mais riscos à saúde da mãe, à criação dos filhos e ao desenvolvimento infantil (Stein et al., 2014).

Em uma revisão sistemática e metanálise que explorou a eficácia da yoga na depressão pré-natal, Gong e colegas (2015) concluíram que a intervenção de yoga pré-natal em gestantes pode ser eficaz na redução parcial dos sintomas depressivos. Em um ensaio clínico randomizado controlado realizado por Buttner e colegas (2015), 78% das mulheres que praticaram yoga no pós-parto experimentaram mudanças clinicamente significativas nos sintomas depressivos.

Saúde reprodutiva masculina e yoga

O dano ao DNA do espermatozoide é uma causa subjacente comum de infertilidade masculina, aborto espontâneo recorrente, falha de implantação recorrente e malformação congênita (Gautam et al., 2018). Cerca de 60% dos homens inférteis, especialmente aqueles com espermatozoides normais, tem altos níveis de radicais livres seminais e baixos níveis de antioxidantes. Acredita-se agora que essa seja a principal causa da função espermática defeituosa. As práticas de yoga e meditação podem resultar em melhoria nos parâmetros do espermatozoide-padrão, mas também são ideais no tratamento do estresse oxidativo e de danos oxidativos ao DNA (Dhawan et al., 2019). Essa estratégia pode não apenas reverter o envelhecimento testicular, mas também resultar em melhoria geral da saúde e da qualidade de vida desses homens e da próxima geração. A yoga também pode ajudar a promover um declínio significativo no dano oxidativo do DNA e uma normalização dos níveis de transcrição dos espermatozoides. Isso pode não apenas melhorar os desfechos da gravidez, mas também melhorar a trajetória de saúde dos descendentes (Dhawan et al., 2018).

Síndrome do homem irritável

Embora possa parecer uma piada, a *síndrome do homem irritável* é um termo cunhado pelo psicoterapeuta e autor Jed Diamond (2004) para descrever as flutuações hormonais masculinas e os sintomas que elas podem causar. Diamond baseou sua teoria nas pesquisas com animais realizadas por Lincoln (2002), que estudou carneiros. Diamond sugeriu que os sintomas da síndrome do homem irritável mimetizam alguns dos sintomas que as mulheres experimentam durante a síndrome pré-menstrual. No entanto, não há evidências clínicas dessa síndrome nem há diagnóstico médico reconhecido.

Conclusão

É reconfortante saber que a yoga pode ter impacto positivo nos sistemas reprodutivos feminino e masculino, levando a melhorias em uma variedade de desfechos da gestação, trabalho de parto e nascimento e, potencialmente, melhorando os sintomas da síndrome pré-menstrual e da menopausa. A yoga também pode atuar de maneira relevante no controle do estresse, da ansiedade e da depressão durante o tratamento de fertilidade.

Capítulo **8**

Sistema digestório

Por meio da digestão, absorvemos o mundo exterior. Por meio dos intestinos, o que está fora de nós se torna nós. Nosso corpo precisa de nutrientes provenientes de alimentos e bebidas para funcionar adequadamente e se manter saudável. Por meio do processo digestório, o corpo absorve proteínas, gorduras, carboidratos, vitaminas, minerais e água. O sistema digestório quebra os nutrientes em partes que são pequenas o suficiente para serem transportadas pelo sangue a fim de serem usadas por todas as células do corpo para obter energia e promover o crescimento e o reparo celular. As proteínas são quebradas em aminoácidos. As gorduras são divididas em ácidos graxos e glicerol. Os carboidratos são divididos em açúcares simples. Os alimentos que comemos podem ter grande impacto em como nos sentimos, atuamos e, simplesmente, existimos. Embora a escolha de praticar exercícios como a yoga seja opcional, a ingestão de alimentos é necessária para a vida.

A yoga tem uma relação especial com a dieta e o sistema digestório. Embora muitas linhagens de yoga prescrevam dietas específicas, costuma-se afirmar que a yoga pode acender o fogo digestório ou

espremer-embeber os órgãos internos como uma esponja, enquanto as torções ajudam o fígado a desintoxicar. Contudo, há alguma verdade nessas afirmações? Primeiro, precisamos entender um pouco sobre as estruturas e as funções do sistema digestório.

Anatomia e fisiologia do sistema digestório

O sistema digestório (Figura 8.1) é formado pelo trato gastrointestinal (trato GI) – também chamado *trato digestório* – e pelo fígado, pelo pâncreas e pela vesícula biliar. O trato GI, que pode ter mais de 9 m de comprimento em adultos, consiste em uma série de órgãos ocos unidos em um tubo longo e torcido da boca ao ânus. Os órgãos ocos do trato GI incluem a boca, o esôfago, o estômago, o intestino delgado, o intestino grosso e o ânus; o fígado, o pâncreas e a vesícula biliar adicionam secreções para ajudar na digestão. Todos esses órgãos atuam decompondo os alimentos e bebidas que consumimos de modo a obter energia e nutrição. Esses órgãos juntos realizam seis tarefas: ingestão, secreção, propulsão, digestão, absorção e defecação.

169

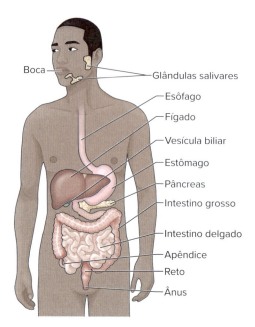

Figura 8.1 Sistema digestório.

Boca e esôfago

O processo de digestão começa na boca, onde os alimentos são decompostos mecanicamente e misturados à saliva, que contém enzimas que auxiliam na digestão. Uma dessas enzimas é a amilase salivar, que quebra o amido, um carboidrato complexo, em açúcares simples. É por isso que alimentos ricos em amido, como pipoca ou batata, começam a ter um sabor doce após cerca de 30 segundos na boca, pois a amilase salivar transforma o amido em açúcar. Outra enzima liberada na boca é a lipase lingual, que inicia o processo de quebra da gordura em ácidos graxos mais simples. Portanto, a água na boca que sentimos ao ler um cardápio ou cheirar a comida é uma resposta fisiológica do aumento da produção de saliva para preparar o corpo para a digestão.

O paladar, ou gustação, é uma modalidade de quimiorrecepção ou percepção de substâncias químicas. Receptores gustativos especializados contidos nas papilas gustativas são estimulados pelas substâncias químicas dos alimentos e enviam mensagens ao encéfalo, que então diferencia os sabores como agradáveis ou prejudiciais e produz a percepção do sabor. As papilas gustativas estão situadas principalmente na parte superior da língua, mas também estão presentes na epiglote e na parte superior do esôfago – o tubo alimentar. O encéfalo pode diferenciar entre as muitas qualidades químicas dos alimentos com os cinco sabores básicos, que são chamados de *salgado*, azedo, amargo, doce e *umami*. Sentir o sabor salgado ajuda a garantir que nosso corpo tenha o nível certo de sódio, um nutriente essencial, enquanto a doçura nos guia para os alimentos que fornecerão energia; portanto, a muito comum paixão por alimentos doces tem uma motivação biológica e já foi um grande benefício para garantir que pudéssemos obter calorias suficientes para sobreviver. O sabor azedo é resultado da acidez de um alimento, enquanto o amargor é frequentemente causado por compostos tóxicos, criando assim um sabor geralmente desagradável ao qual muitos são avessos. A percepção do amargor ajuda a evitar a ingestão de substâncias venenosas, pois muitas toxinas, inclusive aquelas encontradas em alimentos estragados, têm sabor amargo. Diversos alimentos amargos são muito bons para os humanos, incluindo folhas verde-escuras, partes de frutas cítricas, frutas vermelhas, café, chá e cacau. Finalmente, acredita-se que os sabores *umami* sinalizam alimentos ricos em proteínas.

O olfato também tem função importante na percepção do paladar. Os receptores olfativos, descobertos e descritos pela primeira vez em 1991, são quimiorreceptores como os receptores gustativos. Localizados nas superfícies das células do nariz, os receptores olfativos se ligam a substâncias químicas que possibilitam a detecção de odores. A diminuição do olfato manifesta-se como perda do paladar (Pinto, 2011). Qualquer pessoa que tenha comido com o nariz entupido, talvez por causa de um resfriado comum, provavelmente já passou por isso. Além do inevitável resfriado, Vennemann, Hummel e Berger (2008) descobriram que fumar aumenta significativamente o risco de comprometimento da função olfativa – outro efeito adverso do tabagismo à saúde. Com base em uma pesquisa em larga escala com adultos norte-americanos, Hoffman, Ishii e MacTurk (1998) descobriram que a prevalência de comprometimento quimiossensorial – em outras palavras, uma capacidade reduzida de olfato e paladar – aumentava com a idade. Isso teve consequências mais abrangentes que simplesmente encontrar menos sabor nos alimentos. Os pesquisadores descobriram que os distúrbios quimiossensoriais estavam associados a limitações funcionais (incluindo dificuldade em ficar em pé ou curvar-se), depressão, fobias e várias outras características relacionadas com a saúde. Aliás, o paladar é outra parte do quebra-cabeça que nos torna os organismos complexos e interconectados que somos.

Depois que a comida foi provada e o encéfalo decidiu ingeri-la, a língua empurra a comida para a garganta. Uma pequena aba em forma de folha de cartilagem elástica, a epiglote, dobra-se sobre a traqueia para evitar o engasgo, e o alimento entra no esôfago, um tubo muscular que liga a boca ao estômago (Figura 8.2). Os músculos do esôfago se contraem e relaxam de maneira ondulatória, movimento chamado *peristaltismo*, empurrando o alimento ao longo do esôfago até o estômago. Um músculo em forma de anel no final do esôfago, chamado *esfíncter esofágico*, controla a passagem do alimento para o estômago. Como o movimento do esôfago e desse esfíncter é bem coordenado, é possível comer de cabeça para baixo, embora isso provavelmente não seja recomendado. Se o esfíncter esofágico relaxar na hora errada, o ácido do estômago pode se mover até o esôfago, causando refluxo ácido ou azia. O diafragma atua na prevenção do refluxo ácido, aplicando pressão no esôfago. Curvar-se enquanto come pode contribuir para essa ocorrência. Da mesma maneira, o refluxo ácido é muito comum nos estágios finais da gestação, quando o útero pressiona o estômago.

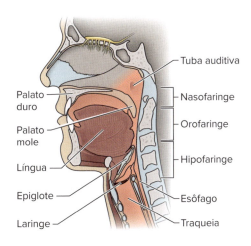

Figura 8.2 Boca, língua, epiglote, traqueia e esôfago.

Como praticar yoga enquanto come

A alimentação consciente pode ser descrita como uma intersecção entre a atenção plena (*mindfulness*) da yoga e o ato de comer. A alimentação consciente é a prática de dedicar atenção total às experiências, desejos e sinais físicos ao comer. A alimentação consciente envolve comer devagar e sem distração, ouvir os sinais físicos da fome e comer apenas até ficar satisfeito, distinguir entre fome genuína e gatilhos que não a fome para comer, bem como envolver seus sentidos ao perceber cores, odores, sons, texturas e sabores. A prática também pode ir além da mesa da cozinha, percebendo os efeitos que a comida exerce sobre você depois da alimentação. Embora muitas dessas práticas pareçam senso comum, os norte-americanos passam menos tempo comendo do que nas décadas anteriores (Zeballos e Restrepo, 2018), as famílias passam quase metade das refeições distraídas com tecnologia ou outras coisas (Saltzman et al., 2019) e a obesidade está crescendo a uma prevalência epidêmica. A atenção plena, no entanto, possibilita substituir pensamentos e reações automáticas por respostas mais conscientes e saudáveis (Sears e Kraus, 2009). Na verdade, observou-se que as pessoas que praticam alimentação consciente consomem menos calorias por refeição e escolhem alimentos mais saudáveis (Jordan et al., 2014). Praticar a alimentação consciente pode ser uma ótima maneira de trazer a prática de yoga à mesa de jantar.

Estômago

O estômago é distensível, o que significa que pode expandir seu volume, sendo capaz de reter cerca de 1 L de alimento em decorrência das muitas dobras de seu revestimento. Contudo, o estômago de um recém-nascido pode se expandir de modo a conter apenas aproximadamente 30 mL, 33 vezes menos que um adulto; isso explica a necessidade de mamadas frequentes. O estômago liquefaz os alimentos e adiciona ácidos digestórios, sendo o ácido clorídrico o principal constituinte. Os ácidos produzidos pelo revestimento do estômago são tão fortes (pH de 1 a 3) que causariam uma queimadura química em contato com a pele. Contudo, o revestimento do estômago produz uma camada de muco que o protege, impedindo a autodigestão do estômago. Outras células do revestimento do estômago, chamadas *células parietais*, produzem bicarbonato, uma base, e o liberam conforme necessário para alcançar o nível correto de pH. (Os antiácidos de venda livre para alívio da azia também contêm carbonatos que afetam o pH do estômago.) Os ácidos gástricos quebram as gorduras ingeridas e as longas cadeias de proteínas em seus aminoácidos mais simples. Além disso, muitos microrganismos são inibidos ou destruídos em um ambiente ácido, prevenindo infecções ou doenças.

No fundo do estômago está o piloro, que contém muitas glândulas que secretam enzimas digestórias. Depois de passar uma a duas horas no estômago, a comida se torna um semilíquido espesso chamado *quimo*, que então sai pelo piloro via esfíncter pilórico e é lentamente liberado no intestino delgado.

Intestinos

Do esfíncter pilórico, o quimo entra na primeira parte do intestino delgado, o duodeno; neste local, mistura-se ainda mais com as enzimas digestivas do pâncreas e continua sua jornada pela porção média do intestino delgado, o jejuno e, finalmente, o íleo. Milhões de minúsculas projeções semelhantes a dedos – chamadas *vilosidades* – revestem as paredes do intestino delgado e absorvem nutrientes à medida que o conteúdo é movido com o peristaltismo. Essas vilosidades ampliam a área de superfície do intestino delgado em 60 a 120 vezes, aumentando assim a capacidade do intestino delgado de absorver nutrientes. Helander e Fändriks (2014) calcularam a área total média de superfície do intestino delgado como sendo em torno do tamanho de meia quadra de badminton. As secreções do fígado, do pâncreas e da vesícula biliar também são despejadas no intestino delgado para auxiliar no processo digestório. Uma vez que o quimo é totalmente decomposto em suas partes constituintes, ele é absorvido pelo sangue por meio das vilosidades. Cerca de 95% da absorção de nutrientes ocorre no intestino delgado.

Depois de percorrer os quase 6 m do intestino delgado, o material não absorvido passa para o intestino grosso, onde os líquidos e sais restantes (também chamados *eletrólitos*) são absorvidos. O intestino grosso inclui o ceco, o colo e o reto, bem como o apêndice, uma bolsa em forma de dedo presa ao ceco. No interior do intestino grosso, bactérias decompõem ainda mais o material não digerido, que continua a se solidificar e, por fim, sai do corpo como fezes por meio do reto e do ânus durante a evacuação. No intestino grosso, algumas vitaminas, como a biotina e a vitamina K, produzidas por bactérias da flora intestinal do colo, também são absorvidas.

Nosso ecossistema interno

Há outro elemento importante para o sistema digestório, além dos órgãos já mencionados. Se contarmos todas as células dentro e fora do corpo, tanto humanas como estranhas, nosso corpo é mais estranho que humano. Em média, o corpo humano é composto de cerca de 43% de células humanas e 57% de microrganismos (Sender, Fuchs e Milo, 2016). Esses números são, obviamente, valores médios, então uma pessoa pode ter metade dessa microbiota, enquanto outra pode ter o dobro. É certo que não somos apenas as células criadas de acordo com o código de DNA, mas também um hospedeiro para muitas colônias microscópicas, algumas das quais são essenciais para uma boa saúde.

O microbioma humano é o agregado de todos os microrganismos que residem sobre ou dentro de todos os nossos tecidos, órgãos e líquidos. Essa microbiota habita e prospera em sua pele, pulmões, saliva, olhos, vias biliares (incluindo o fígado), líquido seminal, placenta, útero e folículos ovarianos, entre outros órgãos. De longe, porém, o trato GI é o que tem a maior quantidade de bactérias e a maior quantidade de espécies, com literalmente trilhões de bactérias em determinado momento.

Nosso microbioma de corpo inteiro começa a se formar quando somos apenas um feto no útero, quando somos expostos ao intestino de nossa mãe e à microbiota uterina (Younge et al., 2019). Um bebê que desce pelo canal vaginal durante o parto é exposto a muitos microrganismos benéficos da mãe, colonizando rapidamente e fortalecendo a imunidade e o trato GI do recém-nascido. Shao e colegas (2019) descobriram que bebês nascidos por parto cesárea tinham níveis alterados de bactérias benéficas de sua mãe e níveis mais altos de patógenos oportunistas associados ao hospital. Eles descobriram que esses efeitos também foram observados, em menor grau, em bebês nascidos de parto vaginal cujas mães estavam tomando antibióticos e em lactentes que não foram amamentados imediatamente após o nascimento. Esse estudo, o maior de seu tipo, também revelou, talvez de maneira contraintuitiva, que o microbioma de bebês nascidos de parto normal não veio das bactérias vaginais da mãe, mas de suas bactérias intestinais. Não se sabe se essa diferença na microflora afeta as pessoas mais tarde em suas vidas; contudo, os pesquisadores descobriram que as diferenças nas bactérias intestinais entre bebês nascidos de parto vaginal e parto cesárea se igualaram em grande parte com um ano de vida. São necessários estudos mais amplos de acompanhamento para determinar se as diferenças iniciais influenciam em desfechos de saúde posteriores. O que esse estudo mostra é a complexidade do microbioma humano e o pouco que entendemos sobre ele. Os autores salientam que as cesáreas geralmente são procedimentos que salvam vidas, portanto as mulheres não devem ser desencorajadas da ideia de um parto cesárea por causa desse estudo.

Os adultos geralmente têm maior diversidade de microbiota que as crianças, embora as diferenças interpessoais sejam maiores nas crianças que nos adultos (Yatsunenko et al., 2012). A microbiota amadurece em uma configuração adulta essencialmente durante os três primeiros anos de vida (Yatsunenko).

Muitas bactérias têm uma relação comensal com seu hospedeiro humano, o que significa que não prejudicam nem, até onde sabemos, beneficiam o hospedeiro, mas simplesmente existem e se alimentam dos materiais existentes no intestino. Algumas bactérias, porém, oferecem uma relação mutualística em que ambos se beneficiam. Por exemplo, certas bactérias fermentam fibras dietéticas em ácidos graxos de cadeia curta, que podem então ser absorvidos pelo hospedeiro. As bactérias intestinais também têm uma função importante na síntese das vitaminas B e K, bem como na metabolização de subprodutos da digestão, como ácidos biliares, esteróis (como colesterol) e xenobióticos (como poluentes e fármacos).

Dessa maneira, a flora intestinal parece funcionar como outro órgão do corpo, e as irregularidades da flora, chamadas *disbiose*, correlacionaram-se com uma variedade de doenças inflamatórias e autoimunes. A doença inflamatória intestinal, que consiste em colite ulcerosa e doença de Crohn, está ligada à disbiose ou a perturbações na microbiota intestinal. Essa disbiose se manifesta como uma redução da diversidade microbiana no intestino e está correlacionada com defeitos nos genes do hospedeiro, alterando assim a resposta imune natural dos indivíduos (Hold et al., 2014). A disbiose tem sido associada a doenças neurológicas, como autismo e doença de Parkinson.

Pesquisadores descobriram que o estresse psicológico prolongado está relacionado com a disbiose (Qin et al., 2014). Alguns pesquisadores também levantaram a hipótese de que as alterações na microbiota intestinal estão ligadas à higiene rigorosa, ao aumento no consumo de alimentos processados e à ampla utilização de antibióticos. Embora a higiene rigorosa e os antibióticos tenham seus usos e possam até salvar vidas, todos esses fatores podem contribuir para a redução da diversidade genética dos microbiomas humanos no mundo desenvolvido.

Em uma aldeia remota da Amazônia, descobriu-se que uma pequena e isolada tribo, o povo Yanomami, apresenta a microbiota mais diversa de todos os seres humanos. Os pesquisadores analisaram o DNA microbiano em amostras orais, fecais e de pele de 34 Yanomami, descobrindo que sua microbiota média tinha duas vezes mais genes que a média dos norte-americanos (Clemente et al., 2015). Os microbiomas dos Yanomami são ainda mais diversos que os de tribos indígenas da África. No entanto, são necessárias mais pesquisas para entender adequadamente a microbiota intestinal e que efeito um microbioma menos diversificado pode ter.

Todos nós temos uma mistura única de flora intestinal, que é influenciada por nossos genes, dieta, idade, níveis de estresse e fatores ambientais, entre muitas outras variáveis, criando algo como uma impressão digital intestinal (Figura 8.3). Essa pode ser uma das razões pelas quais duas pessoas podem comer o mesmo alimento e ter experiências digestórias diferentes.

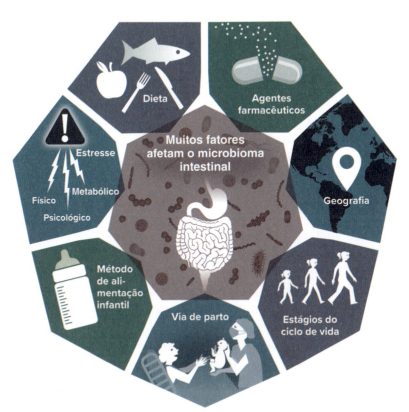

Figura 8.3 Os fatores que afetam a flora intestinal incluem a genética, a idade, a via de parto, o uso de antibióticos ou medicamentos, a dieta e a prática de exercícios.

Outro fator que parece afetar a microbiota intestinal é o exercício. Matsumoto e colegas (2008) descobriram que ratos que se exercitavam na forma de corrida voluntária na roda tinham crescimento aumentado de bactérias que produziam o ácido graxo butirato. O butirato pode promover a reparação do revestimento do intestino e reduzir a inflamação, prevenindo potencialmente prejuízos na saúde, como a doença inflamatória intestinal e a resistência à insulina, que pode levar ao diabetes. Embora os efeitos em humanos possam ser diferentes daqueles em ratos, ambos são mamíferos que compartilham grande parte do mesmo DNA, então estudos com roedores podem oferecer uma pista do que também está acontecendo em humanos. O exercício também pode criar alterações no microbioma que protegem contra a obesidade e melhoram a função metabólica. Mesmo um regime modesto de atividade física pode afetar o microbioma. Bressa e colegas (2017) descobriram que mulheres que se exercitavam pelo menos três horas por semana de forma leve, como uma caminhada rápida ou natação, tinham níveis aumentados de três tipos específicos de bactérias que promovem a saúde, reduzindo a inflamação ou melhorando o metabolismo; indivíduos sedentários foram associados a menor riqueza da microbiota. Além disso, os atletas têm perfis de microbiota muito diferentes em comparação com pessoas sedentárias de idade e sexo semelhantes. Os atletas geralmente têm uma microflora mais diversa e maior abundância das três bactérias benéficas mencionadas previamente (Mohr et al., 2020). Embora não haja nenhuma pesquisa publicada sobre o efeito da yoga na microbiota, parece que o exercício, da qual a yoga é uma modalidade, afeta o microbioma intestinal de maneira positiva.

O que está claro é que a saúde do nosso microbioma intestinal é fator importante na saúde de todo o sistema digestório e de todo o organismo. Cuidar de nós mesmos também tem implicações no cuidado de nossas colônias microscópicos. Embora haja muito mais a aprender sobre a flora intestinal, não devemos subestimar o quanto esses organismos microscópicos nos moldam.

Fígado

Perdendo apenas para a pele, o fígado é um dos maiores órgãos do corpo e é uma glândula digestória acessória que atua no metabolismo. O fígado está localizado no quadrante superior direito do abdome, logo abaixo do diafragma, ao qual está ligado em uma parte. Está à direita do estômago e recobre a vesícula biliar.

O fígado tem muitas funções diferentes. Sintetiza proteínas, produz agentes bioquímicos necessários para a digestão e regula o armazenamento de glicogênio, que se forma com base na glicose encontrada nos alimentos ou que já está na corrente sanguínea, auxiliando assim na regulação dos níveis séricos de glicose.

O corpo tem necessidade constante de energia, mas não estamos constantemente comendo. O fígado absorve a glicose dos alimentos enquanto comemos e a armazena (na forma de glicogênio). Em seguida, mobiliza a glicose armazenada para ser usada como energia pelas células. Se então tivermos um excesso de glicose no sangue, o fígado absorverá novamente a glicose para uso posterior. Desse modo, o fígado desempenha função muito importante na regulação de um nível sérico constante de glicose.

Contudo, o fígado é mais popularmente conhecido por sua função de desintoxicação, quebrando vários metabólitos – tanto os produzidos no interior do corpo, por exemplo, o ácido lático, como os consumidos, por exemplo, os ingeridos em bebidas alcoólicas.

Seu corpo é regularmente exposto a toxinas, substâncias venenosas produzidas por organismos vivos, incluindo aquelas produzidas no próprio corpo, como ácido lático e resíduos microbianos no intestino. Seu corpo remove essas toxinas por meio do fígado, das fezes e da urina. O fígado, especificamente, altera substâncias tóxicas de maneira química, tornando-as inofensivas e prontas para a excreção.

Mesmo com o sistema de desintoxicação integrado de nosso organismo, ainda existem algumas substâncias químicas que não podem ser facilmente removidas por meio desses processos, incluindo poluentes orgânicos persistentes (encontrados em pesticidas), ftalatos (encontrados em centenas de produtos plásticos), bisfenol A (encontrado em muitos recipientes de alimentos e produtos de higiene) e metais pesados (encontrados na agricultura, na medicina e na indústria). Conhecidos por se acumularem no corpo e levarem muito tempo, potencialmente anos, para serem removidos, esses produtos químicos podem estar ligados a várias doenças crônicas, incluindo asma brônquica, câncer,

 Torções ajudam o fígado a desintoxicar

B.K.S. Iyengar, aluno de Tirumalai Krishnamacharya e criador da Iyengar Yoga, afirmou em suas aulas que torções profundas causam um efeito de compressão-absorção no corpo, especialmente nos discos intervertebrais e nos órgãos internos. Se Iyengar foi a fonte original dessa ideia ou se ela surgiu com alguém antes dele, a ideia de realizar torções para desintoxicar o corpo certamente se tornou um lugar-comum e está firmemente plantada na mente de muitos praticantes de yoga. Um artigo publicado em 2008 no *Yoga Journal* tenta explicar a ideia de Iyengar:

> A teoria é que as torções limpam os órgãos internos da mesma maneira que uma esponja descarrega água suja quando espremida e pode então absorver água fresca e se expandir novamente. A ideia é que, ao realizar torções, você produz uma ação de espremer semelhante, removendo o sangue velho e possibilitando que um suprimento oxigenado fresco flua. (Rizopoulos, 2017, parágrafo 2)

Embora Iyengar, que morreu de insuficiência renal em 2014, possa ter sido bem-intencionado em suas afirmações sobre a fisiologia da desintoxicação, a teoria da compressão-absorção é imprecisa e não tem base científica. A cada segundo, todos os dias, quer você esteja dormindo quer esteja acordado, seu corpo está constantemente se desintoxicando, e essa desintoxicação é um processo celular, não mecânico, ou seja, não requer compressão, torção ou alongamento dos órgãos internos.

autismo e transtorno de déficit de atenção/hiperatividade (Sears e Genuis, 2012).

A ideia de que certa postura de yoga, certa dieta ou certo produto podem remover essas toxinas teimosas do corpo é tentadora. No entanto, há pouca ou nenhuma evidência de que um movimento, dieta ou produto possam, especificamente, fazê-lo. Em uma revisão de 2015 de todos os estudos realizados até o momento que examinaram a eficácia das dietas de desintoxicação, Klein e Kiat descobriram que temos muito pouca evidência clínica para apoiar o uso de dietas de desintoxicação, apesar de uma indústria de desintoxicação em expansão e embalagens de produtos fazerem afirmações ousadas, mas sem fundamento. Embora alguns poucos estudos tenham descoberto que as dietas comerciais de desintoxicação podem melhorar a desintoxicação do fígado e eliminar poluentes orgânicos persistentes, esses estudos tinham metodologias falhas e amostras pequenas, reduzindo assim sua credibilidade científica. Klein e Kiat concluíram:

> Até onde sabemos, não foram realizados ensaios clínicos randomizados controlados para avaliar a eficácia das dietas comerciais de desintoxicação em humanos. Esta é uma área que merece atenção para que os consumidores possam ser informados sobre os potenciais benefícios e riscos dos programas de desintoxicação. (2015, p. 1).

Quanto à yoga, não há pesquisas que mostrem que ela melhora o sistema de desintoxicação natural do corpo. Isso provavelmente se deve ao fato de que o corpo humano já faz um trabalho fantástico de desintoxicação por conta própria. Se você não fosse capaz de eliminar as toxinas do corpo, você saberia, pois ocorreria uma infinidade de sintomas, até mesmo fatais.

Isso não quer dizer que a yoga (ou o exercício em geral) não tenha efeito na capacidade de desintoxicação do corpo, mas os benefícios provavelmente vêm da capacidade do exercício de diminuir a inflamação e aumentar a vascularização. Enquanto um pouco de inflamação é necessário na recuperação de uma ferida ou infecção, a inflamação crônica é árdua para o corpo e enfraquece muitos sistemas. A inflamação prolongada está na base de muitas doenças graves, incluindo doenças cardiovasculares e diabetes; além disso, o câncer, a obesidade, a osteoporose, a doença de Alzheimer e doenças cardiovasculares têm sido associados a aumento de biomarcadores da inflamação (Tabas e Glass, 2013).

Está bem estabelecido que o exercício produz uma resposta anti-inflamatória no corpo – um de seus benefícios mais potentes (Flynn, McFarlin e Markofski, 2007). Quando a inflamação é reduzida, todos os sistemas do corpo podem funcionar com mais eficiência, incluindo os de digestão e desintoxicação. Outro benefício bem conhecido do exercício é o aumento da circulação, de modo que mais sangue, que contém nutrientes essenciais e oxigênio, está disponível para a digestão e a desintoxicação. Dessa forma, o exercício certamente pode ajudar a otimizar os processos de desintoxicação do organismo, entre outros benefícios.

Os poucos estudos que examinaram a yoga e a inflamação sugeriram que a yoga também apresenta os mesmos benefícios anti-inflamatórios (Pullen et al., 2008; Pullen et al., 2010). Embora as pesquisas sobre a yoga sejam muito mais escassas, é razoável supor que a prática física de yoga forneceria muitos dos mesmos benefícios do exercício, como diminuição da inflamação e aumento da circulação. Se você está fazendo um afundo, seu corpo não sabe se você está em uma aula de yoga ou em um treino de musculação; os efeitos fisiológicos seriam basicamente os mesmos. Curiosamente, um pequeno estudo descobriu que mesmo uma prática não física de *mindfulness* diminuiu a inflamação (Ng et al., 2020).

Então, a yoga desintoxica seu corpo? Não da maneira que Iyengar sugeriu. Torções não desintoxicam seu corpo. Yoga e dieta não fazem nada que nosso organismo não possa fazer por conta própria. No entanto, a yoga pode otimizar o sistema de desintoxicação natural do corpo, não por meio de uma postura específica, como uma torção, mas por meio dos já poderosos benefícios do exercício de diminuir a inflamação e aumentar a circulação. Confie que seu corpo está totalmente equipado para lidar com toxinas e outras substâncias indesejadas.

Outra coisa que podemos fazer para melhorar nosso processo de desintoxicação é, simplesmente, reduzir a exposição a toxinas. Embora as dietas de desintoxicação não funcionem das maneiras que costumam ser anunciadas, quase todas as dietas incentivam uma alimentação saudável e equilibrada, o que reduz a exposição a produtos nocivos, incluindo ingredientes artificiais encontrados em *junk food* (comida não saudável). Também podemos reduzir a exposição a poluentes orgânicos persistentes consumindo alimentos cultivados organicamente. Podemos reduzir a carga sobre o fígado consumindo apenas quantidades moderadas de bebidas alcoólicas. Por fim, manter-se ativo com exercícios moderados, yoga ou outros, ajudará o corpo a fazer muito bem o que já faz.

Vesícula biliar e bile

A vesícula biliar é uma parte oca do trato biliar que fica logo abaixo do fígado. O trato biliar é formado pelo fígado, pela vesícula biliar e pelos ductos biliares, que trabalham juntos para produzir, armazenar e secretar a bile. A vesícula biliar é um pequeno órgão que armazena a bile produzida pelo fígado, até que ela seja liberada no intestino delgado.

A bile é produzida pelo fígado e é uma substância química importante no processo de digestão. É liberado pela vesícula biliar quando o alimento é descarregado no duodeno e por algumas horas depois. A bile ajuda na digestão de gorduras, quebrando moléculas maiores em moléculas menores em um processo chamado *emulsificação*. A bile também atua como um surfactante, o que reduz a tensão superficial entre dois compostos. Uma vez que as gorduras são dispersas pela bile, elas têm maior área de superfície, possibilitando que a enzima lipase pancreática as quebre em ácidos graxos menores e monoglicerídeos, que podem então ser absorvidos pelas vilosidades que revestem todo o comprimento do intestino delgado. O intestino delgado também absorve a bile, que é então transportada para o fígado para reutilização. A bile também atua na absorção da vitamina K da dieta; essa vitamina é um nutriente necessário para a coagulação sanguínea adequada e cicatrização de feridas.

Os cálculos biliares são uma doença comum da vesícula biliar. Podem se formar se houver muito colesterol ou bilirrubina na bile ou se a vesícula não se esvaziar adequadamente. Os cálculos biliares podem ser muito dolorosos, embora a maioria das pessoas que os tem nunca apresente qualquer sintoma nem saiba que os tem. O conselho recomendado para a prevenção de cálculos biliares é, naturalmente, uma dieta saudável e equilibrada, com abundância de frutas e vegetais frescos, bem como grãos integrais. Algumas evidências mostram que o consumo regular de frutos oleaginosos, como amendoim ou castanha de caju, pode ajudar a reduzir o risco de desenvolver cálculos biliares; além disso, pequenas quantidades de bebidas alcoólicas também podem ajudar a reduzir o risco. Como com quase tudo, a chave é a moderação.

Pâncreas

O pâncreas, que fica abaixo e atrás do estômago, é um importante órgão com uma função acessória na digestão, uma função principal como órgão endócrino e um cruzamento entre as duas funções. O pâncreas secreta insulina quando a glicemia fica alta. A insulina mobiliza a glicose do sangue para os músculos e outros tecidos para uso como energia. Quando a glicemia está baixa, o pâncreas libera glucagon, que possibilita que o açúcar armazenado seja decomposto em glicose pelo fígado, a fim de reequilibrar os níveis de glicose. O pâncreas produz grandes quan-

tidades de bicarbonato e o secreta para o duodeno a fim de neutralizar o ácido gástrico que entra no trato digestório. O pâncreas secreta íons de bicarbonato, que são básicos, para ajudar a neutralizar o quimo ácido que vem do estômago. Finalmente, o pâncreas é a principal fonte de enzimas para a digestão de gorduras e proteínas. Por outro lado, as enzimas que digerem polissacarídeos, ou carboidratos, são produzidas principalmente pelas paredes dos intestinos.

Sistema nervoso entérico

Quando pensamos em sistema nervoso, geralmente pensamos no encéfalo e em todos os nervos que distribuem as informações ao redor do corpo. O sistema nervoso entérico (SNE), que controla o trato gastrointestinal, muitas vezes é chamado *segundo cérebro*. O SNE é uma das principais divisões do sistema nervoso autônomo, que também controla outras funções involuntárias, como a frequência cardíaca, a pressão arterial e a frequência respiratória. Por meio de sua vasta rede de centenas de milhões de neurônios, o SNE monitora constantemente a saúde do trato digestório, do esôfago ao ânus, comunicando-se com o sistema nervoso central (SNC) para manter o equilíbrio como um todo.

Como o SNE é muito complexo e extenso, ele é capaz de operar independentemente do SNC, embora eles estejam em comunicação regular e se influenciem mutuamente. No entanto, observou-se que o SNE continua operante mesmo no caso de secção do nervo vago, que é seu principal canal de comunicação com o SNC

(Li e Owyang, 2003). O SNE controla as funções motoras do sistema digestório e a secreção de enzimas gastrointestinais. Os neurônios do SNE se comunicam por meio de muitos neurotransmissores semelhantes aos utilizados pelo SNC, incluindo a acetilcolina, a dopamina e a serotonina. Na verdade, estima-se que mais de 90% da serotonina do corpo, um neurotransmissor que se acredita estar associado a sensações de bem-estar, seja produzida e resida no intestino (Camilleri, 2009); acredita-se que níveis alterados de serotonina estejam associados a doenças como síndrome do intestino irritável, doenças cardiovasculares e osteoporose. Além disso, cerca de 50% da dopamina do corpo está no intestino. A grande presença de serotonina e dopamina no trato gastrointestinal é o foco de pesquisa atual para neurogastroenterologistas.

Além de regular o movimento do alimento pelo trato gastrointestinal e a produção de sucos digestórios, o SNE também atua de maneira relevante na comunicação com o encéfalo. A complexa teia de neurônios, hormônios e neurotransmissores químicos no interior do intestino envia mensagens ao encéfalo sobre o estado do trato gastrointestinal e recebe informações do encéfalo que impactam diretamente no ambiente intestinal. O sistema nervoso central pode controlar a velocidade na qual o alimento está sendo movido e quanto muco está revestindo o intestino, o que pode ter impacto direto nas condições ambientais que a microbiota experimenta. Dessa maneira, o SNC e o SNE estão em constante comunicação acerca de nossa fome, se estamos ou não sob estresse ou se ingerimos um micróbio causador de doença. A microbiota intestinal influencia o nível sistêmico do poderoso neurotransmissor serotonina, que regula a sensação de bem-estar. Alguns dos medicamentos mais prescritos para o tratamento da ansiedade e da depressão atuam modulando os níveis de serotonina. A serotonina é provavelmente apenas um dos muitos mensageiros bioquímicos afetados pela microbiota e que afetam o humor e o comportamento. Portanto, o estado emocional e os níveis de estresse podem afetar diretamente a digestão. Essa conexão intestino-encéfalo, que pode estar ligada à ideia do "sexto sentido", também é discutida no Capítulo 2, que analisa o sistema nervoso.

Dieta e sistema digestório

O sistema digestório é diretamente afetado pela dieta como nenhum outro sistema do corpo. Algumas dietas comumente associadas à yoga incluem o jejum intermitente e a dieta iogue, que inclui a dieta ayurvédica. Quais as características dessas dietas e quais efeitos elas têm?

Jejum intermitente

Embora tenha se tornado uma tendência alimentar recente, o jejum tem sido usado terapeuticamente desde pelo menos o século V a.C., quando o médico grego Hipócrates, considerado o pai da medicina, o recomendou a pacientes com determinados sintomas. O jejum é comum em muitas culturas ao redor do mundo e é praticado há milênios, muitas vezes relacionado com crenças religiosas ou espirituais. No hinduísmo e no jainismo, os seguidores cumprem um jejum parcial conhecido como Ēkādaśī a cada 2 semanas no 11º dia do ciclo lunar. Muitas tradições de yoga promovem o jejum, que é considerado parte importante da medicina ayurvédica. Então, por que essa tendência de dieta – embora não seja nova – tornou-se popular recentemente? Ela oferece benefícios reais?

O termo *jejum intermitente* (JI) se refere a períodos alternados de jejum (ou restrição calórica) e não jejum durante determinado período. Embora jejuar na verdade indique a abstenção completa de alimentos, muitas práticas populares do JI liberam alguns alimentos e, portanto, são chamadas mais precisamente *dietas de restrição calórica*.

Aqui estão três métodos de JI comuns. Na abordagem de cinco dias por mês, consome-se entre 700 e 1.000 calorias por cinco dias seguidos a cada mês. No popular plano 5:2, consome-se uma quantidade reduzida de calorias dois dias por semana. Nos dias de jejum, consome-se 500 calorias durante o dia. Nos dias sem jejum, ainda é seguida uma dieta saudável, mas sem restrição calórica. Uma terceira modalidade de jejum envolve não comer nada entre o jantar e as 14 horas do dia seguinte; trata-se de modalidade acessível, pois simplesmente prolonga o jejum natural da noite, passando assim a quebra do jejum (*breaking of the fast*), que está na origem da palavra desjejum (*breakfast*), para mais tarde.

Benefícios observados do jejum

Diz-se que o JI mimetiza a dieta de caçadores-coletores, que era seguida quando as pessoas não tinham uma quantidade previsível de calorias todos os dias, com alguns dias sendo de mais abundância, enquanto outros eram de maior escassez. A ideia é de que o corpo humano é projetado para o consumo esporádico de calorias, em vez da superalimentação contínua; o que sabe é que comer demais está ligado a muitas doenças crônicas.

Em um experimento de 2015, realizado e de autoria de mais de 20 cientistas, Brandhorst e colegas descobriram que uma dieta de jejum de quatro dias diminuiu o tamanho de múltiplos órgãos e sistemas em camundongos, seguida de regeneração multissistêmica por células-tronco após a realimentação. Além disso, os ciclos de jejum bimensais em camundongos prolongaram a longevidade, reduziram a gordura visceral, reduziram a incidência de câncer e lesões de pele, rejuvenesceram o sistema imune e retardaram a perda de densidade mineral óssea. Em camundongos idosos, o jejum promoveu a geração de novos neurônios no hipocampo, uma parte do encéfalo, e melhorou o desempenho cognitivo. Os mesmos autores realizaram um estudo-piloto de pequeno porte para ver se esses mesmos benefícios seriam encontrados em humanos; descobriram que três ciclos de jejum diminuíram os fatores de risco para envelhecimento, diabetes, doenças cardiovasculares e câncer sem grandes efeitos adversos. Eles concluíram que, embora sejam necessárias mais pesquisas, esses são resultados promissores para a realização do jejum a fim de promover maior período de vida com boa saúde, em vez de usar como medida puramente o tempo que vida, sem considerar a saúde no período.

O JI também pode melhorar a flexibilidade metabólica, que é a capacidade do corpo de alternar entre carboidratos e gorduras como fonte de combustível. Um estudo de 2012 realizado por Karbowska e Kochan em camundongos descobriu que o JI levou ao aumento em certos biomarcadores associados com a flexibilidade metabólica. Isso envolvia um jejum verdadeiro, em que os camundongos repetiam ciclos de dias sem comida. Ser capaz de alternar com eficiência e rapidez entre carboidratos e gorduras como fontes de combustível, dependendo da disponibilidade de nutrientes e das demandas fisiológicas do corpo, é considerado ideal (Muoio, 2014). O oposto – a inflexibilidade metabólica – ocorre em indivíduos superalimentados que não alternam facilmente entre gordura e carboidrato como combustível. Acredita-se que a inflexibilidade metabólica seja a origem da resistência à insulina, que é a causa do diabetes (Muoio, 2014).

Um dos mecanismos por trás dos benefícios observados do jejum pode ser a autofagia, que significa "autoconsumo" em grego. A autofagia é a maneira utilizada pelo corpo para remover células danificadas e é benéfica à saúde geral. O corpo erradica e desintegra células danificadas ou disfuncionais, usando as partes recicladas para reparo e limpeza celular. A autofagia atua na remoção de proteínas mal dobradas ou agregadas, limpando partes celulares danificadas e eliminando patógenos intracelulares (Glick, Barth e Macleod, 2010).

A autofagia é necessária para a vigilância anticancerígena ideal pelo sistema imune, e, pelo menos em alguns casos, o câncer prossegue com uma inibição temporária da autofagia (Pietrocola et al., 2017). A autofagia está acontecendo o tempo todo no corpo, mas a autofagia reduzida ou anormal leva ao desenvolvimento do câncer, que é a proliferação ou o crescimento descontrolado de células (Yun e Lee, 2018). Em uma revisão da literatura sobre o JI como tratamento anticancerígeno, Caccialanza e colegas (2018) observaram que há algumas evidências de que tanto o JI (por exemplo, na abstenção alimentar total) como a restrição calórica aumentam a autofagia e inibem o crescimento do tumor, o que sugere que pode não ser necessária a abstenção completa de alimentos para se obter os benefícios do jejum. Contudo, é muito importante citar que os autores observaram ainda que, embora a autofagia suprima tumores em células saudáveis, ela pode promover a malignidade em células cancerígenas, uma grande preocupação para alguém já diagnosticado com câncer. Claramente, são necessárias muito mais pesquisas antes de declarar o JI ou a restrição calórica como tratamento anticancerígeno; os autores aconselharam uma abordagem cautelosa.

O JI também pode beneficiar o encéfalo. É bem conhecido que o JI induz à autofagia no corpo, mas foi só em 2010 que os pesquisadores descobriram que o mesmo acontecia no encéfalo. Alirezaei e colegas (2010) descobriram que o jejum de curto prazo induz à autofagia neuronal profunda em camundongos. Sem a autofagia apropriada nos neurônios, podem ocorrer doenças neurodegenerativas, como a doença de Alzheimer. Contudo, como os outros estudos sobre o JI, o experimento de Alirezaei e colegas foi realizado em camundongos; ainda não foi determinado se os resultados obtidos pelo jejum em modelos celulares e animais podem ser transferidos para humanos. No momento, as evidências fornecidas por estudos em humanos ainda são muito limitadas.

Jejum como remédio?

É possível que um dia os médicos prescrevam jejum para pacientes com doenças diversas? Embora não seja impossível, o jejum pode ser algo difícil de prescrever. Um dos objetivos das pesquisas no JI é desvendar o mecanismo por trás da capacidade do jejum de aumentar a autofagia e destilar esse mecanismo em um medicamento utilizável, mas ainda estamos muito longe dessa possibilidade. Portanto, por enquanto a única maneira de experimentar os benefícios do JI é praticando-o, o que torna sua prescrição muito pouco ortodoxa. Nem todo mundo com os primeiros sinais de câncer reagirá positivamente ao conselho de comer menos, e, considerando que o JI pode induzir à malignidade, são necessárias muito mais pesquisas sobre o assunto. Quando confrontados com uma doença grave como o câncer, os pacientes geralmente querem certificar-se de que estão recebendo os medicamentos mais modernos e os tratamentos mais eficazes. Contudo, pode ser aqui que entra a yoga.

Embora um paciente possa não gostar de receber conselhos de jejum de um médico, a prática de yoga apresenta uma maneira diferente de trazer o jejum à vida de uma pessoa. A própria essência da yoga é superar desafios e desenvolver a vontade própria. O simples fato de comparecer a uma aula de yoga exige que a pessoa supere a atração do sofá, uma prática diária de força de vontade. Faz sentido então que o JI possa ser um complemento natural a uma prática regular de yoga e movimento.

O jejum é adequado para todos?

Embora o jejum não pareça ter qualquer efeito colateral importante, as pessoas que são novas no JI ou na restrição calórica geralmente experimentam fadiga, letargia, tontura e cefaleia ao iniciar esse regime. Contudo, esses sintomas geralmente diminuem conforme o corpo se adapta ao esquema. Deve-se notar que há uma distinção tênue entre escolher jejuar conscientemente e pular o almoço porque você está muito ocupado no trabalho. Embora o jejum possa trazer muitos benefícios, o estresse de trabalhar sob pressão pode neutralizar os benefícios de optar conscientemente pelo jejum.

O jejum pode não ser adequado para todos e deve até ser evitado por certas pessoas. Gestantes ou mulheres que estão amamentando, crianças e pessoas em recuperação de cirurgias não devem tentar o JI. Além disso, pessoas com histórico de distúrbios alimentares devem evitar completamente o JI, pois a anorexia pode ser facilmente mascarada com um véu de prática de bem-estar. Além disso, se não for bem equilibrado, o JI pode facilmente levar à desnutrição e até à sarcopenia, que é a perda de massa muscular. Finalmente, as pessoas que estão abaixo do peso ou com osteoporose devem conversar com seu médico antes de iniciar um regime de JI.

Finalmente, existe outra maneira de obter muitos dos benefícios do JI: exercícios, incluindo a yoga. Muitos dos benefícios do JI também são vistos com o exercício. O exercício é conhecido por melhorar a flexibilidade metabólica (Goodpaster e Sparks, 2017) e aumentar a autofagia no corpo (Drake, Wilson e Yan, 2016). Novamente, embora não haja pesquisas com foco direto na yoga e na autofagia, um afundo é um afundo, e uma prática de movimento regular é parte essencial de um estilo de vida saudável.

A dieta iogue

O *Yoga Sutras of Patanjali* e o *Bhagavad Gita* não fazem menção de asana além de uma posição sentada de meditação. Da mesma maneira, eles não citam o que constitui uma dieta iogue. Embora não exista uma definição de dieta iogue, a yoga é frequentemente associada ao vegetarianismo e à Ayurveda. A seguir, exploraremos esses dois conceitos.

É preciso ser vegetariano para ser iogue?

Swami Sivananda, fundador do Sivananda Yoga, promoveu uma dieta lactovegetariana, afirmando que os carnívoros absorvem "o medo e a dor do animal abatido" (Sivananda Yoga Europe, s.d.). Yogi Bhajan, que é creditado por trazer a kundalini yoga para o Ocidente, também recomendou uma dieta lactovegetariana e se referiu ao ditado de que você é o que come, então "Não faça de seu corpo um ferro-velho ou um cemitério" (Kaur, s.d., parágrafo 6). Cofundador da Jivamukti Yoga, David Life, no entanto, discorda da incorporação de laticínios à dieta. Vegetariano desde a década de 1970 e vegano

desde 1987, Life incentiva ativamente os iogues a serem veganos em homenagem ao *ahimsa*, ou não violência. As pessoas que frequentam os treinamentos de professores de Jivamukti são notoriamente obrigadas a assistir a documentários que mostram as práticas cruéis de certas operações de criação de animais nos Estados Unidos (Hagen, 2019).

Por sua vez, de acordo com um artigo publicado no *Yoga Journal*, Sianna Sherman, criadora da Rasa Yoga, mantém uma dieta que inclui peixes e leite. Ana Forrest, fundadora da Forrest Yoga, diz que come carne, mas só de caça. E, finalmente, Scott Blossom, educador em ayurvédica e professor de yoga, ocasionalmente come carne vermelha, que ele considera um remédio para sua constituição específica, embora siga em grande parte uma dieta vegetariana (Macy, 2017).

Nossa digestão e flora intestinal são únicas, como uma impressão digital, e nossas necessidades dietéticas podem variar de acordo com as flutuações de nossas vidas. Talvez encontrar a dieta iogue certa seja descobrir o que funciona melhor para você, incluindo a ética de sua escolha alimentar. Só você pode realmente saber o que funciona melhor para a sua digestão, pois você é o único a ter a experiência de seu corpo, da mesma maneira que é o único a experimentar a yoga em seu corpo e, portanto, deve escolher a yoga que se adapta ao que seu corpo precisa. Nenhum papel é capaz de nos dizer qual é a melhor.

Dieta ayurvédica

Presente há milhares de anos, a Ayurveda é um sistema de medicina tradicional, em contraste com a medicina científica. A Ayurveda baseia-se no princípio de equilibrar diferentes tipos de energia no corpo e encontrar equilíbrio na natureza, o que se acredita que melhore a saúde. Um princípio central da Ayurveda é que os tratamentos, sejam eles alimentos, sejam medicamentos ou outros, são personalizados para o tipo de energia do indivíduo, o que a distingue de outras dietas ou sistemas de medicamentos.

Segundo a Ayurveda, o universo é composto de cinco elementos: *Vayu* (ar), *Jala* (água), *Akash* (espaço), *Teja* (fogo) e *Prithvi* (terra). Esses elementos formam então três diferentes *doshas*, ou energias, que circulam no interior do corpo e são responsáveis por certas funções fisiológicas. Diz-se que o *pitta dosha*, por exemplo, controla a fome, a sede e a temperatura corporal; enquanto isso, diz-se que o *vata dosha* mantém o equilíbrio eletrolítico e o movimento; e, finalmente, o *kapha dosha* promove a função articular (Jaiswal e Williams, 2016).

Um aspecto importante de uma dieta ayurvédica é a avaliação do *dosha* dominante de uma pessoa, que orienta quando, como e o que comer, de modo a promover o equilíbrio entre os três *doshas*. As principais características de cada dosha são:

- *Pitta* (*fogo + água*). Inteligente, perspicaz e decisivo. Uma pessoa com dominância *pitta* geralmente tem uma constituição física mediana e um temperamento explosivo, e pode ser propensa ao superaquecimento. Os desequilíbrios de *pitta* geralmente se manifestam no corpo como infec-

ção, inflamação, erupções cutâneas, úlceras, azia e febre.

- *Vata* (*ar + espaço*). Criativo, enérgico e animado. Uma pessoa *vata*-dominante geralmente tem um corpo magro e leve e pode ser propensa a problemas digestórios, fadiga, ansiedade, pele seca ou constipação intestinal.
- *Kapha* (*terra + água*). Naturalmente calmo, fundamentado e leal. Aqueles com um *dosha kapha* geralmente têm uma estrutura robusta e podem ter problemas com ganho de peso, asma brônquica, depressão ou diabetes. Psicologicamente, o desequilíbrio na disposição amorosa e calma do *kapha* pode se transformar em letargia, apego e depressão.

De acordo com a dieta ayurvédica, você deve comer alimentos que ajudem a equilibrar seus *doshas*. Por exemplo, pessoas com dominância *pitta* devem focar alimentos refrescantes e energizantes e limitar temperos, frutos oleaginosos e sementes. Aqueles com predominância *vata* devem consumir alimentos quentes, úmidos e que crescem na terra e restringir frutas secas, ervas amargas e vegetais crus. Finalmente, o indivíduo dominante *kapha* deve limitar alimentos pesados, como frutos oleaginosos, sementes e óleos em favor de frutas, vegetais e legumes. Para os três *doshas*, a dieta ayurvédica recomenda reduzir o consumo de carne vermelha, adoçantes artificiais e ingredientes processados, ao mesmo tempo que aumenta alimentos integrais saudáveis, o que é um bom conselho nutricional para qualquer pessoa.

A medicina ocidental se concentra no tratamento de doenças, enquanto a Ayurveda se concentra no tratamento do indivíduo. Na medicina ocidental, os medicamentos são isolados de fontes mais complexas com o objetivo de encontrar a dosagem ideal para o tratamento de doenças. O antibiótico penicilina, por exemplo, foi originalmente derivado de alguns fungos comuns chamados *Penicillium*. A Ayurveda, por sua vez, aplica uma abordagem diferente: o foco principal é no indivíduo e não na doença. Ambos os métodos têm seus méritos. Como o método científico normalmente analisa tratamentos ou intervenções singulares enquanto controla outras variáveis, a aplicação do método científico à natureza individualizada da Ayurveda se mostra difícil. O que torna a Ayurveda especial – seu tratamento individualizado – torna impossível aplicá-la à população em geral.

No entanto, a dieta ayurvédica promove alguns princípios sólidos que podem ser facilmente aplicados a todos: incentivar o consumo de alimentos integrais, desencorajar o consumo de alimentos processados e promover a alimentação consciente. Seguindo a Ayurveda, recomenda-se a todos que consumam alimentos integrais ricos em nutrientes, como frutas, vegetais, grãos e legumes, independentemente de qual seja seu *dosha* dominante. Ingerir alimentos integrais ricos em fibras como esses pode ajudar na perda de peso. Alguns estudos pequenos descobriram que pessoas obesas eram capazes de perder peso seguindo uma dieta ayurvédica (Sharma et al., 2009) ou um programa de modificação de estilo de vida baseado na ayurvédica que incluía mudanças na dieta e aulas de yoga (Rioux, Thomson e Howerter, 2014). Talvez isso não seja muito surpreendente, visto que quase todas as dietas parecem funcionar para perder peso. O difícil é manter esse peso reduzido.

A dieta ayurvédica também desencoraja o consumo de alimentos processados, que muitas vezes carecem de fibras e vitaminas e minerais importantes. Algumas pesquisas relacionaram alimentos ultraprocessados com doenças cardíacas, câncer (Srour et al., 2019) e, até mesmo, redução da expectativa de vida (Schnabel et al., 2019).

A Ayurveda não se preocupa apenas com o que você come, mas como come. A prática *mindfulness* envolve prestar muita atenção em como você se sente no momento presente. Comer conscientemente envolve minimizar distrações durante as refeições para, em vez disso, focar o sabor, a textura e o odor da comida e como essa comida faz você se sentir. Um estudo-piloto (Dalen et al., 2010) mostrou que comer conscientemente reduz o peso corporal, a depressão, o estresse e a compulsão alimentar, além de melhorar o autocontrole e promover uma relação saudável com a comida (Kristeller e Jordan, 2018). Quer você conheça seu *dosha* dominante ou não, certamente todos podemos nos beneficiar dos princípios básicos de uma dieta ayurvédica.

Doenças do sistema digestório

Os problemas digestórios são muito comuns, talvez porque o sistema digestório seja profundamente afetado pela alimentação e pelo estilo de vida, que podem variar muito de um dia para o outro. A doença inflamatória intestinal e a síndrome do intestino irritável serão discutidas a seguir.

Doença inflamatória intestinal

Doença inflamatória intestinal (DII) é um termo usado para duas doenças – doença de Crohn e colite ulcerativa – caracterizadas por inflamação crônica do trato gastrointestinal. Embora a causa exata da DII não seja completamente compreendida, sabe-se que envolve uma combinação de genética, sistema imune e fatores ambientais. O sistema imune normalmente ataca e mata patógenos estranhos, como bactérias, vírus, fungos e outros microrganismos. Na DII, o sistema imune organiza uma resposta inadequada ao trato intestinal, que resulta em inflamação. Certos fatores ambientais, como alimentação ou estresse emocional, desencadeiam a resposta imune prejudicial nos intestinos.

A DII não deve ser confundida com a síndrome do intestino irritável (SII). Embora as pessoas com SII possam apresentar alguns sintomas semelhantes aos da DII, as duas são muito diferentes. A SII não é causada por inflamação e os tecidos do intestino não são danificados como na DII.

Uma proporção significativa de pacientes com DII relata ou experimenta depressão, ansiedade ou ambos. Fadiga e distúrbios do sono também são bastante comuns em pessoas com DII, e o estresse está associado a maior taxa de recidiva da DII. A prevalência de distúrbios do sono na DII varia entre 44 e 66%, em oposição a 27 a 55% em indivíduos-controle saudáveis e 67 a 73% em pessoas com SII. Essas complicações afetam o aspecto social e a qualidade de vida, além de estarem asso-ciadas à ansiedade ou à depressão, atividade da doença, atividade física reduzida, uso de medicamentos e anemia (Torres et al., 2019).

Em 2019, Torres e colegas revisaram toda a literatura sobre terapias complementares para o tratamento da DII. Eles observaram que os pacientes com DII recorrem cada vez mais a terapias alternativas e complementares, com até metade de todos esses pacientes usando diversas modalidades de medicina complementar e alternativa em algum momento do curso da doença. Os autores consideraram estudos que analisaram suplementos fitoterápicos e dietéticos, incluindo *cannabis*; terapias mente-corpo, incluindo yoga e meditação; e intervenções baseadas no corpo, incluindo acupuntura, quiropraxia e osteopatia. Em relação à yoga, os autores concluíram que há evidências de que ela pode ser eficaz na redução dos sintomas da DII, embora as evidências sejam limitadas. Além disso, eles também determinaram que a yoga melhora a qualidade de vida das pessoas com DII, o que significa que seus sintomas ainda podem estar presentes, mas seu bem-estar geral é melhorado.

Síndrome do intestino irritável

Até um quinto dos norte-americanos apresentam sintomas de síndrome do intestino irritável (SII), com prevalência das mulheres com relação aos homens (Grundmann e Yoon, 2010). Embora os sintomas possam ser bem leves em alguns, elas podem ser um grande obstáculo à vida de outros. A SII é um grupo de sintomas gastrointestinais que geralmente ocorrem juntos. Embora os sintomas possam variar entre as pessoas, o diagnóstico da SII é feito quando os sintomas duram pelo menos três dias por mês, por no mínimo três meses.

Embora a SII possa ser dolorosa, geralmente não causa danos intestinais. Os sintomas incluem cólicas, dor abdominal, inchaço e gases, constipação e diarreia. É possível que alguém com SII tenha episódios de constipação e diarreia.

A causa da SII pode variar de uma pessoa para outra, mas se trata de uma doença sensível ao estresse (Qin et al., 2014). As mulheres podem ter sintomas na época da menstruação, ou seus sintomas podem piorar durante esse período; as mulheres na menopausa têm menos sintomas que as que ainda menstruam. Algumas mulheres também relataram que certos sintomas pioram durante a gestação. Embora os sintomas da SII em homens sejam os mesmos que em mulheres, substancialmente menos homens relatam sintomas e procuram tratamento.

Em uma revisão de 2016, Schumann e colegas descobriram que, embora a yoga não cure a SII e, portanto, não possa ser recomendada como uma intervenção de rotina, a yoga pode ser um tratamento adjuvante viável e seguro para pessoas com essa doença.

Conclusão

O sistema digestório é uma intrincada e complexa organização entre muitos órgãos e a microbiota que nos possibilita sintetizar materiais do mundo exterior, dando-nos a energia necessária para fazer todas as atividades que desempenhamos na vida diária. A microbiota do intestino, que é equivalente em quantidade às próprias células humanas, tem um impacto profundo em nossa saúde geral. A disbiose da microbiota tem sido associada a doenças neurais, como a doença de Parkinson e o autismo. A alimentação consciente pode nos ajudar não apenas a apreciar melhor a comida, mas também a considerar a forma como nossas escolhas alimentares nos fazem sentir. As pesquisas sobre o jejum intermitente sugerem que ele pode melhorar a flexibilidade metabólica e a autofagia, mas pode não ser adequado para todos; além disso, os exercícios físicos podem fornecer muitos benefícios semelhantes aos do jejum intermitente. Não existe uma definição de dieta iogue, mas os princípios da ayurvédica fornecem orientações sólidas para uma dieta balanceada e pedem ao praticante que reflita sobre sua constituição individual. Embora a yoga possa não curar a doença inflamatória intestinal ou a síndrome do intestino irritável, a literatura sugere que ela pode melhorar seus sintomas. O sistema digestório afeta e é afetado por todos os outros sistemas do corpo, de modo que cuidar de nossa saúde digestória é um aspecto importante para cuidar melhor de todo o nosso ser.

Com base nas evidências científicas apresentada neste capítulo, as seguintes diretrizes provavelmente são bons conselhos para a maioria das pessoas:

1. Tire um tempo para comer.
2. Evite comer por razões emocionais.
3. Ingira alimentos integrais e reduza a ingestão de alimentos processados.
4. Se você é saudável e segue uma dieta balanceada, provavelmente não precisa de suplementos alimentares.

5. Embora o consumo moderado de bebidas alcoólicas possa trazer benefícios à saúde, evite seu consumo excessivo.
6. Continue se movimentando e se exercitando. Yoga é ótimo, claro!

Além de seguir conselhos gerais, entender as nuances de nossos próprios sistemas digestórios pode trazer benefícios profundos. Aqui estão algumas questões a considerar acerca de sua própria digestão:

1. Eu consumo alimentos integrais em quantidade suficiente, incluindo frutas e vegetais?
2. Comer comida picante afeta minha digestão?
3. Qual é o horário ideal para eu comer?
4. Comer tarde da noite afeta minha digestão e meu bem-estar geral?
5. Quais são os alimentos de que eu gosto, mas que sei que não são bons para mim? Posso substituir esses alimentos por algo que combine melhor comigo?
6. Como o estresse afeta minha digestão?
7. Eu reservo um tempo para descansar e relaxar?
8. Eu dedico tempo para saborear minha comida?
9. Eu pratico yoga ou faço exercícios na quantidade certa?

Assim como a prática de yoga de cada pessoa é única, o sistema digestório também é. Por meio da yoga, passamos a nos conhecer. Aplicar esse mesmo processo de autoindagação ao que comemos e à maneira como comemos pode ter implicações profundas em nossa saúde geral.

> Capítulo **9**

Pratique com confiança

Ao longo deste livro, exploramos como a yoga afeta os diversos sistemas corporais, tanto quanto a literatura científica nos mostra. Mostramos que, embora algumas das afirmações feitas sobre os benefícios da yoga provavelmente sejam mitos, a yoga como um todo oferece muitos benefícios. Embora seja improvável que a postura com apoio nos ombros (Salamba Sarvangasana) estimule a glândula tireoide ou que as torções desintoxiquem o fígado, alguns dos muitos benefícios da yoga incluem acalmar o sistema nervoso central em direção à resposta de relaxamento, diminuindo o risco de doenças cardiovasculares, bem como compreender e apreciar seu corpo, com suas necessidades e diferenças individuais.

Este capítulo oferece quatro estilos diferentes de prática de yoga: uma prática forte e dinâmica; uma prática de hatha yoga mais lenta; uma prática de yoga na cadeira; e uma prática de yoga restaurativa.[1] Se você já se perguntou se um estilo de yoga é melhor do que outro, Cramer e colegas (2016) examinaram essa mesma questão em uma revisão sistemática, concluindo que estudos de pesquisa com diferentes estilos de yoga não diferem em suas chances de alcançar desfechos positivos; assim, a escolha de um estilo de yoga específico pode ser baseada nas preferências e disponibilidade pessoais. Cada uma das práticas deste capítulo inclui alguns dos princípios fisiológicos explorados nos capítulos anteriores. Embora esperemos que isso não precise ser dito, lembre-se de que você é a autoridade em relação a seu corpo e sua yoga deve ser modificada conforme necessário.

Se você estiver trabalhando com uma lesão ou tiver uma doença preexistente, obtenha a confirmação de um médico de que você pode praticar com segurança antes de sua realização. Movimente-se com atenção e com controle, assim como permaneça dentro de sua amplitude de movimento sem dor. Você sempre tem a opção de diminuir a dimensão dos movimentos que está realizando, de desacelerar ou de descansar a qualquer momento.

Prática forte e dinâmica

Nesta prática, exploramos alguns dos conceitos abordados nos capítulos anteriores, incluindo a tensegridade, a amplitude

---

1 Você pode acessar os vídeos dessas práticas em: www. thephysiologyofyoga.com.

de movimento ativa *versus* passiva e o uso do treinamento excêntrico para melhorar a força muscular. Considerando que a yoga tem tudo a ver com equilíbrio, oferecemos essa prática com a ideia de começar sempre com o lado esquerdo, a fim de equilibrar a ideia de que toda sequência deve sempre começar com o lado direito.

Recomendamos fazer primeiro a leitura de toda a prática para que você saiba o que esperar e, em seguida, praticar fisicamente usando as imagens.

Para esta prática, você precisará de um bloco de yoga e duas faixas. Se você não tiver esses acessórios de yoga específicos em casa, pode ser criativo e usar outros itens domésticos, como uma caixa resistente e um cinto de calça.

Para se preparar para a prática, faça um laço na faixa e coloque os blocos de yoga perto do tapete de yoga (*mat*).

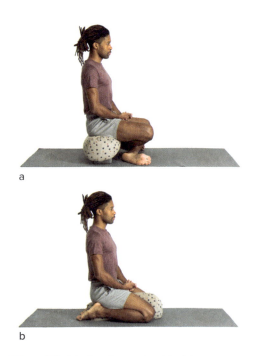

Figura 9.1 Meditação respiratória: (*a*) postura fácil; (*b*) postura do herói.

MEDITAÇÃO RESPIRATÓRIA

Comece em qualquer posição sentada confortável, em uma postura sentada com as pernas cruzadas (postura fácil, Sukhasana; Figura 9.1a) ou uma postura do herói (Virasana; Figura 9.1b), usando blocos ou almofadas para se sentar, conforme necessário. Perceba sua respiração, simplesmente observando a inspiração e a expiração. Em seguida, comece a alongar cada ciclo respiratório, prolongando a inspiração e a expiração, mas não a ponto de parecer tenso. Em seguida, adicione uma pequena retenção do ar ao final da inspiração e, em seguida, expire lentamente, tentando isso por um ou dois minutos. Perceba como a respiração lenta faz você se sentir.

KAPALABHATI

Embora a kapalabhati (Figura 9.2) possa não interromper o processo de envelhecimento (consultar o Capítulo 3 para obter mais detalhes), você pode achá-la energizante. Concentre-se em uma expiração forte e vigorosa e relaxe na inspiração. Você pode imaginar que uma pequena pena pousou em seu lábio superior e você está tentando soprá-la expirando rapidamente pelo nariz. Os abdominais devem se contrair enquanto você expira. Você pode colocar a mão no abdome para sentir esse movimento para dentro.

Para começar, permaneça em uma posição sentada confortável. Feche os olhos, se quiser, e faça algumas respirações longas e lentas. Em seguida, faça uma inspiração de boa profundidade e comece as expirações vigorosas. Siga um ritmo lento, de cerca de uma expiração por segundo. Após 30 ciclos, faça três grandes respirações de fole (bhastrika). Em seguida, inspire a três quartos e prenda a respiração (kumbhaka) por 30 segundos, se tolerável.

Repita todo o processo por mais uma ou duas séries, aumentando gradualmente o ritmo das expirações e, se quiser, a quantidade de ciclos respiratórios por série.

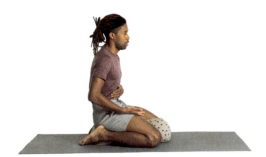

Figura 9.2   Kapalabhati.

SAUDAÇÃO AO SOL (SURYA NAMASKAR)

Na parte superior do tapete, assuma a postura da montanha (Tadasana) – fique em pé com os pés unidos e as mãos em posição de prece na frente do tórax. Comece a cultivar a respiração ujjayi contraindo delicadamente as pregas vocais de modo a produzir um som de R suave, que ajuda a focar a mente na respiração e ajuda a manter um grau constante de pressão intra-abdominal (ver o Capítulo 3 para obter mais detalhes).

Explore a respiração ujjayi para ver quando ela funciona ou não em sua prática, em vez de pensar nela como obrigatória em toda a prática. Certos movimentos ou asanas podem funcionar melhor com a respiração ujjayi que outros. Por enquanto, concentre-se em fazer cinco respirações ujjayi lentas na postura da montanha antes de iniciar suas saudações ao sol.

A partir da postura da montanha com as mãos em posição de prece, inspire e estenda os braços até a postura de braços para cima (Urdhva Hastasana; Figura 9.3a). Expire até a postura de inclinação para a frente em pé (Uttanasana; Figura 9.3b). Inspire, leve o tórax adiante e olhe para a frente na meia inclinação para a frente em pé (Ardha Uttanasana; Figura 9.3c). Expire e dê um passo para trás com a perna esquerda (Figura 9.3d). Inspire e levante os braços até uma postura da lua crescente (Ashta Chandrasana; Figura 9.3e), com as palmas das mãos unidas. Expire e abaixe as mãos no mesmo lugar que o pé da frente, depois inspire na posição de prancha alta (Phalakasana; Figura 9.3f). Expire e abaixe até uma prancha baixa (Chaturanga Dandasana; Figura 9.3g) com os cotovelos próximos às costelas. Se necessário, coloque os joelhos no chão ao abaixar. Empurre para a frente com os artelhos e inspire na postura do cachorro olhando para cima (Urdhva Mukha Svanasana; Figura 9.3h), mas se sinta à vontade para assumir uma postura da cobra (Bhujangasana) ou mesmo uma postura da cobra baixa depositando pouco ou nenhum peso nas mãos. Expire assumindo uma postura do cachorro olhando para baixo (Adho Mukha Svanasana; Figura 9.3i). Permaneça nesta postura por três respirações lentas. Em seguida, inspire e levante a perna esquerda até uma postura do cachorro olhando para baixo com um pé só (Eka Pada Adho Mukha Svanasa; Figura 9.3j). Expire e coloque o pé esquerdo entre as mãos (Figura 9.3k).

Inspire e dê um passo com o pé direito para a frente e levante-se assumindo uma postura de meia curva para a frente (Figura 9.3l). Expire e relaxe um pouco na inclinação para a frente em pé (Figura 9.3m). Inspire, estenda os braços para cima (Figura 9.3n) e, finalmente, expire colocando as mãos em posição de prece para uma postura da montanha (Figura 9.3o).

Em seguida, repita toda a sequência, começando com a perna direita. Você terá realizado uma rodada completa. Faça mais duas sequências de cada lado, completando um total de três rodadas completas.

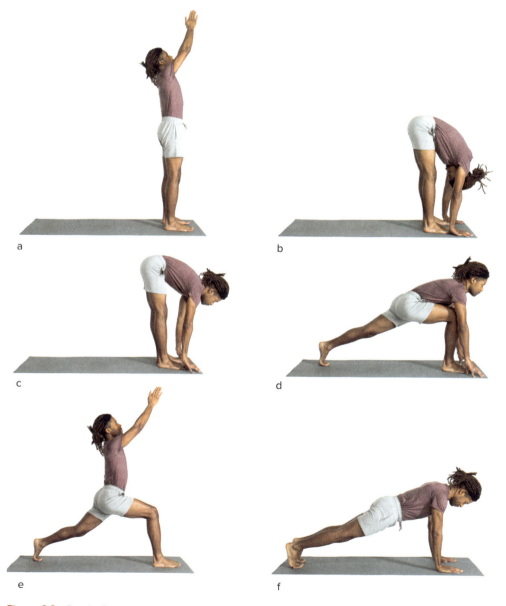

Figura 9.3 Saudação ao sol: (*a*) postura de braços para cima; (*b*) inclinação para a frente em pé; (*c*) meia inclinação para a frente em pé; (*d*) pé esquerdo recua; (*e*) postura da lua crescente; (*f*) prancha.

(continua)

Pratique com confiança 195

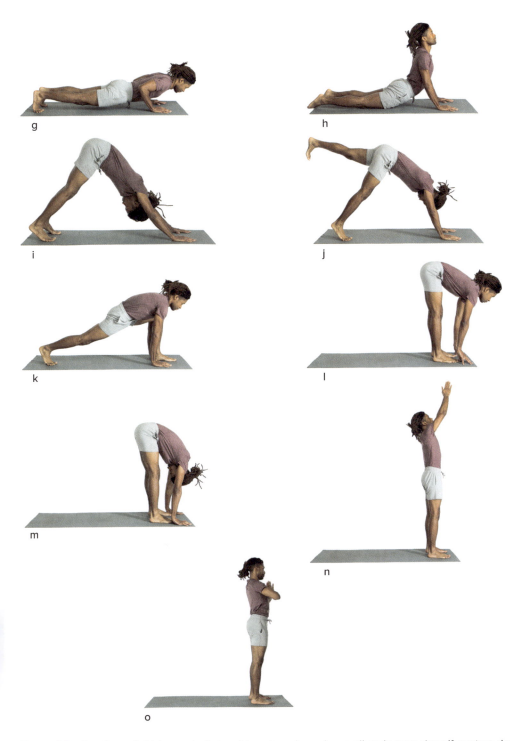

Figura 9.3 *(continuação)* (g) prancha baixa; (h) postura do cachorro olhando para cima; (i) postura do cachorro olhando para baixo; (j) postura do cachorro olhando para baixo com um pé; (k) pé esquerdo avança; (l) meia curva para a frente; (m) inclinação para a frente em pé; (n) postura de braços para cima; (o) postura da montanha.

POSTURA DA CADEIRA (UTKATASANA) E VINYASA

Comece na postura da montanha com os pés unidos. Em seguida, levante os braços acima da cabeça enquanto flexiona os joelhos, como se fosse sentar em uma cadeira invisível, mantendo o peso nos calcanhares (Figura 9.4). Observe as energias de oposição necessárias para manter essa postura. Levar os braços para cima faz a parte anterior das costelas querer se projetar para a frente, de modo que você precisa acionar os abdominais ao mesmo tempo. Tente aproveitar essas energias em duelo enquanto suas coxas trabalham duro para mantê-lo firme. Não é de admirar que *utkata* signifique feroz ou desajeitado. Você pode se sentir feroz e desajeitado ao manter essa postura por cinco respirações, depois se inclinar para a frente e fluir ao longo de um vinyasa, terminando na postura do cachorro olhando para baixo.

SEQUÊNCIA DE POSTURA DA LUA CRESCENTE COM TORÇÃO

As posturas em pé são ótimas para aumentar o calor e a força do corpo. Nesse ponto de nossa prática, exploramos uma sequência de postura da lua crescente com torção e uma sequência de pernas afastadas.

A postura da lua crescente com torção oferece a oportunidade de explorar a ideia de mobilidade e flexibilidade ou amplitudes de movimento ativas e passivas para ver como uma pode afetar a outra. Durante a postura da lua crescente (Figura 9.5), tente manter a pelve voltada para a frente e sem girar com a coluna, para que possamos explorar puramente a rotação vertebral.

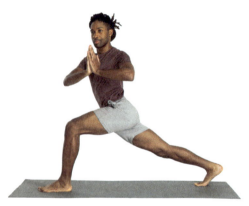

Figura 9.5 Postura da lua crescente com torção.

POSTURA DA LUA CRESCENTE COM TORÇÃO ATIVA

Partindo da postura do cachorro olhando para baixo, dê um passo à frente

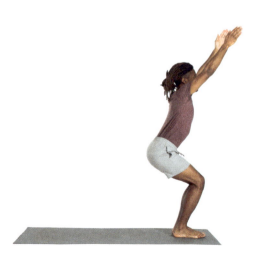

Figura 9.4 Postura da cadeira.

com o pé esquerdo e assuma a postura da lua crescente. Ao expirar, gire o tronco para a esquerda com os braços paralelos ao chão (Figura 9.6). Observe o quanto você é capaz de torcer – uma torção que vem da contração dos músculos do tronco – e o quanto esses músculos precisam ser acionados. Você não usa qualquer braço de alavanca, então essa rotação da coluna pode ser considerada sua amplitude de movimento ativa, ou o que algumas pessoas chamam *mobilidade*.

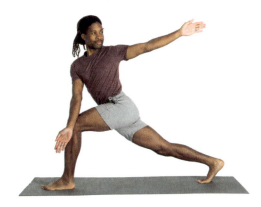

Figura 9.7 Postura da lua crescente com torção assistida.

POSTURA DA LUA CRESCENTE COM TORÇÃO (NOVAMENTE)

Retorne o braço direito à horizontal, observando se sua mobilidade ativa foi afetada pela exploração do pequeno grau de rotação passiva da coluna disponível. Por fim, relaxe da postura e volte para a postura do cachorro olhando para baixo.

☯ **Vinyasa opcional e segundo lado**

Se um Vinyasa está chamando por você, então vá em frente e flua. A seguir, depois de algumas respirações na postura do cachorro olhando para baixo, repita toda a sequência de postura da lua crescente no segundo lado.

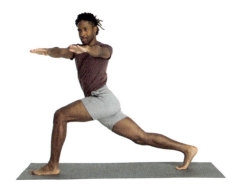

Figura 9.6 Postura da lua crescente com torção ativa.

POSTURA DA LUA CRESCENTE COM TORÇÃO ASSISTIDA

Coloque a mão direita do lado de fora do joelho esquerdo e faça uma alavanca contra a mão para aprofundar a rotação da coluna (Figura 9.7). Essa força rotacional externa criada por sua mão contra o joelho possibilita que você explore sua amplitude passiva de movimento, ou flexibilidade, na rotação da coluna vertebral.

POSTURA EXPANDIDA COM INCLINAÇÃO PARA A FRENTE (PRASARITA PADOTTANASANA)

Nas duas próximas posturas, exploramos a diferença entre chegar ao final de nossa amplitude e retroceder um pouco.

Partindo da postura do cachorro olhando para baixo (Adho Mukha Svanasana), flutue a perna esquerda para trás e pise levemente o pé esquerdo entre as mãos. Levante-se para ficar em pé enquanto vira para a borda longa do tapete, preparando-se para a postura expandida com inclinação para a frente. Com os pés paralelos um ao outro e os artelhos apontando para a borda longa do tapete, entrelace os dedos atrás de você e incline para a frente (Figura 9.8). Vá até o limite nesse alongamento e fique nessa posição por cinco respirações. Em seguida, suba cerca de 2 cm de modo a alcançar 90% do alongamento máximo e permaneça nessa posição por cinco respirações. Quando você recua de sua amplitude máxima de movimento, os músculos que estão sendo alongados devem ser acionados para ajudar a estabilizá-lo (uma prática que recomendamos no Capítulo 1 para pessoas com hipermobilidade). Observe como a postura faz você se sentir quando você simplesmente volta um pouco da amplitude máxima.

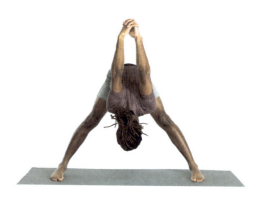

Figura 9.8 Postura expandida com inclinação para a frente.

POSTURA DO DEUS DA GUERRA (SKANDASANA)

Assuma uma postura expandida com inclinação para a frente (Prasarita Padottanasana) completa. Em seguida, abaixe-se até a postura do deus da guerra (Skandasana; Figura 9.9a) à sua esquerda, mas mantenha cerca de 80% da flexão máxima do joelho. Ficar nessa posição requer o acionamento de muitos músculos ao redor das coxas. Mantenha por cinco respirações.

Abaixe-se de modo que a nádega fique apoiada no calcanhar esquerdo ou o mais próximo possível dele (Figura 9.9b). Essa abordagem à postura foca a flexibilidade passiva. Depois de ficar na posição por cinco respirações, tente retornar. Observe como a fase concêntrica (subir) é muito mais difícil de fazer do que a fase excêntrica (descer). Abaixar repetidamente até o chão com controle (em seguida, usar as mãos no chão para ajudá-lo a subir) pode ser uma boa maneira de melhorar a força para que um dia você também possa subir com facilidade. Por fim, volte para a postura do cachorro olhando para baixo (Adho Mukha Svanasana).

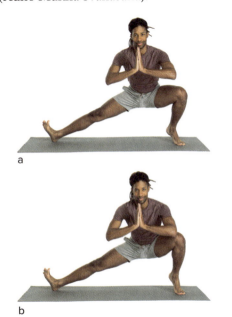

Figura 9.9 Postura do deus da guerra: (*a*) 80% da flexão máxima; (*b*) flexão completa.

☯ **Vinyasa opcional e segundo lado**

Se um vinyasa está chamando por você, então vá em frente e flua. A seguir, depois de algumas respirações na postura do cachorro olhando para baixo (Adho Mukha Svanasana), repita toda a sequência da postura expandida com inclinação para a frente no segundo lado.

POSTURA DO DANÇARINO (NATARAJASANA)

As posturas de equilíbrio oferecem uma oportunidade de focar a mente, e um bom equilíbrio é essencial para evitar quedas. A seguir, exploramos duas versões da postura do dançarino (Natarajasana).

Partindo da postura do cachorro olhando para baixo (Adho Mukha Svanasana), pule ou caminhe até a frente do tapete. Em seguida, suba totalmente e, finalmente, acomode-se na postura da montanha (Tadasana). Pressione uniformemente os pés e concentre o *drishti* à frente. Assuma a postura do dançarino segurando o lado de fora (ou, se você preferir, a parte interna) do pé esquerdo. Chute para trás com o pé esquerdo enquanto leva o tórax para a frente e para cima. Deixe a perna esquerda puxar o braço para trás (Figura 9.10) e segure por cinco respirações superficiais, depois retorne à postura da montanha (Tadasana).

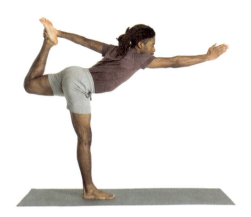

Figura 9.10 Postura do dançarino.

POSTURA DO REI DANÇARINO (VARIAÇÃO DA NATARAJASANA)

Embora muitas posturas tenham elementos de tensegridade, essa variação em particular parece uma personificação da ideia de tensegridade ou integridade tensional (conforme discutido no Capítulo 1).

Exceto para os poucos que são superflexíveis, você precisará de uma faixa para amarrar nesta versão da postura do dançarino (Natarajasana; Figura 9.11). Enrole a faixa em volta do pé esquerdo e chute o pé para trás enquanto segura a faixa com as duas mãos acima da cabeça. Desça as mãos pela faixa em direção ao pé, cotovelos apontando para cima e levantando o pé esquerdo bem alto. Observe os elementos de tensão e compressão trabalhando juntos para trazer estabilidade à postura. Segure por 5 (ou se puder, 10) respirações, depois saia da postura com controle e assuma uma postura da montanha (Tadasana).

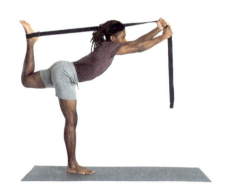

Figura 9.11 Postura do rei dançarino (com faixa).

☯ **Segundo lado de ambas as posturas**

Faça as duas posturas no segundo lado (o pé direito). Em seguida, faça uma saudação ao sol, mas termine na postura do cachorro olhando para baixo (Adho Mukha Svanasana) ou pule a saudação ao sol e apenas volte à postura do cachorro olhando para baixo (Adho Mukha Svanasana).

POSTURA DO ARCO (DHANURASANA)

O fortalecimento dos extensores de coluna está associado a uma série de benefícios. Essa sequência pode ajudar a mobilizar e fortalecer esse importante grupo muscular.

Partindo da postura do cachorro olhando para baixo (Adho Mukha Svanasana), faça a transição para o decúbito ventral. Em seguida, flexione os joelhos e segure os tornozelos ou pés. Ao inspirar, chute os pés para trás, levantando o tórax, os joelhos e as coxas do chão (Figura 9.12). Veja se consegue manter os joelhos afastados na largura do quadril e os artelhos em ponta. Olhe para a frente ou para onde for confortável para o pescoço e mantenha a postura por cinco respirações. Em seguida, solte lentamente, relaxando os pés. Você pode fazer um travesseiro com as mãos e descansar a cabeça para a esquerda por alguns segundos.

Repita a postura uma segunda vez, virando depois a cabeça para a direita para descansar.

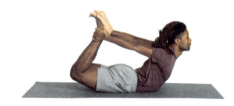

Figura 9.12 Postura do arco.

POSTURA DO GAFANHOTO (SALABHASANA)

Ainda em decúbito ventral com as pernas estendidas, o dorso dos pés no chão, os braços ao longo do corpo e as palmas das mãos voltadas para o chão, descanse a testa levemente no tapete. Ao inspirar, levante a cabeça, o tórax e os braços do tapete, leve os dedos além enquanto pressiona a parte superior dos pés no chão e foca suavemente os olhos alguns metros à sua frente (Figura 9.13). Segure por cinco respirações e descanse, virando a cabeça para a esquerda. Faça um travesseiro com as mãos, se quiser, e fique nesta posição por alguns momentos.

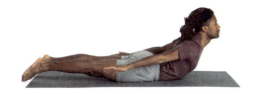

Figura 9.13 Postura do gafanhoto.

Repita a postura uma segunda vez, virando depois a cabeça para a direita para descansar e, finalmente, volte para a postura do cachorro olhando para baixo (Adho Mukha Svanasana).

POSTURA DO BARCO (PARIPURNA NAVASANA)

Embora a coluna vertebral não esteja em extensão na postura do barco, os extensores de coluna ainda precisam trabalhar para manter a coluna em uma posição neutra. Partindo da postura do cachorro olhando para baixo, pule ou caminhe para a frente até chegar a uma posição sentada com as pernas flexionadas e os pés no chão à sua frente. Ao inspirar, entre na postura do barco (Figura 9.14). Estenda os joelhos enquanto levanta o tórax e leve os ombros para trás e para baixo. Ao mesmo tempo, estenda os braços para a frente de modo que fiquem paralelos ao chão. Segure por cinco respirações. Para sair da postura, veja se consegue manter as pernas onde estão e role lentamente o tronco até o chão.

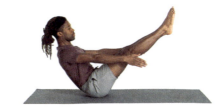

Figura 9.14 Postura do barco.

POSTURA DA PONTE (SETU BANDHASANA)

Deitado em decúbito dorsal, flexione os joelhos e caminhe com os pés até próximo das nádegas, mantendo-os afastados aproximadamente na largura dos quadris. Traga os braços ao longo do corpo com as palmas das mãos voltadas para baixo e os dedos tocando levemente os calcanhares. Inspire, pressione os pés e as escápulas e levante os quadris. Entrelace os dedos embaixo de você e tente passar os ombros sob as costelas (Figura 9.15). Pressione fortemente os braços, os ombros e as mãos. Segure por cinco respirações e, em seguida, abaixe-se lentamente até o chão.

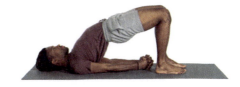

Figura 9.15 Postura da ponte.

POSTURA DO ARCO PARA CIMA, POSTURA DA RODA (URDHVA DHANURASANA)

Deite-se em decúbito dorsal. Flexione os joelhos e caminhe com os pés até próximo das nádegas, mantendo-os afastados aproximadamente na largura do quadril. Flexione os cotovelos, colocando as palmas das mãos ao lado da cabeça com as pontas dos dedos apontando para os ombros. Veja se consegue manter os pés paralelos e os joelhos alinhados com os pés. Inspire e pressione as mãos e os pés firmemente no chão enquanto levanta os quadris, os ombros e a cabeça do chão (Figura 9.16). Segure por cinco respirações, se puder, depois expire e flexione o queixo no tórax, abaixando com controle.

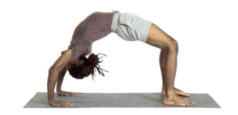

Figura 9.16 Postura do arco para cima, postura da roda.

Se você sentir que deve, repita a postura da roda (Urdhva Dhanurasana) mais uma vez, depois abrace os joelhos no tórax e oscile de um lado para o outro.

POSTURA DO POMBO REAL COM UMA PERNA (EKA PADA RAJAKAPOTASANA)

Agora que alcançamos o pico da aula, é hora de aproveitar a fase descendente da prática enquanto nos acomodamos em alguns alongamentos profundos de manutenção prolongada antes do relaxamento final.

Partindo da postura do cachorro olhando para baixo, inspire e levante a perna direita. Expire e coloque o pé direito do lado de fora da mão direita, com a perna direita rodada lateralmente de modo que os artelhos apontem para fora. Abaixe o joelho esquerdo até o chão e leve os antebraços até o chão ou sobre blocos (Figura 9.17). Segure por 10 respirações lentas.

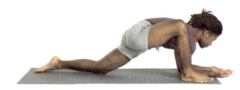

Figura 9.17 Postura do pombo real com uma perna.

POSTURA DO POMBO (EKA PADA RAJAKAPOTASANA)

A partir da postura do pombo real com uma perna, simplesmente mova o pé direito para a borda esquerda do tapete até que o tornozelo direito esteja atrás do punho esquerdo. Inspire e levante o tórax. Ao expirar, flexione o tronco anteriormente (Figura 9.18). Considere usar um bloco ou as mãos como apoio para a cabeça. Fique nessa posição por 10 respirações. Em seguida, faça pressão e volte à postura do cachorro olhando para baixo. Repita a postura do pombo real com uma perna e a postura do pombo no lado esquerdo.

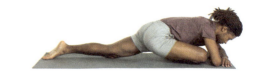

Figura 9.18 Postura do pombo.

RELAXAMENTO FINAL: POSTURA DO CADÁVER (SAVASANA)

A postura do cadáver (Savasana) mais comum é deitado em decúbito dorsal com os braços e as pernas estendidos (Figura 9.19). No entanto, essa não é a única opção para o relaxamento final. Você poderia, por exemplo, manter os joelhos flexionados com as plantas dos pés no chão e as mãos repousando no abdome. Você pode descansar os pés em um sofá ou uma cadeira próxima ou simplesmente colocar um travesseiro sob os joelhos. O mais importante é que você esteja em uma posição em que possa relaxar completamente.

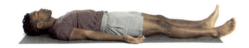

Figura 9.19   Postura do cadáver.

Faça algumas respirações longas e lentas pelo nariz. Observe os pontos do corpo que estão em contato com o chão. Deixe-se relaxar ainda mais nesses pontos de contato, soltando-se no chão. Deixe toda a tensão desaparecer e permita-se uma rendição, relaxando completamente. Fique na postura do cadáver (Savasana) por 5 a 10 minutos ou mais, se desejar.

Saia lentamente da postura do cadáver. Você pode mexer lentamente os dedos das mãos e dos pés e, em seguida, estender os braços para trás para um longo alongamento de corpo inteiro. Lentamente, relaxe até uma posição sentada confortável. Reserve um momento para refletir sobre como você se sente após a prática. Observe sua respiração por alguns momentos. Agora, coloque as mãos em posição de prece na frente do tórax. Inspire profundamente e, ao expirar, incline a cabeça em direção às mãos em homenagem à prática de yoga.

Prática de hatha yoga lenta

Embora a hatha yoga seja popularmente explicada como a união do sol e da lua, essa é uma interpretação mais moderna da frase (Birch, 2011). Em sânscrito, hatha significa "força", e o termo "hatha yoga" provavelmente foi inspirado por esse significado (Birch, 2011; Mallinson, 2011). Embora os iogues modernos possam não associar yoga com força, isso provavelmente se refere ao esforço necessário para criar seus efeitos (Mallinson, 2011) ou ao movimento vigoroso de energias esotéricas sutis conhecidas como *kundalini, apana e bindu* para cima ao longo do canal central (Birch, 2011). Embora a energia metafísica esteja além do escopo deste livro, nós, autores, descobrimos que os recém-chegados à yoga costumam comentar sobre como a prática é muito mais desafiadora ou mais difícil que os 60 minutos de relaxamento que eles esperavam. Aliás, foi necessária mais força do que eles esperavam.

Essa prática pode desafiá-lo e certamente exigirá esforço, mas você pode ajustá-la a seu próprio nível, reduzindo a intensidade com que pratica, modificando as posturas ou simplesmente descansando conforme necessário. Ao contrário de práticas mais dinâmicas, a hatha yoga consiste em permanecer nas posturas um pouco mais para explorá-las mais profundamente e para aumentar a força por meio de pausas de manutenção isométrica. Essa prática começa com a perna direita, como é comumente orientado.

MEDITAÇÃO RESPIRATÓRIA NA POSTURA RECLINADA

Deite-se em decúbito dorsal com os joelhos flexionados e as plantas dos pés no chão. Deixe os joelhos rolarem e apoiarem-se um contra o outro. Em seguida, descanse as mãos no abdome e na caixa torácica (Figura 9.20). Respire fundo e segure, observando como o abdome e as costelas se expandem para fora. Em seguida, expire muito lentamente, observando seu tronco relaxar sem esforço. Visualize a respiração de maneira tridimensional. Visualize seus pulmões se expandindo na frente e atrás, em cima e embaixo, à esquerda e à direita. Continue observando a respiração e aproveite esses preciosos momentos em que a mente se concentra em apenas uma coisa. Ninguém requer sua atenção agora. Nada precisa ser feito nesse instante. Aproveite esse momento para simplesmente "ser".

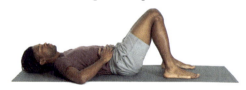

Figura 9.20 Meditação respiratória na postura reclinada.

Depois de se sentir relaxado e presente, comece a mover lentamente o corpo, esticando eventualmente os braços para trás e as pernas para a frente como se tivesse acabado de acordar.

POSTURA RECLINADA DA MÃO AO DEDO DO PÉ A (SUPTA PADANGUSTHASANA A)

As posturas reclinadas são uma ótima maneira de iniciar uma prática de maneira lenta, principalmente se começar com a saudação ao sol parecer menos atraente. As posturas em decúbito dorsal também podem ser uma boa maneira de alguém com dor lombar iniciar uma prática.

Passe o centro da faixa de yoga sobre o arco do pé direito. Segure uma ponta da faixa em cada mão e lentamente estenda o joelho até sentir um alongamento nos músculos posteriores da coxa (Figura 9.21).

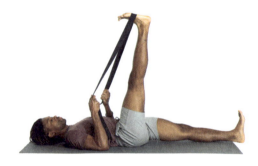

Figura 9.21 Postura reclinada da mão ao dedo do pé A.

Seu joelho pode não se estender totalmente e você pode até preferir manter uma leve flexão no joelho. O que importa é que você sinta a sensação de alongamento na parte de trás da coxa. Pressione delicadamente o calcanhar do pé direito para longe de você enquanto puxa a parte superior do pé direito em sua direção. Aqui você tem a opção de manter o joelho esquerdo flexionado com o pé apoiado no chão ou estender a perna esquerda à sua frente no tapete. Faça algumas respirações longas e lentas antes de tentar uma técnica de alongamento chamada *alongamento por facilitação neuromuscular proprioceptiva*, descrita no Capítulo 1 (ver quadro "Experimente: uma experiência qualitativa de alongamento").

Enquanto mantém o alongamento, acione os músculos posteriores da coxa sem se mover (uma contração isométrica) empurrando delicadamente contra o alongamento sem efetivamente se mover por 10 segundos. Em seguida, relaxe novamente em um alongamento passivo por 10 segundos. Repita esse padrão mais duas vezes.

POSTURA RECLINADA DA MÃO AO DEDO DO PÉ B (SUPTA PADANGUSTHASANA B)

Segure as duas extremidades da faixa com a mão direita e abaixe lentamente a perna direita para o lado direito, mantendo a nádega esquerda firme (Figura 9.22). No limite da sua amplitude, faça uma pausa de cinco respirações lentas, observando que partes você sente alongar. Por fim, traga a perna direita de volta ao centro.

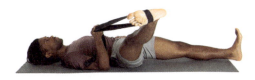

Figura 9.22   Postura reclinada da mão ao dedo do pé B.

POSTURA RECLINADA DA MÃO AO DEDO DO PÉ C (SUPTA PADANGUSTHASANA C)

Deixe a perna direita cruzar totalmente à esquerda do tapete até produzir uma torção na coluna (Figura 9.23). Oscile os quadris alguns centímetros de volta ao centro do tapete, de modo que a parte externa do quadril esquerdo fique na linha média do tapete. Sinta-se à vontade para colocar um bloco sob a perna direita para apoio. Permaneça nessa posição por cinco respirações, prestando atenção em cada inspiração e expiração, bem como nas diferentes sensações que o corpo experimenta neste asana. Por fim, traga a perna de volta ao centro.

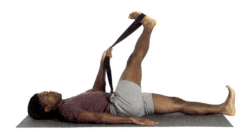

Figura 9.23   Postura reclinada da mão ao dedo do pé C.

 Segundo lado

Lentamente, abaixe a perna direita até o tapete e estenda as pernas no tapete à sua frente enquanto alonga os braços para trás e observe qual a sensação em suas pernas. Quando estiver pronto, repita a sequência com o lado oposto.

GATO-VACA (MARJARYASANA-BITILASANA)

Antes de passar à saudação ao sol, fazemos pequenos movimentos da coluna vertebral para nos prepararmos para os movimentos maiores da saudação ao sol.

Com base em uma posição em decúbito dorsal, coloque-se lentamente de quatro. Lentamente, arqueie e arredonde as costas. Imagine um gato curvando as costas para cima em direção ao teto (flexão; Figura 9.24a) e depois a postura de uma vaca em que as costas descem abaixo dos ombros e quadris (extensão; Figura 9.24b). Comece com movimentos pequenos e aumente a amplitude realizando movimentos cada vez mais amplos com a coluna vertebral. Observe quais partes da coluna parecem se mover mais facilmente que outras. Lembre-se de que o pescoço faz parte da coluna e deixe-o se mover com o restante dela.

POSTURA DO CACHORRO OLHANDO PARA BAIXO (ADHO MUKHA SVANASANA)

Na posição de quatro apoios, estenda os artelhos, levante os quadris e assuma uma postura do cachorro olhando para baixo (Figura 9.25). Pode ser necessário mover os pés para trás alguns centímetros para que a posição fique mais confortável. Se suas costas estiverem arredondadas nessa postura, flexione um pouco os joelhos e veja se consegue manter a coluna em uma posição neutra. Sinta-se à vontade para pedalar como se estivesse andando parado ou mexer os quadris de um lado para outro para se aquecer um pouco mais. Então, fique parado e respire lentamente algumas vezes. Caminhe com os pés para a frente do tapete e levante-se lentamente até ficar em pé.

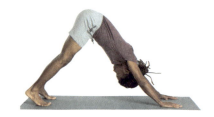

Figura 9.25 Postura do cachorro olhando para baixo.

SAUDAÇÃO AO SOL (SURYA NAMASKAR)

A partir da postura da montanha, coloque as mãos em posição de prece na frente do tórax. Ao inspirar, estenda os braços para cima, tocando as palmas das mãos (Figura 9.26a). Ao expirar, flexione delicadamente o tronco para a frente e leve as mãos ao chão em uma inclinação para a

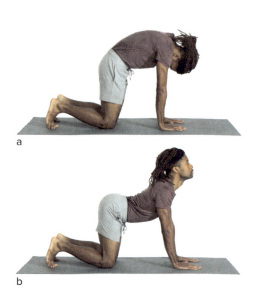

Figura 9.24 Gato-vaca: (*a*) postura do gato; (*b*) postura da vaca.

frente em pé (Uttanasana; Figura 9.26b). Na próxima inspiração, estenda a parte cervical da coluna e olhe para a frente na meia inclinação para a frente em pé (Ardha Uttanasana; Figura 9.26c). Ao expirar, dê um passo com a perna direita para trás, colocando o joelho direito no chão. Inspire e estenda os braços até uma postura da lua crescente baixa (Anjaneyasana; Figura 9.26d). Expire, abaixe as mãos no mesmo lugar que o pé da frente e, em seguida, dê um passo para trás com a perna esquerda até uma posição de prancha alta (Figura 9.26e). Expire, coloque os joelhos-tórax-queixo no chão (Ashtanga Namaskar; Figura 9.26f) e inspire até uma postura da cobra (Bhujangasana; Figura 9.26g). Expire e faça a postura do cachorro olhando para baixo (Adho Mukha Svanasana; Figura 9.26h). Mantenha a posição por três respirações. Em seguida, inspire levantando a perna direita e expire colocando o pé direito entre as mãos. Ao inspirar, dê um passo à frente com o pé esquerdo e levante-o até a metade, olhando para a frente e estendendo a parte cervical da coluna (Figura 9.26i). Expire até uma posição de inclinação para a frente em pé (Figura 9.26j). Inspire, erga-se totalmente e estenda os braços para cima (Figura 9.26k). Expire colocando as mãos em posição de prece até uma postura da montanha (Figura 9.26l).

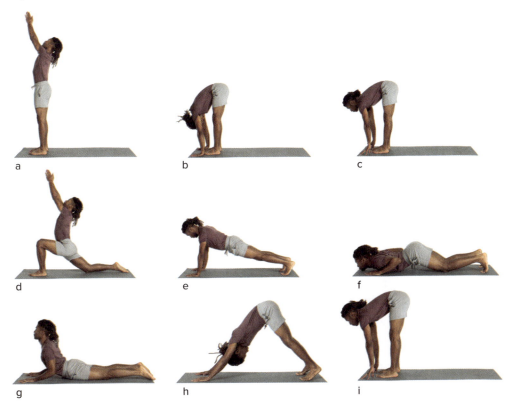

Figura 9.26 Saudação ao sol: (*a*) postura de braços para cima; (*b*) inclinação para a frente em pé; (*c*) extensão da parte cervical da coluna; (*d*) postura da lua crescente baixa; (*e*) prancha; (*f*) joelhos-tórax-queixo; (*g*) postura da cobra; (*h*) postura do cachorro olhando para baixo; (*i*) extensão da parte cervical da coluna; (*j*) inclinação para a frente em pé; (*k*) postura de braços para cima; (*l*) posição de prece.

(continua)

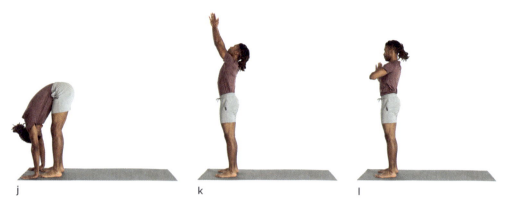

Figura 9.26 *(continuação)* (j) inclinação para a frente em pé; (k) postura de braços para cima; (l) posição de prece.

Repita no lado esquerdo. Em seguida, faça mais duas vezes para cada lado.

Em seguida, inspire e faça um movimento de crescer.

POSTURA DO TRIÂNGULO ESTENDIDO (UTTHITA TRIKONASANA)

Agora que você está aquecido com as saudações ao sol, exploramos a diferença entre as posturas do triângulo estendido e do triângulo com torção.

A partir da postura da montanha (Tadasana), dê um passo amplo para trás com o pé esquerdo e vire-o para fora cerca de 45°, com o pé direito apontando para a frente do tapete, os quadris e o tórax voltados para a borda longa do tapete. Inspire e abra os braços de modo que fiquem paralelos ao chão. Expire e deslize o tronco para a frente em direção à frente do tapete e coloque a mão direita suavemente na parte anterior da perna direita ou em um bloco enquanto alonga o braço esquerdo para cima (Figura 9.27). Olhe para cima em direção à mão esquerda e alinhe o ombro esquerdo com o direito. Quando estiver firme, segure por cinco respirações.

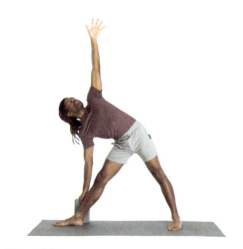

Figura 9.27 Postura do triângulo estendido.

POSTURA DO TRIÂNGULO COM TORÇÃO (PARIVRTTA TRIKONASANA)

Gire os quadris de modo a ficar de frente para o topo do tapete, fazendo um movimento de pivô com o pé de trás (esquerdo) conforme necessário, mas ainda com metade do pé esquerdo apoiado no tapete. Inspire, coloque a mão direita no quadril e estenda o braço esquerdo para cima. Expire e incline o tronco para a frente flexionando o quadril direito, colocando a mão esquerda na parte interna do pé direito, no chão ou em um bloco (Figura 9.28). Em seguida, levante o braço direito até que fique na vertical ou o mais próximo da vertical que você puder levantá-lo confortavelmente. Tente manter os quadris alinhados, o que significa que os dois pontos frontais do quadril estão nivelados e apontando para o tapete abaixo de você. Pressione firmemente os dois pés no chão, alinhando o ombro direito sobre o ombro esquerdo. Segure por cinco respirações. Inspire, erga-se totalmente e dê um passo para a frente com o pé de trás até a postura da montanha.

A partir da postura da montanha, leve a mão direita até um bloco enquanto flutua o braço esquerdo e a perna esquerda o mais alto que puder, tentando alinhar o quadril esquerdo sobre o quadril direito (Figura 9.29). Pressione o pé direito firmemente no chão enquanto alonga o pé esquerdo, como se estivesse tentando empurrar um objeto pesado para longe de você com a perna esquerda. Olhe para cima, se puder, e pense em emanar energia de seu centro para todas as direções, como uma estrela. Segure por cinco respirações e, em seguida, vá direto para a postura da meia-lua com torção.

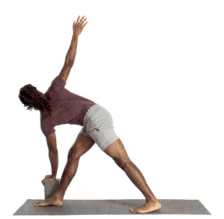

Figura 9.28 Postura do triângulo com torção.

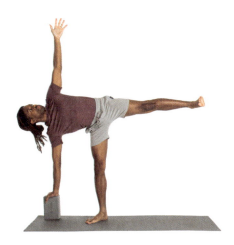

Figura 9.29 Postura da meia-lua.

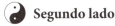 **Segundo lado**

Percorra toda a sequência do triângulo estendido do outro lado.

POSTURA DA MEIA-LUA (ARDHA CHANDRASANA)

Semelhante à sequência do triângulo estendido, agora exploramos as posturas da meia-lua e da meia-lua com torção.

POSTURA DA MEIA-LUA COM TORÇÃO (PARIVRTTA ARDHA CHANDRASANA)

A partir da postura da meia-lua, abaixe a mão esquerda apoiando-a em um bloco. Ao inspirar, gire para a direita e flutue o braço direito para cima (Figura 9.30). Olhe para cima em direção à sua mão direita, se puder. Assim como na postura do triângulo com torção, mantenha os quadris alinhados, o que significa que os dois pontos frontais do quadril estão nivelados e apontando para o tapete abaixo de você. Segure por cinco respirações. Em seguida, coloque o pé esquerdo ao lado do direito e faça um merecido descanso em uma inclinação para a frente em pé.

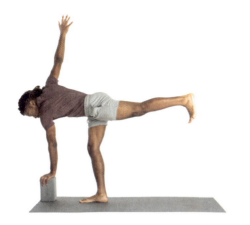

Figura 9.30 Postura da meia-lua com torção.

☯ **Segundo lado**

Realize toda a sequência da postura da meia-lua do outro lado.

POSTURA DO CACHORRO OLHANDO PARA BAIXO (ADHO MUKHA SVANASANA) E POSTURA DA COBRA

Agora passamos por parte de uma saudação ao sol para voltar à postura do cachorro olhando para baixo. A partir da postura da montanha, inspire e estenda os braços para cima, tocando as palmas das mãos. Expire e flexione o tronco em uma inclinação para a frente em pé (Uttanasana). Inspire, estenda a parte cervical da coluna e olhe para a frente na meia inclinação para a frente em pé (Ardha Uttanasana). Expire e volte à postura do cachorro olhando para baixo.

POSTURA DA COBRA (BHUJANGASANA)

As inclinações de tronco para trás podem ser muito energizantes e são um elemento importante da yoga.

A partir da postura do cachorro olhando para baixo, deite-se de frente com as pernas esticadas e o dorso dos pés no chão. Enquanto inspira, empurre com as mãos e levante-se até uma postura da cobra (Bhujangasana; Figura 9.31), mantendo os cotovelos levemente flexionados.

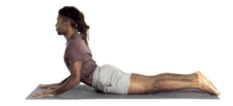

Figura 9.31 Postura da cobra.

Pressione o dorso dos pés e as coxas firmemente no chão enquanto estende o coração para a frente. Traga seu olhar para cima ou para a frente, o que preferir. Fique na posição por cinco respirações e depois desça e descanse por alguns momentos.

Quando estiver pronto, faça uma segunda rodada da postura da cobra por cinco respirações e descanse novamente por alguns momentos.

POSTURA DO CAMELO (USTRASANA)

Pressione-se para cima e fique de joelhos com os quadris sobre os joelhos.

Coloque as mãos no sacro ou na parte inferior das costas e estenda a coluna além, como se estivesse crescendo. Expire e leve as mãos para trás nos calcanhares, uma de cada vez (Figura 9.32). Se não conseguir alcançar os calcanhares com o dorso dos pés no chão, flexione os artelhos. Se não conseguir segurar os dois calcanhares, apenas estenda o braço direito para trás por enquanto. Você pode manter o pescoço alinhado com a coluna ou pender a cabeça totalmente para trás com controle, desde que seja confortável para o pescoço. Tente conectar a língua ao palato duro superior da boca. Veja se consegue deslocar um pouco mais os quadris para a frente, estufar o tórax e segurar por cinco respirações. Use seu *core* para subir e, em seguida, descanse nos calcanhares na postura do herói (Virasana) ou assuma uma postura da criança (Balasana).

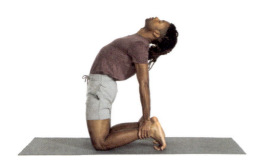

Figura 9.32   Postura do camelo.

Quando estiver pronto, faça uma segunda rodada da postura do camelo e descanse novamente por alguns momentos.

POSTURA DE AGACHAMENTO, ASSENTO (MALASANA)

As três posturas a seguir nos levam em etapas a um equilíbrio de mão na postura do corvo (postura do grou).

A partir da postura do herói, faça a transição para o agachamento iogue (Malasana). Se seus calcanhares não tocarem o chão, considere usar blocos de yoga ou um cobertor dobrado sob os calcanhares. Traga as mãos a uma posição de prece na frente do coração, com os braços internamente aos joelhos (Figura 9.33). Imagine-se levantando a caixa torácica, como se estivesse afastando-a da pelve. Foque os olhos em um ponto à frente e permaneça estável por cinco respirações.

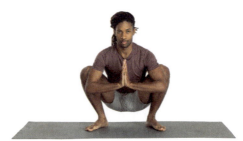

Figura 9.33   Postura de agachamento, assento (Malasana).

INCLINAÇÃO PARA A FRENTE EM PÉ (UTTANASANA)

A partir da postura de agachamento, coloque as mãos no tapete, estenda as pernas e posicione os pés paralelos, assumindo uma posição de inclinação para a frente em pé (Uttanasana; Figura 9.34). Desloque o peso para os metatarsais (as pontas dos pés) de modo que os quadris fiquem sobre os tornozelos. Deixe seu pescoço relaxar, sentindo a cabeça pesada, e segure por cinco respirações.

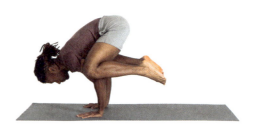

Figura 9.35   Postura do corvo, postura do grou.

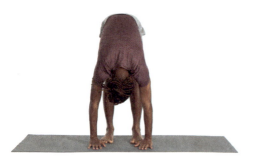

Figura 9.34   Inclinação para a frente em pé.

POSTURA DO CORVO, POSTURA DO GROU (BAKASANA)

A partir da inclinação para a frente em pé, mova as mãos um pouco para a frente e flexione os joelhos. Coloque as palmas das mãos firmemente no chão e abra bem os dedos, agarrando o chão com as pontas dos dedos como se estivesse agarrando um monte de terra. Levante os calcanhares e coloque os joelhos logo abaixo das axilas. Olhe para a frente, desloque o peso para a frente na ponta dos pés, então levante um pé do chão e depois o outro, transferindo todo o peso para as mãos (Figura 9.35). Abrace as nádegas com os pés e continue olhando para a frente. Continue fazendo pressão para baixo e concentrando-se em levantar seu centro.

Embora pareça uma postura impressionante, ainda há um elemento de empilhamento de ossos, o que significa que a postura não requer imensa força muscular. Para se equilibrar, você deve deslocar o centro de massa para a frente até que não haja peso sobre os pés. A maioria das pessoas que não consegue se equilibrar nessa postura simplesmente não desloca adiante uma porção suficiente de seu peso. Muitas pessoas ficam nervosas quando transferem todo o peso para a frente nas mãos. Se for esse o caso, considere colocar um travesseiro ou uma almofada na frente do rosto para atuar como um acolchoamento contra impacto, só como precaução. Quando as pessoas finalmente conseguem o equilíbrio depois de tentar por bastante tempo, muitas vezes elas não conseguem se conter e pulam de alegria com entusiasmo. Comemore as pequenas vitórias. Talvez você se equilibre por um quarto de segundo, depois por meio segundo. Continue praticando e esses tempos de equilíbrio aumentarão.

Por fim, volte para a postura do cachorro olhando para baixo.

POSTURA DO CORREDOR (ARDHA HANUMANASANA)

Agora chegamos ao chão para realizar algumas posturas antes do relaxamento final.

A partir da postura do cachorro olhando para baixo (Adho Mukha Svanasana), inspire enquanto levanta a perna direita e, ao expirar, coloque a perna direita entre as mãos. Flexione o pé direito e deslize a perna direita mais para a frente em direção ao topo do tapete (Figura 9.36). Abaixe o joelho esquerdo enquanto inspira para olhar para a frente, mantendo as costas retas nas primeiras cinco respirações. Nas últimas cinco respirações, relaxe um pouco na postura, deixando as costas naturalmente arredondadas. Para deixar a postura, dê um passo com o pé direito de volta à postura do cachorro olhando para baixo (Adho Mukha Svanasana). Repita do outro lado.

MEIA POSTURA DO SENHOR DOS PEIXES (ARDHA MATSYENDRASANA)

A partir da postura do cachorro olhando para baixo, sente-se com as pernas à sua frente e coloque o pé direito do lado de fora do joelho esquerdo. Opcionalmente, flexione o joelho esquerdo de modo que o pé esquerdo fique do lado de fora da nádega direita. Enganche o braço direito ao redor do joelho esquerdo flexionado e endireite os quadris para que eles permaneçam uniformes quando você assumir a meia postura do senhor dos peixes (Ardha Matsyendrasana; Figura 9.37). Ao inspirar, leve o topo da cabeça ao teto (embora você não esteja realmente alongando a coluna, parecerá que está ficando mais alto). Ao expirar, veja se consegue girar um pouco mais. Segure por 5 a 10 respirações. Estenda as pernas para a frente, flexione o joelho direito e coloque o tornozelo direito do lado de fora do joelho esquerdo. Finalmente, enganche o braço esquerdo em volta do joelho direito flexionado e gire mais. Segure por 5 a 10 respirações, solte lentamente e assuma uma posição deitada em decúbito dorsal.

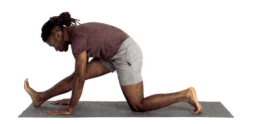

Figura 9.36 Postura do corredor.

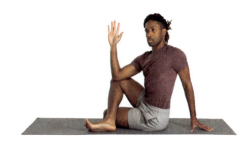

Figura 9.37 Meia postura do senhor dos peixes.

RELAXAMENTO FINAL – POSTURA DO CADÁVER (SAVASANA)

A postura do cadáver (Savasana) mais comum é deitar-se em decúbito dorsal com os braços e as pernas estendidos. No entanto, esta não é a única opção para o relaxamento final. Você pode, por exemplo, manter os joelhos flexionados com as plantas dos pés no chão e as mãos repousando no abdome. Você pode descansar os pés em um sofá ou cadeira próxima ou simplesmente colocar um travesseiro sob os joelhos. O mais importante é que você esteja em uma posição em que possa relaxar completamente.

Faça algumas respirações longas e lentas pelo nariz. Observe os pontos do corpo que estão em contato com o chão. Deixe-se relaxar ainda mais nesses pontos de contato, soltando-se no chão. Deixe toda a tensão desaparecer e permita-se uma rendição, relaxando completamente. Fique na postura do cadáver (Savasana; Figura 9.38) por 5 a 10 minutos ou mais, se desejar.

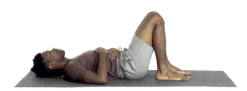

Figura 9.38 Postura do cadáver (com os joelhos flexionados).

Saia lentamente da postura do cadáver. Você pode mexer lentamente os dedos das mãos e dos pés e, em seguida, estender os braços para trás para um longo alongamento de corpo inteiro. Lentamente, relaxe até uma posição sentada confortável. Reserve um momento para refletir sobre como você se sente após a prática. Observe sua respiração por alguns momentos. Agora, coloque as mãos em prece na frente do tórax. Inspire profundamente e, ao expirar, incline a cabeça em direção às mãos em homenagem à prática de yoga.

Prática de yoga com cadeira

A yoga com cadeira é um estilo acessível que não apenas é ótimo para praticantes que acham difícil mover-se de uma cadeira para o chão e vice-versa, mas pode ser facilmente praticado em um ambiente de escritório e, até mesmo, em um voo longo. Acessível não é sinônimo de fácil: a yoga com cadeira ainda pode ser desafiadora e nos oferece uma grande oportunidade de trabalhar a mobilidade, a força e o equilíbrio. Lembre-se de que, independentemente do estilo de yoga, pode-se obter benefícios semelhantes.

Para essa prática, você precisará de um tapete de yoga, uma cadeira resistente (de preferência sem apoio para os braços), uma faixa de yoga, um cobertor ou toalha, um travesseiro ou uma almofada e dois blocos de espuma. Você sempre pode ser criativo com recursos e usar utensílios domésticos como substitutos. Colocar a cadeira no tapete de yoga evita que a cadeira deslize no chão enquanto você se move.

CONTEMPLAÇÃO SENTADA

Coloque os pés mais ou menos na largura do quadril e alinhados com os joelhos. Você sempre tem a opção de dar um passo um pouco mais à frente a qualquer momento, se sentir que precisa de apoio adicional. Sente-se em um cobertor ou uma almofada fina, se isso o deixar mais confortável, e você pode usar o encosto da cadeira, se houver. Você pode enrolar delicadamente um cobertor fino na nuca, cruzá-lo sobre o tórax e pressionar os cotovelos nas laterais da cintura para prender as pontas (Figura 9.39). Isso adicionará algum suporte à cabeça e ao pescoço.

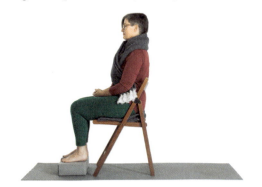

Figura 9.39 Contemplação sentada.

Quando estiver confortável, feche os olhos ou simplesmente relaxe o olhar e olhe ligeiramente para baixo. Solte a mandíbula e deixe seus lábios e dentes se separarem delicadamente. Deixe a língua se afastar do céu da boca. Reserve um momento para examinar seu corpo com a mente, observando como você está se sentindo fisicamente hoje. Dê seu melhor para não julgar as sensações que percebe, simplesmente observe. Observe sua respiração por alguns momentos, percebendo sua qualidade. A frequência é lenta ou rápida? É superficial ou profunda? Quais partes do corpo estão se movendo enquanto você inspira e expira? Agora, concentre-se em inspirar e expirar suavemente pelo nariz. Depois de se sentir acomodado, pisque os olhos abertos se os tiver fechado e remova o cobertor em torno do pescoço.

MOBILIDADE DO PESCOÇO

Abaixe lentamente o queixo em direção ao tórax e, em seguida, levante-o delicadamente. Repita isso lentamente por alguns ciclos, talvez cinco vezes. Vire lentamente a cabeça para a direita e depois para a esquerda por cerca de cinco repetições. Abaixe delicadamente uma orelha em direção ao ombro desse mesmo lado. Mova a cabeça com controle de volta para o centro e repita no lado oposto. Repita isso por alguns ciclos, percebendo um lado em comparação com o outro. Agora você tem a opção de combinar todos esses movimentos rotacionando lentamente a cabeça. Depois de algumas repetições, repita na direção oposta.

Coloque uma mão no esterno para estabilizar a parte torácica da coluna, de modo que seja mais fácil isolar os movimentos seguintes do pescoço. Lentamente, mova a cabeça para a frente (Figura 9.40a) e para trás no plano horizontal, sem abaixar nem levantar o queixo. Depois de algumas repetições, retorne à posição neutra. Agora coloque os dedos indicadores diretamente na frente dos olhos. Sem girar a cabeça de um lado para o outro, mova lentamente a cabeça para a direita e depois para a esquerda no plano horizontal. Você também pode fazer isso mantendo as mãos no colo (Figura 9.40b). Depois de algumas repetições, descanse em uma posição neutra. Colocar os dedos indicadores na frente dos olhos ajuda a estabilizar a parte superior do corpo enquanto você se concentra em isolar apenas os movimentos do pescoço. Esses movimentos podem parecer um pouco estranhos e não naturais no início, mas com a prática eles rapidamente se tornarão mais suaves e controlados. Agora você pode combinar esses quatro movimentos: coloque a mão de volta no esterno; mova lentamente a cabeça para a frente, depois para a direita, para trás e para a esquerda; repita esse movimento elíptico por alguns ciclos; em seguida, repita na direção oposta; descanse e reserve alguns momentos para perceber qual a sensação em seu pescoço.

MOBILIDADE DA COLUNA VERTEBRAL

Colocando as mãos nas coxas, leve lentamente o tórax adiante em uma suave inclinação do tronco para trás. Em seguida, enrole delicadamente a coluna na direção oposta, puxando o umbigo para trás em direção à coluna e arredondando as costas. Aqui você tem a opção de incluir movimentos de braço coordenados; juntando as mãos e estendendo as palmas para a frente enquanto flexiona a coluna anteriormente (Figura 9.41a) e estendendo os braços para cima e para fora enquanto estende a coluna (Figura 9.41b). Depois de algumas rodadas dessas posturas de gato e vaca (Marjaryasana-Bitilasana) na posição sentada, descanse em uma posição neutra e observe por um momento qual a sensação em sua coluna.

Entrelace os dedos atrás da cabeça ou coloque as mãos nos ombros e lentamente incline para os lados em ambas as direções, apontando a axila e o cotovelo para cima (Figura 9.41c). Descanse depois de algumas repetições e gire lentamente a coluna para a direita e depois para a esquerda por algumas repetições, guiando os movimentos com a caixa torácica.

Concentrando-se na coluna lombar, balance lentamente a pelve para a frente e para trás. Em seguida, acrescente a esses movimentos a rotação da pelve para a frente, para a direita, para trás e para a esquerda. Depois de algumas repetições, mude de direção. Por fim, mantenha-se imóvel em uma posição neutra e observe qual a sensação na região lombar da coluna.

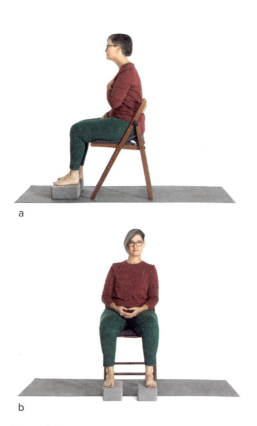

Figura 9.40 Mobilidade do pescoço: (a) cabeça movendo-se para a frente; e (b) cabeça movendo-se para o lado.

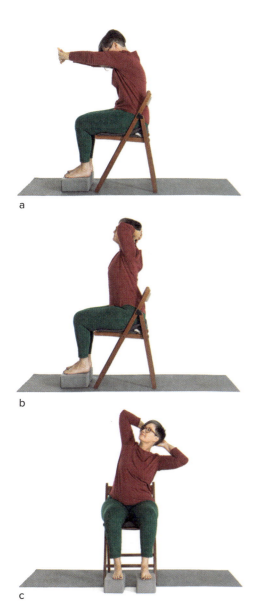

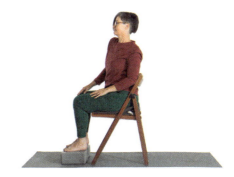

Figura 9.42 Rolamentos de ombro.

cada vez (Figura 9.42), primeiro em uma direção e depois na direção oposta. Em seguida, role os dois ombros para trás juntos. Depois de algumas repetições, role os dois ombros para a frente juntos.

CÍRCULOS DE BRAÇO

Lentamente, faça círculos com o braço esquerdo em uma direção (Figura 9.43) e depois na outra. Gradualmente, deixe os círculos mais amplos, se conseguir. Você tem a opção de colocar a mão direita sob a axila esquerda, possibilitando isolar um pouco mais os movimentos na articulação do ombro.

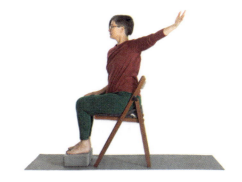

Figura 9.41 Mobilidade da coluna vertebral: (a) postura do gato na posição sentada, com movimentos de braço; (b) postura da vaca na posição sentada, com movimentos de braço; (c) inclinação lateral na posição sentada.

ROLAMENTOS DE OMBRO

Figura 9.43 Círculos de braço.

Com os braços soltos nas laterais do corpo, gire lentamente um ombro de

Agora, repita isso com o braço direito, observando qual a sensação nesse lado em comparação com o esquerdo. Você também tem a opção de mover os dois braços ao mesmo tempo.

MOBILIDADE DE CINTURA ESCAPULAR

Sentado ereto, contraia um pouco o abdome e estenda os braços para a frente, mantendo a posição da coluna. Você também pode pressionar um bloco de espuma entre as mãos. Levante lentamente as escápulas em direção às orelhas (um movimento conhecido como *elevação*; Figura 9.44a). Mantenha as escápulas elevadas enquanto as aproxima em direção à coluna (movimento conhecido como *retração*; Figura 9.44b).

Mantenha essa posição de retração enquanto puxa lentamente as escápulas para baixo, afastando-as das orelhas (movimento conhecido como *depressão*; Figura 9.44c). Mantendo as escápulas pressionadas, afaste-as lentamente da coluna (conhecido como *protração*; Figura 9.44d). Descanse por um momento com os braços relaxados e, em seguida, repita uma nova sequência: retrair, depois elevar, protrair e, finalmente, abaixar as escápulas. No próximo ciclo, você pode começar a adicionar alguma resistência interna imaginando que existe uma força tentando impedi-lo de se mover em cada direção. Você também pode segurar algo um pouco mais pesado entre as mãos. Observe os movimentos que parecem particularmente desafiadores ou especialmente rígidos ou tensos.

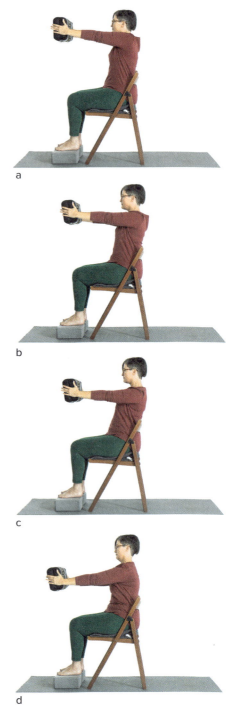

Figura 9.44 Mobilidade de cintura escapular: (*a*) elevação; (*b*) retração; (*c*) depressão; (*d*) protração.

MOBILIDADE DE PUNHO

Feche o punho e mova a mão em círculos lentos e controlados em uma direção (Figura 9.45) e depois na outra. Perceba o quanto os ossos do antebraço também estão se movendo para facilitar esses movimentos. Repita esses movimentos, segurando o antebraço de maneira que a articulação do punho fique isolada. Por fim, desafie-se soltando o antebraço e vendo se consegue mover o punho sem mover os ossos do antebraço. Repita isso com a outra mão e observe a diferença entre os lados direito e esquerdo.

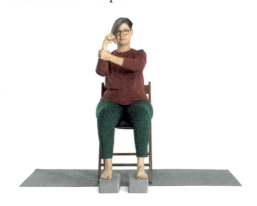

Figura 9.45 Mobilidade de punho.

ELEVAÇÕES DE PANTURRILHA NA POSIÇÃO SENTADA

Com os pés aproximadamente abaixo dos joelhos, lentamente levante e abaixe os calcanhares (Figura 9.46), mantendo os artelhos relaxados e em contato com o tapete ou o chão. Repita isso por alguns ciclos e depois descanse. Agora você tem a opção de adicionar alguma resistência ao peso corporal, inclinando-se para a frente sobre as coxas e repetindo esses movimentos.

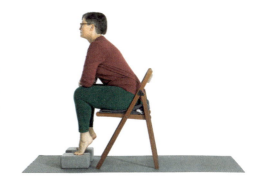

Figura 9.46 Elevações de panturrilha na posição sentada.

CÍRCULOS DE QUADRIL

Deslocando o peso ligeiramente para a perna esquerda, levante o pé direito e comece a fazer movimentos circulares com o quadril direito (Figura 9.47). Você pode optar por auxiliar ou resistir a esses movimentos com a mão direita. Comece a flexionar e estender o joelho enquanto realiza os movimentos de quadril. Descanse após cinco ciclos e, em seguida, mova-se na direção oposta. Repita esses movimentos com o lado esquerdo.

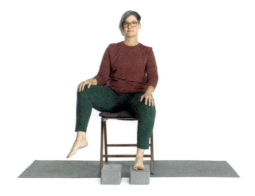

Figura 9.47 Círculos de quadril.

ROTAÇÃO MEDIAL DE QUADRIL

Sente-se um pouco mais perto da ponta da cadeira, mas se certifique de que ainda está estável e apoiado no chão. Você pode colocar as mãos nos quadris ou estender os braços à sua frente. Posicione os pés em uma posição ligeiramente mais ampla que a largura dos quadris. Mantendo a perna direita e a pelve fixas, rotacione lentamente a coxa esquerda para dentro, de modo que o joelho esquerdo se mova em direção à perna direita (Figura 9.48). Abra bem os artelhos do pé esquerdo, de modo que o pé esquerdo e o tornozelo permaneçam ativos. Lentamente, mova a perna esquerda de volta à posição neutra e repita esse movimento com a perna direita. Repita por cinco ciclos e depois descanse.

a coxa direita com as mãos para resistir a esse movimento (Figura 9.49). Continue pressionando a coxa direita contra as mãos. Mantenha essa posição por alguns momentos e, em seguida, abaixe lentamente o pé direito de volta ao chão. Repita com a perna esquerda.

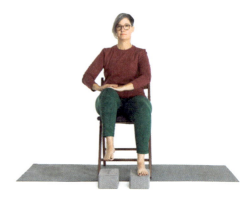

Figura 9.49 Flexão de quadril resistida.

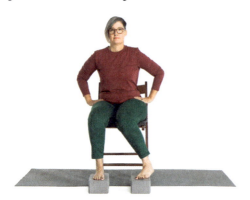

Figura 9.48 Rotação medial de quadril.

FLEXÃO DE QUADRIL RESISTIDA

Sente-se na cadeira e afaste os pés aproximadamente na largura do quadril novamente. Mantendo o joelho direito flexionado, levante a perna direita alguns centímetros e pressione delicadamente

FORTALECIMENTO DOS MÚSCULOS POSTERIORES DA COXA

Vire todo o corpo para a direita, de modo a ficar sentado de lado na cadeira, com o lado esquerdo à frente. Procure puxar o calcanhar esquerdo em direção à nádega esquerda, usando a mão esquerda ou uma faixa de yoga ou um cobertor. Solte o apoio do pé, mas tente mantê-lo nessa posição por alguns instantes (Figura 9.50). Sentir uma cãibra nos músculos posteriores da coxa é muito normal nesse caso. Permaneça conectado à sua respiração e abaixe lentamente o pé esquerdo até o chão. Reserve um momento para descansar e, em seguida, vire a cadeira para a direção oposta para poder repetir o exercício com a perna direita.

Pratique com confiança   221

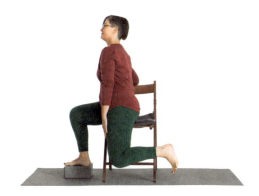

Figura 9.50   Fortalecimento dos músculos posteriores da coxa.

ALONGAMENTO DOS MÚSCULOS POSTERIORES DA COXA

Vire-se de volta e sente-se em posição convencional na cadeira novamente. Estenda a perna esquerda e levante-a do chão usando o apoio das mãos cruzadas sob a coxa esquerda ou enrolando a faixa de yoga na planta do pé esquerdo. Leve o calcanhar esquerdo à frente e puxe delicadamente os artelhos em sua direção (Figura 9.51). Depois de alguns momentos, abaixe lentamente o pé esquerdo e repita com a perna direita.

POSTURA DO POMBO NA POSIÇÃO SENTADA (KAPOTASANA)

Flexione o joelho direito em direção ao tórax e coloque a borda externa do pé direito na coxa esquerda (Figura 9.52). Você tem a opção de dar um passo com o pé esquerdo ligeiramente para a frente para diminuir a altura da coxa esquerda. Abra delicadamente os artelhos do pé direito e pressione a borda do hálux direito mais para a esquerda. Você também tem a opção de inclinar o tronco para a frente em direção às coxas. Respire fundo algumas vezes e levante lentamente o tronco caso o tenha inclinado para a frente. Desafie-se a levantar o pé direito da coxa esquerda por apenas um momento e, em seguida, coloque o pé direito no chão. Repita isso com a perna esquerda, observando qual a sensação na perna esquerda em comparação com a direita.

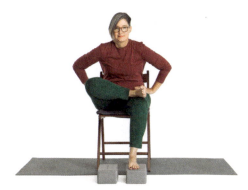

Figura 9.52   Postura do pombo na posição sentada.

MOBILIDADE DE TORNOZELO

Abrace o joelho esquerdo contra o tórax e apoie a perna esquerda com as mãos. Lentamente, faça círculos com o

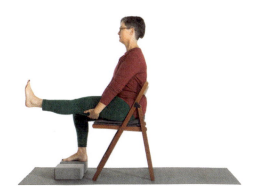

Figura 9.51   Alongamento dos músculos posteriores da coxa.

tornozelo e o pé esquerdos (Figura 9.53), imaginando que está desenhando uma grande forma oval com o hálux. Mude a direção dos movimentos após algumas repetições e repita esses movimentos com o joelho, o pé e o tornozelo direitos.

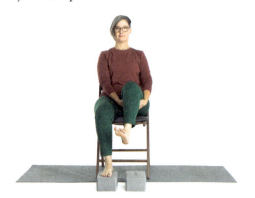

Figura 9.53 Mobilidade de tornozelo.

SAUDAÇÃO AO SOL NA POSIÇÃO SENTADA (SURYA NAMASKAR)

Coloque as mãos em posição de prece na frente do tórax. Ao inspirar, levante os braços e olhe para cima (Figura 9.54a). Ao expirar, incline o tronco para a frente delicadamente e estenda as mãos em direção ao chão (Figura 9.54b). Na próxima inspiração, estenda a parte cervical da coluna e olhe para a frente (Figura 9.54c). Ao expirar, coloque o tronco na vertical e estenda ativamente os braços para a frente (Figura 9.54d), imaginando que está pressionando as palmas das mãos contra uma parede à sua frente. Faça uma inspiração completa e, ao expirar, flexione lentamente os cotovelos, puxando-os para trás ao longo da cintura (Figura 9.54e). Na próxima inspiração, pressione as mãos contra as coxas e eleve o tórax, olhando para o teto (Figura 9.54f). Ao expirar, estenda os joelhos, levantando os pés do chão; lentamente, leve os braços para cima (Figura 9.54g). Faça algumas respirações nesta posição. Em uma inspiração, abaixe os pés sob os joelhos, incline o tronco para a frente e alongue a coluna como se estivesse crescendo (Figura 9.54h). Ao expirar, incline mais o tronco e solte as mãos em direção ao chão (Figura 9.54i). Ao inspirar, faça pressão sobre os pés enquanto levanta o tronco e leva os braços acima da cabeça (Figura 9.54j). Na expiração, abaixe as mãos de volta à posição de prece na frente do tórax (Figura 9.54k).

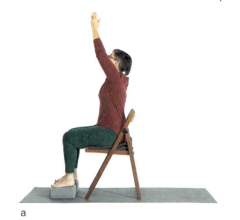
a

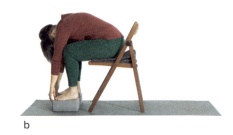
b

Figura 9.54 Saudação ao sol na posição sentada: (*a*) postura de braços para cima; (*b*) inclinação para a frente na posição sentada.

(continua)

Pratique com confiança 223

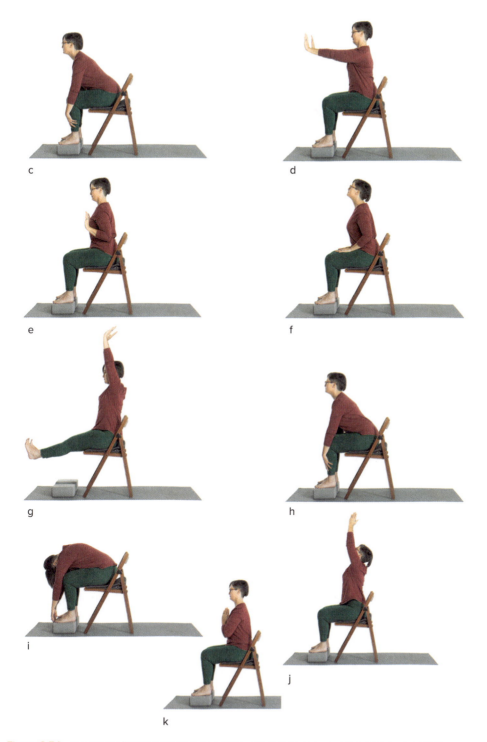

Figura 9.54 *(continuação)* (c) estendendo a parte cervical da coluna; (d) prancha na posição sentada; (e) prancha baixa na posição sentada; (f) postura do cachorro olhando para cima; (g) postura do cachorro olhando para baixo; (h) estendendo a parte cervical da coluna; (i) inclinação para a frente na posição sentada; (j) postura de braços para cima; (k) posição de prece.

GUERREIRO 2 (VIRABHADRASANA 2)

Vire todo o corpo para a direita, de modo a se sentar de lado na cadeira, com o lado esquerdo à frente. Mantenha o joelho direito flexionado e estenda a perna esquerda para trás, ajustando sua posição de modo que você possa colocar o pé esquerdo com segurança no chão. Você tem a opção de levantar os braços para os lados aproximadamente na altura dos ombros enquanto olha para a mão direita (Figura 9.55) ou colocar as mãos nos quadris. Depois de algumas respirações, gire lentamente sobre os calcanhares para que você vire para a esquerda para repetir a postura do outro lado, flexionando a perna esquerda e estendendo a perna direita.

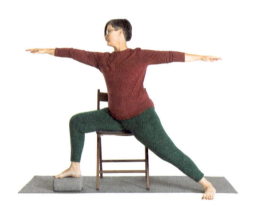

Figura 9.55   Guerreiro 2.

POSTURA DA ÁRVORE (VRIKSHASANA)

Volte à posição sentada normal e aproxime-se ligeiramente da frente da cadeira. Estenda a perna esquerda e coloque o pé direito em qualquer lugar ao longo do comprimento da perna esquerda. Pressione delicadamente a perna esquerda contra o pé direito e o pé direito contra a perna esquerda (Figura 9.56). Você tem a opção de colocar as mãos nos quadris, de se posicionar em prece na frente do tórax ou estender os braços em direção ao teto. Você também pode querer se desafiar ainda mais olhando para cima ou fechando os olhos. Depois de algumas respirações, retorne lentamente à posição sentada neutra e repita essas etapas com o lado esquerdo.

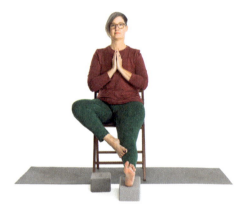

Figura 9.56   Postura da árvore.

POSTURA DA ÁGUIA (GARUDASANA)

Estenda os dois braços para o lado e cruze-os na frente do tórax, com o braço esquerdo em cima do braço direito. Você tem a opção de colocar as mãos nos ombros opostos, virar as palmas das mãos para você, entrelaçar os polegares ou colocar as palmas das mãos unidas em prece. Levante os cotovelos o mais alto que for confortável e imagine que você está tentando puxar delicadamente os braços afastando-os um do outro. Desloque o peso para o quadril esquerdo e cruze sua perna direita sobre a esquerda (Figura 9.57). Nesse momento, você tem a opção de tentar pressionar delicadamente a parte externa do pé direito contra a perna esquerda ou enganchar o pé direito atrás da panturrilha esquerda. Mantenha o olhar para a frente, olhe para cima ou feche os olhos. Depois de algumas respirações, solte os braços e as pernas e repita esses passos no lado oposto.

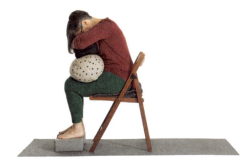

Figura 9.58   Postura da criança.

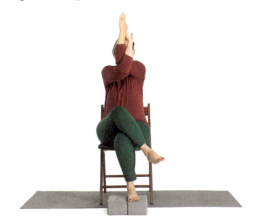

Figura 9.57   Postura da águia.

POSTURA DA CRIANÇA (BALASANA)

Coloque um travesseiro ou uma pilha de almofadas sobre as coxas. Crie uma altura suficiente para poder se inclinar confortavelmente para a frente e apoiar o peso dos braços e da cabeça nos apoios (Figura 9.58). Se for bom, você pode rolar delicadamente a cabeça de um lado para o outro e descansar por alguns minutos, observando a suave expansão e contração da parte posterior da caixa torácica ao inspirar e expirar. Lentamente, apoie o tronco e volte à posição vertical.

TORÇÃO NA POSIÇÃO SENTADA (MATSYENDRASANA)

Gire lentamente o tronco para a esquerda, guiando o movimento com o esterno (Figura 9.59). Seu joelho direito pode se mover 2 a 5 cm à frente do joelho esquerdo. Se for confortável, olhe lentamente por cima do ombro esquerdo. Você tem a opção de usar o apoio do encosto da cadeira para ajudar a si mesmo a ficar alguns instantes na posição ou descansar os braços ao lado do corpo. Gire lentamente de volta ao centro e, em seguida, gire o tronco na direção oposta.

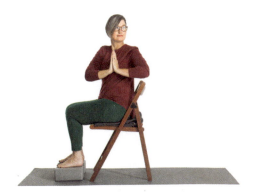

Figura 9.59   Torção na posição sentada.

RELAXAMENTO FINAL – POSTURA DO CADÁVER (SAVASANA)

Enrole delicadamente um cobertor fino sobre a nuca, cruze-o sobre o tórax e pressione os cotovelos nas laterais da cintura para prender as pontas (Figura 9.60). Quando estiver confortável, pode fechar os olhos ou simplesmente suavizar o olhar e focar sua atenção em algo no chão à sua frente. Solte a mandíbula e deixe seus lábios e dentes se separarem delicadamente. Deixe sua língua afastar-se do céu da boca. Deixe de lado qualquer esforço de sua respiração. Reserve um momento para rastrear seu corpo com a mente, observando como você se sente após a prática. Cada vez que sua mente divagar, volte a se concentrar na suave subida e descida de suas inspirações e expirações. Depois de alguns minutos, comece lentamente a aprofundar a respiração e traga movimentos suaves de volta para os dedos e artelhos. Posicione as mãos em prece na frente do tórax. Use esse tempo como uma oportunidade para definir uma intenção para o restante do dia. Faça uma inspiração profunda e completa e, ao expirar, incline a cabeça em direção às mãos em homenagem à prática de yoga. Se você fechou os olhos, pisque-os suavemente até abri-los.

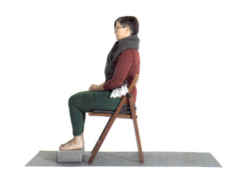

Figura 9.60 Relaxamento final (Savasana).

Prática de yoga restaurativa

A yoga restaurativa é, essencialmente, uma prática realizada no chão, em que os asanas são mantidos por mais tempo do que nas práticas convencionais, geralmente com o suporte total de recursos, como cobertores dobrados e almofadas ou blocos. O principal objetivo de uma prática de yoga restaurativa é relaxar o corpo e a mente, possibilitando que o sistema nervoso parassimpático domine e, portanto, nos forneça todos os benefícios associados que exploramos neste livro. Para isso, é importante fazer os ajustes necessários para se sentir confortável em cada posição.

Para essa sequência específica, você precisará de um tapete de yoga, uma cadeira resistente, um travesseiro, um cobertor, uma toalha, dois blocos de espuma, uma máscara de dormir para os olhos e uma faixa de yoga. Novamente, use a criatividade com relação aos recursos e use utensílios domésticos como substitutos.

Começamos a prática com uma breve meditação e trabalho respiratório, seguidos por alguns movimentos suaves e, em seguida, uma curta série de asanas mais longos.

POSTURA DE DESCANSO SEM ESFORÇO

Começamos essa prática em uma posição reclinada. Deite-se em decúbito dorsal se for confortável para você. Flexione os joelhos e coloque os pés sob os joelhos, mantendo os pés mais ou menos na largura dos quadris ou dando um passo mais largo e deixando a parte interna dos joelhos apoiadas uma contra a outra (Figura 9.61). Você pode colocar um cobertor dobrado ou uma almofada fina sob a cabeça e o pescoço. Se ficar deitado não for confortável, você pode usar travesseiros e almofadas. Descanse os braços onde ficarem mais confortáveis. Depois de encontrar sua posição confortável, você pode fechar os olhos ou simplesmente suavizar o olhar e focar suavemente em um ponto fixo no teto. Solte a mandíbula e deixe os lábios e os dentes se separarem suavemente. Deixe a língua se afastar do céu da boca. Reserve um momento para examinar seu corpo com a mente, observando como você está se sentindo hoje, física, mental e emocionalmente. Tente não julgar as sensações que percebe, simplesmente observe-as. Observe sua respiração por alguns momentos, percebendo sua qualidade. Reserve um momento para observar sua mente, percebendo se há algum pensamento específico em sua mente hoje.

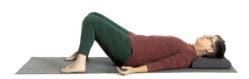

Figura 9.61   Postura de descanso sem esforço.

TRABALHO DE RESPIRAÇÃO

Coloque as mãos na parte inferior do abdome de modo que os dedos mínimos fiquem nas pregas dos quadris (Figura 9.62). Comece a notar que o abdome se expande suavemente ao inspirar e abaixa calmamente ao expirar. Se você perceber que sua mente está divagando, foque sua atenção na subida e descida do abdome.

Comece agora a focar sua atenção nas expirações. Sem forçar, permita que cada expiração se alongue delicadamente e depois faça uma pausa por alguns momentos ao final da expiração. Permita que cada inspiração surja naturalmente, sem nenhum esforço, e então concentre-se novamente na expiração. Repita isso por alguns minutos.

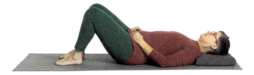

Figura 9.62   Trabalho de respiração.

A seguir fazemos uma prática de visualização da respiração alternada pelas narinas (Nadi Shodhana Pranayama).

Expire completamente e depois visualize a inspiração apenas pela narina esquerda. Agora visualize a expiração apenas pela narina direita. Visualize a inspiração apenas pela narina direita e depois a expiração pela narina esquerda. Isso constitui um ciclo de respiração alternada pelas narinas.

Continue essa prática por até cinco minutos e complete a prática terminando com uma expiração pela narina esquerda.

POSTURA DOS LIMPADORES DE PARA-BRISA (VARIAÇÃO DA SUPTA MATSYENDRASANA)

A partir da postura de descanso sem esforço, afaste os pés além da largura dos quadris, perto das bordas do tapete. Você pode estender os braços para os lados ou manter as mãos apoiadas no abdome. Faça uma inspiração completa e, ao expirar, permita que as pernas se inclinem lentamente para a esquerda, abrindo os artelhos para mantê-los ativos (Figura 9.63). Na próxima inspiração, pressione as pontas dos pés para baixo e puxe lentamente as pernas de volta ao centro. Durante a próxima expiração, permita que as pernas se inclinem lentamente para a direita. Ao inspirar, puxe ativamente as pernas de volta ao centro. Repita essa sequência por mais algumas rodadas com a opção de virar a cabeça para olhar na direção oposta à qual as pernas estão se movendo.

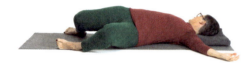

Figura 9.63   Postura dos limpadores de para-brisa.

POSTURA RECLINADA DA MÃO AO DEDO DO PÉ (SUPTA PADANGUSTHASANA)

Permanecendo na postura de descanso sem esforço, coloque os pés afastados aproximadamente na largura do quadril. Abrace o joelho direito contra o tórax e enrole o centro da faixa de yoga ao redor do arco do pé direito. Segure uma extremidade da faixa em cada mão e afaste lentamente o pé do tórax até conseguir estender a perna (mantenha uma ligeira flexão de joelho, se preferir). Deixe sua mão deslizar pela faixa até que você possa descansar confortavelmente os cotovelos no chão. Delicadamente, leve o calcanhar direito para longe de você enquanto puxa a parte superior do pé direito em sua direção (Figura 9.64a). Aqui você tem a opção

de manter o pé esquerdo apoiado no chão ou estender a perna esquerda no tapete, pressionando-a no tapete para mantê-la ancorada. Mantenha essa posição por cinco ciclos respiratórios.

Agora segure as duas extremidades da faixa de yoga com a mão direita e coloque a mão esquerda no quadril esquerdo. Mantendo o lado esquerdo da pelve no chão, rotacione lateralmente o quadril direito, lentamente, virando os artelhos ligeiramente para a direita. Com controle, abaixe lentamente a perna direita à direita, mantendo o lado esquerdo da pelve no chão (Figura 9.64b). No limite de seu movimento, faça uma pausa por algumas respirações e, em seguida, puxe ativamente a perna direita de volta ao centro e abaixe-o lentamente até o tapete para descansar. Estenda as pernas no tapete por um momento e observe qual a sensação neles. Quando estiver pronto, repita essa sequência com o lado oposto, observando como a perna e o quadril esquerdo se sentem em comparação com o lado direito.

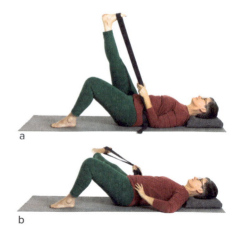

Figura 9.64   Postura reclinada da mão ao dedo do pé: (a) postura A; (b) postura B.

POSTURA INVERTIDA NA CADEIRA (VARIAÇÃO DA POSTURA INVERTIDA; VIPARITA KARANI)

Deite-se de lado no tapete, próximo à borda de uma cadeira. Role lentamente em decúbito dorsal, abraçando os joelhos perto do tórax e, em seguida, coloque as pernas na cadeira (Figura 9.65). Aqui você tem a opção de usar um sofá em vez de uma cadeira, se isso funcionar melhor para você. Você também pode optar por elevar a pelve, colocando-a sobre um travesseiro ou cobertor dobrado. Descanse os braços nas laterais do corpo ou coloque as mãos no abdome. Tenha um cobertor por perto caso sinta frio e sinta-se à vontade para usar também uma máscara de dormir nessa postura. Permaneça nessa posição por até cinco minutos e, em seguida, mova lentamente os pés de volta ao chão.

da rampa e sente-se do lado direito com o osso do quadril direito próximo à base da rampa.

Mantenha as pernas flexionadas e maneje o posicionamento das pernas até encontrar uma opção confortável. Você pode colocar um cobertor entre as pernas para obter mais apoio. Gire lentamente o tronco para a direita, de modo que o tórax fique de frente para a almofada e, em seguida, recoste-se na rampa que você criou (Figura 9.66). Você pode optar por manter a cabeça voltada para a direção em que os joelhos estão apontando ou virar a cabeça para olhar na direção oposta. Quando estiver confortável, feche os olhos ou simplesmente relaxe o olhar. Permaneça nessa posição por até cinco minutos e, em seguida, gire lentamente de volta à posição original, pronto para se virar para o lado oposto.

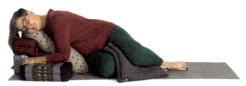

Figura 9.66 Torção cruzada na posição inclinada.

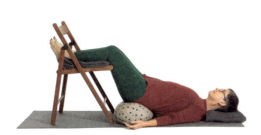

Figura 9.65 Postura invertida na cadeira.

TORÇÃO CRUZADA NA POSIÇÃO INCLINADA (VARIAÇÃO DA POSTURA DE TORÇÃO CRUZADA; SUPTA MATSYENDRASANA)

Para este asana, você precisa criar uma rampa com seus recursos. Você pode experimentar colocar blocos de espuma em diferentes extremidades para obter alturas diferentes. Coloque o travesseiro ao longo

POSTURA RECLINADA EM ÂNGULO FECHADO (SUPTA BADDHA KONASANA)

Mantendo a rampa que você criou com seus recursos, sente-se de costas para a rampa, a apenas alguns centímetros de distância da sua base. Com os joelhos flexionados e os pés apoiados no chão, recline-se lentamente de modo a ficar completamente apoiado na rampa. Se a inclinação parecer muito plana ou muito íngreme, ajuste. Aproxime os pés e afaste os joelhos (Figura 9.67). Considere fazer um rolo com um cobertor longo, enrolando-o na parte superior dos pés, sob a parte externa das coxas e prendendo as pontas na lateral da cintura. Use uma máscara de dormir para os olhos se for confortável e mantenha-se nessa posição por até 10 minutos. Lentamente, junte os joelhos e, quando quiser, role para o lado. Mova os recursos para o lado e role deitando-se de costas por alguns momentos. Observe como você se sente.

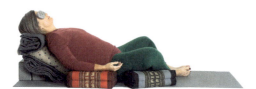

Figura 9.67   Postura reclinada em ângulo fechado.

RELAXAMENTO EM DECÚBITO VENTRAL (SAVASANA)

Terminamos com a postura do cadáver (Savasana) em decúbito ventral (Figura 9.68). Esta não é uma posição confortável para todos, então você também tem a opção de assumir qualquer posição que pareça mais relaxante. Coloque o travesseiro longitudinalmente ao longo do centro do tapete e coloque um bloco de espuma na frente da extremidade superior do travesseiro, com um cobertor ou uma toalha fina dobrada em cima dele. Na parte inferior do tapete, coloque outro rolo de cobertor baixo. Deite-se em decúbito ventral com a prega dos quadris na borda inferior do travesseiro. Ajuste o bloco de espuma de modo que você possa apoiar confortavelmente a testa com um espaço aberto para o restante do rosto. Apoie a frente dos tornozelos na ponta do rolo de cobertor. Permaneça nessa posição por até 10 minutos.

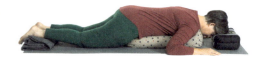

Figura 9.68   Relaxamento em decúbito ventral (Savasana).

Para encerrar, relaxe lentamente até uma posição sentada confortável. Reserve um momento para refletir sobre como você se sente após a prática. Observe sua respiração por alguns momentos. Em seguida, coloque as mãos em prece na frente do tórax. Use esse tempo como uma oportunidade para definir uma intenção para o restante do dia. Faça uma inspiração profunda e completa e, ao expirar, incline a cabeça em direção às mãos em homenagem à prática de yoga. Se você fechou os olhos, pisque-os delicadamente até abri-los.

Conclusão

A Raja yoga – que inclui asanas e pranayamas – é apenas um caminho para a libertação, de acordo com os Upanishads e o Bhagavad Gita. Esses textos também descrevem a jñāna yoga, ou a busca do conhecimento, como outro caminho. A missão central do jñāna yoga é conhecer a si mesmo, entender sua verdadeira natureza.

Aprender a fisiologia do corpo humano é uma parte do aprendizado sobre o verdadeiro eu. Ao compreender nossos corpos, que somos tão abençoados por habitar nesta vida, aprendemos a cuidar melhor deles. Embora algumas das reivindicações históricas sobre os benefícios fisiológicos da yoga possam ser bastante remotas, os muitos benefícios da yoga são, no entanto, muito reais. Cada praticante provavelmente tem sua própria história de como a yoga afetou positivamente sua vida. Esperamos que este livro o tenha ajudado a aprofundar a própria prática por meio do autoestudo, ou jñãna yoga, e que você se sinta inspirado a compartilhar os benefícios da yoga com outras pessoas, pois a yoga é realmente para todos.

Referências bibliográficas

Introdução

Paul, R., and L. Elder. 2019. The Miniature Guide to Critical Thinking Concepts & Tools. Washington, DC: Rowman & Littlefield.

Russell, B. 1929. Marriage and Morals. London: George Allen and Unwin; New York: Horace Liveright.

Sackett, D., S. Straus, W. Richardson, W. Rosenberg, and R. Haynes. 2000. Evidence-Based Medicine. Philadelphia: Churchill Livingstone.

Capítulo 1

Adstrum, S., G. Hedley, R. Schleip, C. Stecco, and C.A. Yucesoy. 2017. "Defining the Fascial System." Journal of Bodywork and Movement Therapies 21 (1): 173-177.

Airaksinen, O., J. Brox, C. Cedraschi, J. Hildebrandt, J. Klaber-Moffett, F. Kovacs, et al. 2006. "Chapter 4. European Guidelines for the Management of Chronic Nonspecific Low Back Pain." European Spine Journal 15 (Suppl. 2): S192-S300.

Ajimsha, M.S., N.R. Al-Mudahka, and J.A. Al-Madzhar. 2015. "Effectiveness of Myofascial Release: Systematic Review of Randomized Controlled Trials." Journal of Bodywork and Movement Therapies 19 (1): 102-112. https://doi.org/10.1016/j.jbmt.2014.06.001.

Baars, J.H., R. Mager, K. Dankert, M. Hackbarth, F. von Dincklage, and B. Rehberg. 2009. "Effects of Sevoflurane and Propofol on the Nociceptive Withdrawal Reflex and on the H Reflex." Anesthesiology 111:72-81. https://doi.org/10.1097/ALN.0b013e3181a4c706.

Beales, D., A. Smith, and P. O'Sullivan, et al. 2015. "Back Pain Beliefs Are Related to the Impact of Low Back Pain in Baby Boomers in the Busselton Healthy Aging Study." Physical Therapy 95:180-189. https://doi.org/10.2522/ptj.20140064.

Beardsley, C. 2020. "What Causes Delayed Onset Muscle Soreness (DOMS)?" Medium, June 8, 2020. https://medium.com/@SandCResearch/what-causes-delayed-onset-muscle-sorenessdoms-d126d04bbb3a.

Behm, D.G., A.J. Blazevich, A.D. Kay, and M. McHugh. 2016. "Acute Effects of

Muscle Stretching on Physical Performance, Range of Motion, and Injury Incidence in Healthy Active Individuals: A Systematic Review." Applied Physiology, Nutrition, and Metabolism 41 (1): 1-11.

Behm, D.G., and J. Wilke. 2019. "Do Self-Myofascial Release Devices Release Myofascia? Rolling Mechanisms: A Narrative Review." Sports Medicine 49:1173-1181. https://doi.org/10.1007/s40279-019-01149-y.

Benedetti, F., M. Lanotte, L. Lopiano, and L. Colloca. 2007. "When Words Are Painful: Unraveling the Mechanisms of the Nocebo Effect." Neuroscience 147 (2): 260-271. https://doi.org/10.1016/j.neuroscience.2007.02.020.

Biswas, A., P.I. Oh, G.E. Faulkner, et al. 2015. "Sedentary Time and Its Association With Risk for Disease Incidence, Mortality, and Hospitalization in Adults: A Systematic Review and Meta-Analysis" [published correction appears in Annals of Internal Medicine 163 (5): 400]. Annals of Internal Medicine 162 (2): 123-132. https://doi.org/10.7326/M14-1651.

Chalmers, G. 2004. "Strength Training: Re-examination of the Possible Role of Golgi Tendon Organ and Muscle Spindle Reflexes in Proprioceptive Neuromuscular Facilitation Muscle Stretching." Sports Biomechanics 3 (1): 159-183.

Chan, S.C.W., S.J. Ferguson, and B. Gantenbein-Ritter. 2011. "The Effects of Dynamic Loading on the Intervertebral Disc." European Spine Journal 20 (11): 1796-1812.

Clark, B. 2012. The Complete Guide to Yin Yoga: The Philosophy and Practice of Yin Yoga. Vancouver: Wild Strawberry Productions.

Clinch J., K. Deere, A. Sayers, S. Palmer, C. Riddoch, J.H. Tobias, and E.M. Clark. 2011. "Epidemiology of Generalized Joint Laxity (Hypermobility) in Fourteen-Year-Old Children From the UK: A Population-Based Evaluation." Arthritis & Rheumatism 63(9): 2819-2827.

Cooper, C., G. Campion, and L.J. Melton, 3rd. 1992. "Hip Fractures in the Elderly: A World-Wide Projection." Osteoporosis International: A Journal Established as Result of Cooperation Between the European Foundation for Osteoporosis and the National Osteoporosis Foundation of the USA 2 (6): 285-289. https://doi.org/10.1007/BF01623184.

Cramer, H., C. Krucoff, and G. Dobos. 2013. "Adverse Events Associated With Yoga: A Systematic Review of Published Case Reports and Case Series." PLOS ONE 8 (10): e75515.

Cramer, H., T. Ostermann, and G. Dobos. 2018. "Injuries and Other Adverse Events Associated With Yoga Practice: A Systematic Review of Epidemiological Studies." Journal of Science and Medicine in Sport 21 (2): 147-154.

Cramer, H., L. Ward, R. Saper, D. Fishbein, G. Dobos, and R. Lauche. 2015. "The Safety of Yoga: A Systematic Review and Meta-Analysis of Randomized Controlled Trials." American Journal of Epidemiology 182 (4): 281-293. https://doi.org/10.1093/aje/kwv071.

Data-Franco, J., and M. Berk. 2013. "The Nocebo Effect: A Clinician's Guide."

Australian and New Zealand Journal of Psychiatry 47:617-623.

Davis, D.S., P.E. Ashby, K.L. McCale, J.A. McQuain, and J.M. Wine. 2005. "The Effectiveness of 3 Stretching Techniques on Hamstring Flexibility Using Consistent Stretching Parameters." The Journal of Strength and Conditioning Research 19 (1): 27-32. https://doi.org/10.1519/14273.1.

Diamond, T.H., S.W. Thornley, R. Sekel, and P. Smerdely. 1997. "Hip Fracture in Elderly Men: Prognostic Factors and Outcomes." The Medical Journal of Australia 167 (8): 412-415. https://doi.org/10.5694/j.1326-5377.1997.tb126646.x.

DiGiovanna, E.L., S. Schiowitz, and D.J. Dowling, eds. 2005. An Osteopathic Approach to Diagnosis and Treatment. Philadelphia: Lippincott Williams & Wilkins.

Drici, M-D., F. Raybaud, C. Lunardo, P. Iacono, and P. Gustovic. 1995. "Influence of the Behaviour Pattern on the Nocebo Response of Healthy Volunteers." British Journal of Clinical Pharmacology 39:204-206.

Dupuy, O., W. Douzi, D. Theurot, L. Bosquet, and B. Dugué. 2018. "An Evidence-Based Approach for Choosing Post-Exercise Recovery Techniques to Reduce Markers of Muscle Damage, Soreness, Fatigue, and Inflammation: A Systematic Review With Meta-Analysis." Frontiers in Physiology 9 (April 26): 403. https://doi.org/10.3389/fphys.2018.00403.

Freitas, S.R., B. Mendes, G. Le Sant, et al. 2018. "Can Chronic Stretching Change the Muscle-Tendon Mechanical Properties? A Review." Scandinavian Journal of Medicine & Science in Sports 28 (3): 794-806.

Frost, H.M. 1964. The Laws of Bone Structure. Springfield, IL: Thomas.

Garcia-Campayo, J., E. Asso, and M. Alda. 2011. "Joint Hypermobility and Anxiety: The State of the Art." Current Psychiatry Reports 13 (1): 18-25. https://doi.org/10.1007/s11920-010-0164-0.

Genant, H.K., C. Cooper, G. Poor, I. Reid, G. Ehrlich, J. Kanis, B.E.C. Nordin, et al. 1999. "Interim Report and Recommendations of the World Health Organization Task-Force for Osteoporosis." Osteoporosis International 10 (4): 259.

Giesser, B.S. 2015. "Exercise in the Management of Persons With Multiple Sclerosis." Therapeutic Advances in Neurological Disorders 8 (3): 123-130. https://doi.org/10.1177/175628561576663.

Gmada, N., E. Bouhlel, I. Mrizak, H. Debabi, M. Ben Jabrallah, Z. Tabka, Y. Feki, and M. Amri. 2005. "Effect of Combined Active Recovery From Supramaximal Exercise on Blood Lactate Disappearance in Trained and Untrained Man." International Journal of Sports Medicine 26 (10): 874-879.

Guilak, F. 2005. "The Slippery Slope of Arthritis." Arthritis & Rheumatology 52 (6): 1632-1633. https://doi.org/10.1002/art.21051.

Haigh, R.C., C. McCabe, P.W. Halligan, and D.R. Blake. 2003. "Joint Stiffness in a Phantom Limb: Evidence of Central Nervous System Involvement in Rheumatoid Arthritis." Rheumatology (Oxford) 42 (7): 888-892. https://doi.org/10.1093/rheumatology/keg243.

Hartvigsen, J., M.J. Hancock, A. Kongsted, Q. Louw, M.L. Ferreira, S. Genevay, D. Hoy, J. Karppinen, G. Pransky, J. Sieper, R.J. Smeets, and M. Underwood. 2018. Lancet Low Back Pain Series Working Group. "What Low Back Pain Is and Why We Need to Pay Attention." Lancet 391 (10137): 2356-2367. https://doi.org/10.1016/S0140-6736(18)30480-X.

Hessel, A.L.C. 2018. "The Role of Titin in Contraction of Skeletal Muscle." PhD diss., Northern Arizona University.

Hongo, M., E. Itoi, M. Sinaki, N. Miyakoshi, Y. Shimada, S. Maekawa, K. Okada, and Y. Mizutani. 2007. "Effect of Low-intensity Back Exercise on Quality of Life and Back Extensor Strength in Patients With Osteoporosis: A Randomized Controlled Trial." Osteoporosis International 18 (10): 1389-1395.

Howick, J., R. Webster, N. Kirby, and K. Hood. 2018. "Rapid Overview of Systematic Reviews of Nocebo Effects Reported by Patients Taking Placebos in Clinical Trials." Trials 19 (1): 674. https://doi.org/10.1186/s13063-018-3042-4.

Hsueh, M.F., P. Önnerfjord, M.P. Bolognesi, M.E. Easley, and V.B. Kraus. 2019 "Analysis of 'Old' Proteins Unmasks Dynamic Gradient of Cartilage Turnover in Human Limbs." Science Advances 5 (10): eaax3203. https://doi.org/10.1126/sciadv.aax3203.

Institute of Medicine (U.S.) Committee to Review Dietary Reference Intakes for Vitamin D and Calcium; A.C. Ross, C.L. Taylor, A.L. Yaktine, et al., eds. 2011. "Overview of Calcium." Dietary Reference Intakes for Calcium and Vitamin D. Washington, DC: National Academies Press.

Itoi, E., and M. Sinaki. 1994. "Effect of Back-Strengthening Exercise on Posture in Healthy Women 49 to 65 Years of Age." Mayo Clinic Proceedings 69 (11): 1054-1059.

Kelly, S., with M. Lazarus Dean. 2017. Endurance: A Year in Space, a Lifetime of Discovery. New York: Alfred A. Knopf.

Kidd, R. 2009. "Why Myofascial Release Will Never Be Evidence-Based." International Musculoskeletal Medicine 31 (2): 55-56. https://doi.org/10.1179/175361409X412575.

Kluitenberg, B., S.W. Bredeweg, S. Zijlstra, et al. 2012. "Comparison of Vertical Ground Reaction Forces During Overground and Treadmill Running. A Validation Study." BMC Musculoskeletal Disorders 13:235. https://doi.org/10.1186/1471-2474-13-235.

Krabak, B.J., E.R. Laskowski, J. Smith, M.J. Stuart, and G.Y. Wong. 2001. "Neurophysiologic Influences on Hamstring Flexibility: A Pilot Study." Clinical Journal of Sport Medicine 11 (4): 241-246.

Krans, J.L. 2010. "The Sliding Filament Theory of Muscle Contraction." Nature Education 3 (9): 66.

Krause, F., J. Wilke, L. Vogt, and W. Banzer. 2016. "Intermuscular Force Transmission Along Myofascial Chains: A Systematic Review." Journal of Anatomy 228 (6): 910-918. https://doi.org/10.1111/joa.12464.

Laimi, K., A. Mäkilä, E. Bärlund, N. Katajapuu, A. Oksanen, V. Seikkula, J. Karppinen, and M. Saltychev. 2018.

"Effectiveness of Myofascial Release in Treatment of Chronic Musculoskeletal Pain: A Systematic Review." Clinical Rehabilitation 32 (4): 440-450. https://doi.org/10.1177/0269215517732820.

Langevin, H.M., J.R. Fox, C. Koptiuch, et al. 2011. "Reduced Thoracolumbar Fascia Shear Strain in Human Chronic Low Back Pain." BMC Musculoskeletal Disorders 12 (September 19): 203. https://doi.org/10.1186/1471-2474-12-203.

Langevin, H.M., D. Stevens-Tuttle, J.R. Fox, et al. 2009. "Ultrasound Evidence of Altered Lumbar Connective Tissue Structure in Human Subjects With Chronic Low Back Pain." BMC Musculoskeletal Disorders 10 (December 3): 151. https://doi.org/10.1186/1471-2474-10-151.

Levin, S.M. 2002. "The Tensegrity-Truss as a Model for Spine Mechanics: Biotensegrity." Journal of Mechanics in Medicine and Biology 2 (3n04 (September 1): 375-388.

Lu, Y.-H., B. Rosner, G. Chang, and L.M. Fishman. 2016. "Twelve-Minute Daily Yoga Regimen Reverses Osteoporotic Bone Loss." Topics in Geriatric Rehabilitation 32 (2): 81-87. https://doi.org/10.1097/TGR.0000000000000085.

Magnusson, S.P., E.B. Simonsen, P. Aagaard, H. Sørensen, and M. Kjaer. 1996. "A Mechanism for Altered Flexibility in Human Skeletal Muscle." The Journal of Physiology 497 (1): 291-298.

Main, C.J., N. Foster, and R. Buchbinder. 2010. "How Important Are Back Pain Beliefs and Expectations for Satisfactory Recovery From Back Pain?" Best Practice & Research Clinical Rheumatology 24 (2): 205-217.

Mana Yoga. 2011. "Body Not Stiff, Mind Stiff." Yoga Insights and Excites (blog). http://manayoga.blogspot.com/2011/09/body-not-stiff-mind-stiff.html.

Manheim, C.J. 2008. The Myofascial Release Manual. 4th ed. Charleston, SC: Slack Incorporated.

Manolagas, S.C. 2000. "Birth and Death of Bone Cells: Basic Regulatory Mechanisms and Implications for the Pathogenesis and Treatment of Osteoporosis." Endocrine Reviews 21 (2): 115-137. https://doi.org/10.1210/edrv.21.2.0395.

McKenney K., A.S., Elder, C., Elder, and A. Hutchins. 2013. "Myofascial Release as a Treatment for Orthopaedic Conditions: A Systematic Review. Journal of Athletic Training 48 (4): 522-527. https://doi.org/10.4085/1062-6050-48.3.17.

Mow, V.C., and G.A. Ateshian. 1997. "Lubrication and Wear of Diarthrodial Joints." In Basic Orthopaedic Biomechanics, 2nd ed., edited by V.C. Mow and W.C. Hayes, 275-315. Philadelphia: Lippincott-Raven.

Muscular Dystrophy UK. 2015. "Exercise Advice for Adults With Muscle-Wasting Conditions." Updated June 2015. Adult Neuromuscular Physiotherapy Special Interest Group. www.musculardystrophyuk.org/wp-content/uploads/2015/05/Exercise-advice-for-adults.pdf.

Myers, T.W. 2014. Anatomy Trains: Myofascial Meridians for Manual and

Movement Therapists. 3rd ed. Amsterdam: Elsevier.

NASA. 2001. "Space Bones." NASA Science. https://science.nasa.gov/science-news/science-atnasa/2001/ast01oct_1.

NCCIH (National Center for Complementary and Integrated Health). 2016. "Fibromyalgia: In Depth." www.nccih.nih.gov/health/fibromyalgia-in-depth.

O'Sullivan, P.B., J.P. Caneiro, K. O'Sullivan, I. Lin, S. Bunzli, K. Wernli, and M. O'Keeffe. 2020. Back to Basics: 10 Facts Every Person Should Know about Back Pain. British Journal of Sports Medicine 54 (12): 698-699. https://doi.org/10.1136/bjsports-2019-101611.

Pacey, V., L.L. Nicholson, R.D. Adams, J. Munn, and C.F. Munns. 2010. "Generalized Joint Hypermobility and Risk of Lower Limb Joint Injury During Sport: A Systematic Review With Meta-Analysis." The American Journal of Sports Medicine 38 (7): 1487-1497. https://doi.org/10.1177/0363546510364838.

Parker, D.T., T.W. Weitzenberg, A.L. Amey, and R.J. Nied. 2011. "Group Training Programs and Self-Reported Injury Risk in Female Marathoners." Clinical Journal of Sport Medicine 21 (6): 499-507.

Penman, S., M. Cohen, P. Stevens, and S. Jackson. 2012. "Yoga in Australia: Results of a National Survey." International Journal of Yoga 5 (2): 92.

Planès, S., C. Villier, and M. Mallaret. 2016. "The Nocebo Effect of Drugs." Pharmaceutical Research and Perspectives 4 (2): e00208. https://doi.org/10.1002/prp2.208.

Pratelli, E., I. Cinotti, and P. Pasquetti. 2010. "Rehabilitation in Osteoporotic Vertebral Fractures." Clinical Cases in Mineral and Bone Metabolism 7 (1): 45.

Quintner, J.L., and Cohen, M.L. 1994. "Referred Pain of Peripheral Nerve Origin: An Alternative to the 'Myofascial Pain' Construct." Clinical Journal of Pain 10 (3): 243-251. https://doi.org/10.1097/00002508-199409000-00012.

Reeves, N.D. 2006. "Adaptation of the Tendon to Mechanical Usage." Journal of Musculoskeletal & Neuronal Interactions 6 (2): 174-180.

Robling, A.G., A.B. Castillo, and C.H. Turner. 2006. "Biomechanical and Molecular Regulation of Bone Remodeling. Annual Review of Biomedical Engineering 8:455-498. https://doi.org/10.1146/annurev.bioeng.8.061505.095721.

Russo, C.R. 2009. "The Effects of Exercise on Bone. Basic Concepts and Implications for the Prevention of Fractures." Clinical Cases in Mineral Bone Metabolism 6 (3): 223-228.

Ryan, E.D., T.J. Herda, P.B. Costa, A.A. Walter, K.M. Hoge, J.R. Stout, and J.T. Cramer. 2010. "Viscoelastic Creep in the Human Skeletal Muscle-Tendon Unit." European Journal of Applied Physiology 108 (1): 207-211.

Scheper, M.C., J.E. de Vries, J. Verbunt, and R.H. Engelbert. 2015. "Chronic Pain in Hypermobility Syndrome and Ehlers-Danlos Syndrome (Hypermobility Type): It Is a Challenge." Journal of Pain Research 20 (8): 591-601. https://doi.org/10.2147/JPR.S64251.

Schleip, R., W. Klingler, and F. Lehmann-Horn. 2005. "Active Fascial Contractility: Fascia May Be Able to Contract in a Smooth Muscle-Like Manner and Thereby Influence Musculoskeletal Dynamics." Medical Hypotheses 65:273-277.

Sharman, M.J., A.G. Cresswell, and S. Riek. 2006. "Proprioceptive Neuromuscular Facilitation Stretching: Mechanisms and Clinical Implications. Sports Medicine 36 (11): 929-939. https://doi.org/10.2165/00007256-200636110-00002.

Shields, B.J., and G.A. Smith. 2009. "Cheerleading-Related Injuries in the United States: A Prospective Surveillance Study." Journal of Athletic Training 44 (6): 567-577.

Sinaki, M. 2007. "The Role of Physical Activity in Bone Health: A New Hypothesis to Reduce Risk of Vertebral Fracture." Physical Medicine and Rehabilitation Clinics of North America 18 (3): 593-608.

Sinaki, M. 2013. "Yoga Spinal Flexion Positions and Vertebral Compression Fracture in Osteopenia or Osteoporosis of Spine: Case Series." Pain Practice 13 (1): 68-75.

Sinaki, M., E. Itoi, H.W. Wahner, P. Wollan, R. Gelzcer, B.P. Mullan, D.A. Collins, and S.F. Hodgson. 2002. "Stronger Back Muscles Reduce the Incidence of Vertebral Fractures: A Prospective 10 Year Follow-Up of Postmenopausal Women." Bone 30 (6): 836-841.

Sinaki, M., and B.A. Mikkelsen. 1984. "Postmenopausal Spinal Osteoporosis: Flexion Versus Extension Exercises."

Archives of Physical Medicine and Rehabilitation 65 (10): 593-596.

Smith, E.N., and A. Boser. 2013. "Yoga, Vertebral Fractures, and Osteoporosis: Research and Recommendations." International Journal of Yoga Therapy 23 (1): 17-23.

Souza, T.R., S.T. Fonseca, G.G. Gonçalves, J.M. Ocarino, and M.C. Mancini. 2009. "Prestress Revealed by Passive Co-Tension at the Ankle Joint." Journal of Biomechanics 42 (14): 2374-2380. https://doi.org/10.1016/j.jbiomech.2009.06.033.

Standring, S., ed. 2004. Gray's Anatomy. 39th ed. London: Churchill Livingstone.

Stanton, T.R., G.L. Moseley, A.Y.L. Wong, and G.N. Kawchuk. 2017. "Feeling Stiffness in the Back: A Protective Perceptual Inference in Chronic Back Pain." Scientific Reports 7 (1): 9681. https://doi.org/10.1038/s41598-017-09429-1.

Taleb, N.N. 2012. Antifragile: Things That Gain From Disorder. Vol. 3. New York: Random House Incorporated.

Tinkle, B., M. Castori, B. Berglund, H. Cohen, R. Grahame, H. Kazkaz, and H. Levy. 2017. "Hypermobile Ehlers-Danlos Syndrome (a.k.a. Ehlers-Danlos Syndrome Type III and Ehlers-Danlos Syndrome Hypermobility Type): Clinical Description and Natural History." American Journal of Medical Genetics C Seminars in Medical Genetics 175 (1): 48-69. https://doi.org/10.1002/ajmg.c.31538.

Travell, J.G., and Simons, D.G. 1983. Myofascial Pain and Dysfunction: The Trigger Point Manual. Baltimore: Williams & Willkins.

Turner, C.H., and F.M. Pavalko. 1998. "Mechanotransduction and Functional Response of the Skeleton to Physical Stress: The Mechanisms and Mechanics of Bone Adaptation." Journal of Orthopaedic Science: Official Journal of the Japanese Orthopaedic Association 3 (6): 346-355. https://doi.org/10.1007/s007760050064.

U.S. Department of Health and Human Services. 2004. Bone Health and Osteoporosis: A Report of the Surgeon General. Rockville, MD: U.S. Department of Health and Human Services, Office of the Surgeon General.

Våben, C., K.M. Heinemeier, P. Schjerling, J. Olsen, M.M. Petersen, M. Kjaer, and M.R. Krogsgaard. 2020. "No Detectable Remodelling in Adult Human Menisci: An Analysis Based on the C14 Bomb Pulse." British Journal of Sports Medicine 54 (23): 1433-1437. https://doi.org/10.1136/bjsports-2019-101360.

Vogt, M., and H.H. Hoppeler. 2014. "Eccentric Exercise: Mechanisms and Effects When Used as Training Regime or Training Adjunct." Journal of Applied Physiology (1985) 116(11): 1446-1454.

Waddell, G. 1987. "1987 Volvo Award in Clinical Sciences. A New Clinical Model for the Treatment of Low-Back Pain." Spine 12 (7): 632-644.

Wells, R.E., and T.J. Kaptchuk. 2012. "To Tell the Truth, the Whole Truth, May Do Patients Harm: The Problem of the Nocebo Effect for Informed Consent." American Journal of Bioethics 12:22-29.

Weppler, C.H., and S.P. Magnusson. 2010. "Increasing Muscle Extensibility: A Matter of Increasing Length or Modifying Sensation?" Physical Therapy 90 (3): 438-449. https://doi.org/10.2522/ptj.20090012.

Wiese, C., D. Keil, A.S. Rasmussen, and R. Olesen. 2019. "Injury in Yoga Asana Practice: Assessment of the Risks." Journal of Bodywork and Movement Therapies 23 (3): 479-488.

Wiewelhove, T., A. Döweling, C. Schneider, L. Hottenrott, T. Meyer, M. Kellmann, M. Pfeiffer, and A. Ferrauti. 2019. "A Meta-Analysis of the Effects of Foam Rolling on Performance and Recovery." Frontiers in Physiology 9 (10): 376. https://doi.org/10.3389/fphys.2019.00376.

Wolfe, F. 2013. "Travell, Simons and Cargo Cult Science." The Fibromyalgia Perplex (blog), February 19, 2013. www.fmperplex.com/2013/02.

Wolfe, F., D.G., Simons, J. Fricton, R.M. Bennett, D.L. Goldenberg, R. Gerwin, D. Hathaway, G.A. McCain, I.J. Russell, H.O. Sanders, et al. 1992. "The Fibromyalgia and Myofascial Pain Syndromes: A Preliminary Study of Tender Points and Trigger Points in Persons With Fibromyalgia, Myofascial Pain Syndrome and No Disease." Journal of Rheumatology 19 (6): 944-951.

Wolff, J., trans. 1986. The Law of Bone Remodeling (translated from the 1892 original, Das Gesetz der Transformation der Knochen, by P. Maquet and R. Furlong). Berlin: Springer Verlag.

Yoga Alliance. 2016. "Highlights From the 2016 Yoga in America Study." www.yogaalliance.org/Learn/About_Yoga/2016_Yoga_in_America_Study/Highlights.

Capítulo 2

Almeida, D., S. Charles, J. Mogle, J. Drewelies, C. Aldwin, A. Spiro III, and D. Gerstorf. 2020. "Charting Adult Development Through (Historically Changing) Daily Stress Processes." American Psychologist 75 (4): 511-524.

American Psychiatric Association. 2013. The Diagnostic and Statistical Manual of Mental Disorders, Fifth Edition (DSM–5). Washington, DC: American Psychiatric Publishing.

Applegate, C., B. Kapp, M. Underwood, and C. McNall. 1983. "Autonomic and Somatomotor Effects of Amygdala Central N. Stimulation in Awake Rabbits." Physiology and Behavior 31 (3): 353-630.

Barlow, D. 2002. Anxiety and Its Disorders: The Nature and Treatment of Anxiety and Panic. New York: Guilford Press.

Berger, M., J. Gray, and B. Roth. 2009. "The Expanded Biology of Serotonin." Annual Review of Medicine 60:355-366.

Bernardi, L., P. Sleight, G. Bandinelli, S. Cencetti, L. Fattorini, J. Wdowczyc--Szulc, and A. Lagi. 2001. "Effect of Rosary Prayer and Yoga Mantras on Autonomic Cardiovascular Rhythms: Comparative Study." British Medical Journal (Clinical Research Edition) 323 (7327): 1446-1449.

Biggs, E., A. Meulders, and J. Vlaeyen. 2016. "The Neuroscience of Pain and Fear." In Neuroscience of Pain, Stress, and Emotion, edited by M. al'Absi and M. Arve Flaten.148-162. Cambridge, MA: Academic Press.

Borrell-Carrió, F., A. Suchman, and R. Epstein. 2004. "The Biopsychosocial Model 25 Years Later: Principles, Practice, and Scientific Inquiry." Annals of Family Medicine 2 (6): 576-582.

Bougea, A. 2020. "An Evaluation of the Studies on the Therapeutic Effects of Yoga in People With Dementia." EMJ Neurology 8 (1): 64-66.

Brenes, G., S. Sohl, R. Wells, D. Befus, C. Campos, and S. Danhauer. 2019. "The Effects of Yoga on Patients With Mild Cognitive Impairment and Dementia: A Scoping Review." American Journal of Geriatric Psychiatry 27 (2): 188-197.

Brinsley, J., F. Schuch, O. Lederman, D. Girard, M. Smout, M. Immink, B. Stubb, J. Firth, K. Davison, and S. Rosenbaum. 2020. "Effects of Yoga on Depressive Symptoms in People With Mental Disorders: A Systematic Review and Meta-Analysis." British Journal of Sports Medicine 55(17): 992-1000.

Cadegiani, F., and C. Kater. 2016. "Adrenal Fatigue Does Not Exist: A Systematic Review." BMC Endocrine Disorders 16 (1): 48.

Cannon, W. 1915. Bodily Changes in Pain, Hunger, Fear and Rage: An Account of Recent Researches Into the Function of Emotional Excitement. New York: Appleton and Company.

Carabotti, M., A. Scirocco, M. Maselli, and C. Severi. 2015. "The Gut-Brain Axis: Interactions Between Enteric Microbiota, Central and Enteric Nervous Systems." Annals of Gastroenterology 28 (2): 203-209.

Charney, D., and H. Manji. 2004. "Life Stress, Genes, and Depression: Multiple

Pathways Lead to Increased Risk and New Opportunities for Intervention." Science STKE 225 (re5).

Cherup, N., K. Strand, L. Lucchi, S. Wooten, C. Luca, and J. Signorile. 2020. "Yoga Meditation Enhances Proprioception and Balance in Individuals Diagnosed With Parkinson's Disease." Perceptual and Motor Skills 128(1): 304-323.

Chrousos, G. 2009. "Stress and Disorders of the Stress System." Nature Reviews. Endocrinology 5 (7): 374-381.

Cramer, H., D. Anheyer, F. Saha, and G. Dobos. 2018. "Yoga for Posttraumatic Stress Disorder—A Systematic Review and Meta-Analysis." BMC Psychiatry 18(1): 72.

Cramer, H., R. Lauche, H. Haller, and G. Dobos. 2013. "A Systematic Review and Meta-Analysis of Yoga for Low Back Pain." The Clinical Journal of Pain 29 (5): 450-460.

Cramer, H., R. Lauche, J. Langhorst, and G. Dobos. 2013. "Yoga for Depression: A Systematic Review and Meta-Analysis." Depression Anxiety 30:1068-1083.

Crofford, L. 2015. "Chronic Pain: Where the Body Meets the Brain." Transactions of the American Clinical and Climatological Association 126:167-183.

Daneman, R., and A. Prat. 2015. "The Blood–Brain Barrier." Cold Spring Harbor Perspectives in Biology 7(1): a020412.

Desai, R., A. Tailor, and T. Bhatt. 2015. "Effects of Yoga on Brain Waves and Structural Activation: A Review." Complementary Therapies in Clinical Practice 21 (2): 112-118.

De Zeeuw, C., and M. Ten Brinke. 2015. "Motor Learning and the Cerebellum." Cold Spring Harbor Perspectives in Biology 7(9): a021683.

Du, Q., and Z. Wei. 2017. "The Therapeutic Effects of Yoga in People With Dementia: A Systematic Review." International Journal of Geriatric Psychiatry 32 (1): 118.

Eagleman, D. 2020. Livewired: The Inside Story of the Ever-Changing Brain. New York: Pantheon.

Engel, G. 1977. "The Need for a New Medical Model: A Challenge for Biomedicine." Science 196 (4286): 129-136.

Fayad, F., M. Lefevre-Colau, S. Poiraudeau, and J. Fermanian. 2004. "Chronicity, Recurrence, and Return to Work in Low Back Pain: Common Prognostic Factors." Annales de Réadaptation et de Médecine Physique 47:179-189.

Gothe, N., I. Khan, J. Hayes, E. Erlenbach, and J. Damoiseaux. 2019. "Yoga Effects on Brain Health: A Systematic Review of the Current Literature." Brain Plasticity 5 (1): 105-122.

Gothe, N., and McAuley, E. 2015. "Yoga and Cognition: A Meta-Analysis of Chronic and Acute Effects." Psychosomatic Medicine 77(7): 784-797.

Gotink, R., M. Vernooij, M. Ikram, W. Niessen, G. Krestin, A. Hofman, H. Tiemeier, and M. Hunink. 2018. "Meditation and Yoga Practice Are Associated With Smaller Right Amygdala Volume: The Rotterdam Study." Brain Imaging and Behavior 12 (6): 1631-1639.

Greden, J. 2001. "The Burden of Recurrent Depression: Causes, Consequences, and Future Prospects." Journal of Clinical Psychiatry 62 (Suppl. 22): 5-9.

Green, E., A. Huynh, L. Broussard, B. Zunker, J. Matthews, C. Hilton, and K. Aranha. 2019. "Systematic Review of Yoga and Balance: Effect on Adults With Neuromuscular Impairment." The American Journal of Occupational Therapy: Official Publication of the American Occupational Therapy Association 73(1): 7301205150p1-7301205150p11.

He, W., X. Wang, H. Shi, H. Shang, L. Li, X. Jing, and B. Zhu. 2012. "Auricular Acupuncture and Vagal Regulation." Evidence-Based Complementary and Alternative Medicine: eCAM 2012: 786839.

Hilton, L., S. Hempel, B.A. Ewing, E. Apaydin, L. Xenakis, S. Newberry, B. Colaiaco, A. Ruelaz Maher, R.M. Shanman, M.E. Sorbero, and M.A. Maglione. 2017. "Mindfulness Meditation for Chronic Pain: Systematic Review and Meta-Analysis." Annals of Behavioral Medicine 51 (2): 199-213.

Hilton, L., A. Ruelaz Maher, B. Colaiaco, E. Apaydin, M. Sorbero, M. Booth, R. Shanman, and S. Hempel. 2017. "Meditation for Posttraumatic Stress: Systematic Review and Meta-Analysis." Psychological Trauma: Theory, Research, Practice, and Policy 9 (4): 453-460.

Holzel, B., J. Carmody, K. Evans, E. Hoge, J. Dusek, L. Morgan, R. Pitman, and S. Lazar. 2010. "Stress Reduction Correlates With Structural Changes in the Amygdala." Social Cognitive and Affective Neuroscience 5 (1): 11-17.

Interagency Pain Research Coordinating Committee. 2016. National Pain Strategy: A Comprehensive Population Health-Level Strategy for Pain. Washington, DC: U.S. Department of Health and Human Services, National Institutes of Health.

Iwata, J., K. Chida, and J. LeDoux. 1987. "Cardiovascular Responses Elicited by Stimulation of Neurons in the Central Amygdaloid Nucleus in Awake but Not Anesthetized Rats Resemble Conditioned Emotional Responses." Brain Research 418 (1): 183-188.

Janak, P., and K. Tye. 2015. "From Circuits to Behaviour in the Amygdala." Nature 517 (7534): 284-292.

Jans-Beken, L., N. Jacobs, M. Janssens, S. Peeters, J. Reijnders, L. Lechner, and J. Lataster. 2019. "Gratitude and Health: An Updated Review." Journal of Positive Psychology 15 (6): 743-782.

Jeter, P., A. Nkodo, S. Moonaz, and G. Dagnelie. 2014. "A Systematic Review of Yoga for Balance in a Healthy Population." Journal of Alternative and Complementary Medicine 20 (4): 221-232.

Jin, X., L. Wang, S. Liu, L. Zhu, P. Loprinzi, and X. Fan. 2019. "The Impact of Mind–Body Exercises on Motor Function, Depressive Symptoms, and Quality of Life in Parkinson's Disease: A Systematic Review and Meta-Analysis." International Journal of Environmental Research and Public Health 17 (1): 31.

Kalyani, B., G. Venkatasubramanian, R. Arasappa, N. Rao, S. Kalmady, R. Behere, H. Rao, M. Vasudev, and B. Gangadhar. 2011. "Neurohemodynamic Correlates of 'OM' Chanting: A Pilot Functional Magnetic Resonance Imaging Study." International Journal of Yoga 4 (1): 3-6.

Kim, S. 2016. "Effects of Yoga on Chronic Neck Pain: A Systematic Review of Randomized Controlled Trials." Journal of Physical Therapy Science 28 (7): 2171-2174.

Ko, J., and Strafella, A. 2012. "Dopaminergic Neurotransmission in the Human Brain: New Lessons From Perturbation and Imaging." Neuroscientist 18 (2): 149-168.

Kok, B., K. Coffey, M. Cohn, L. Catalino, T. Vacharkulksemsuk, S. Algoe, M. Brantley, and B. Fredrickson 2013. "How Positive Emotions Build Physical Health: Perceived Positive Social Connections Account for the Upward Spiral Between Positive Emotions and Vagal Tone." Psychological Science 24 (7): 1123-1132.

Lewis, T., F. Amini, and R. Lannon. 2007. A General Theory of Love. New York: Knopf Doubleday Publishing Group.

Ley, R., D. Peterson, and J. Gordon. 2006. "Ecological and Evolutionary Forces Shaping Microbial Diversity in the Human Intestine." Cell 124:837-848.

Li, A., and C. Goldsmith. 2012. "The Effects of Yoga on Anxiety and Stress." Alternative Medicine Review 17:21-35.

Lindahl, J., N. Fisher, D. Cooper, R. Rosen, and W. Britton. 2017. "The Varieties of Contemplative Experience: A Mixed-Methods Study of Meditation-Related Challenges in Western Buddhists." PLOS ONE 12 (5): e0176239.

Liu, D., C. Caldji, S. Sharma, P. Plotsky, and M. Meaney. 2000. "Influence of Neonatal Rearing Conditions on Stress-Induced Adrenocorticotropin Responses and Norepinepherine Release in the Hypothalamic Paraventricu-

lar Nucleus." Journal of Neuroendocrinology 12 (1): 5-12.

London, A., I. Benhar, and M. Schwartz. 2013. "The Retina as a Window to the Brain—From Eye Research to CNS Disorders." Nature Reviews Neurology 9:44-53.

Lu, W., G. Chen, and C. Kuo. 2011. "Foot Reflexology Can Increase Vagal Modulation, Decrease Sympathetic Modulation, and Lower Blood Pressure in Healthy Subjects and Patients With Coronary Artery Disease." Alternative Therapies in Health and Medicine 17 (4): 8-14.

Lurie, I., Y. Yang, K. Haynes, R. Mamtani, and B. Boursi. 2015. "Antibiotic Exposure and the Risk for Depression, Anxiety, or Psychosis: A Nested Case-Control Study." Journal of Clinical Psychiatry 76 (11): 1522-1528.

Mäkinen, T., M. Mäntysaari, T. Pääkkönen, J. Jokelainen, L. Palinkas, J. Hassi, J. Leppäluoto, K. Tahvanainen, and H. Rintamäki. 2008. "Autonomic Nervous Function During Whole-Body Cold Exposure Before and After Cold Acclimation." Aviation, Space, and Environmental Medicine 79 (9): 875-882.

Maniam, J., C. Antoniadis, and M. Morris. 2014. "Early-Life Stress, HPA Axis Adaptation, and Mechanisms Contributing to Later Health Outcomes." Frontiers in Endocrinology 5: 73.

McCorry, L. 2007. "Physiology of the Autonomic Nervous System." American Journal of Pharmaceutical Education 71 (4): 78.

Merskey, H., and N. Bogduk. 1994. Classification of Chronic Pain: Descriptions of Chronic Pain Syndromes and Definitions of Pain Terms. 2nd ed. Seattle: International Association for the Study of Pain (IASP) Press.

Moylan, S., M. Maes, N. Wray, and M. Berk. 2013. "The Neuroprogressive Nature of Major Depressive Disorder: Pathways to Disease Evolution and Resistance, and Therapeutic Implications." Molecular Psychiatry 18 (5): 595-606.

Neugebauer, V. 2015. "Amygdala Pain Mechanisms." Handbook of Experimental Pharmacology 227:261-284.

Neugebauer, V., W. Li, G. Bird, and J. Han. 2004. "The Amygdala and Persistent Pain." The Neuroscientist 10 (3): 221-234.

Newcomer, J., G. Selke, A. Melson, T. Hershey, S. Craft, K. Richards, and A. Alderson. 1999. "Decreased Memory Performance in Healthy Humans Induced by Stress-Level Cortisol Treatment." Archives of General Psychiatry 56 (6): 527-533.

Nichols, D. 2018. "N,N-dimethyltryptamine and the Pineal Gland: Separating Fact From Myth." Journal of Psychopharmacology 32 (1): 30-36.

O'Keefe, J., H. Abuissa, A. Sastre, D. Steinhaus, and W. Harris. 2006. "Effects of Omega-3 Fatty Acids on Resting Heart Rate, Heart Rate Recovery After Exercise, and Heart Rate Variability in Men With Healed Myocardial Infarctions and Depressed Ejection Fractions." American Journal of Cardiology 97 (8): 1127-1130.

Pascoe, M., and I. Bauer. 2015. "A Systematic Review of Randomized Control Trials on the Effects of Yoga on Stress Measures and Mood." Journal of Psychiatric Research 68:270-282.

Passani, M., P. Panula, and J. Lin. 2014. "Histamine in the Brain." Frontiers in Systems Neuroscience 8:64.

Paulson, O., S. Strandgaard, and L. Edvinsson. 1990. "Cerebral Autoregulation." Cerebrovascular and Brain Metabolism Reviews 2 (2): 161-192.

Polatin, P., R. Kinney, R. Gatchel, E. Lillo, and T. Mayer. 1993. "Psychiatric Illness and Chronic Low-Back Pain. The Mind and Spine: Which Goes First?" Spine 18:66-71.

Porges, S. 2011. The Polyvagal Theory: Neurophysiological Foundations of Emotions, Attachment, Communication, and Self-Regulation. New York: Norton.

Prince, M., A. Wimo, M. Guerchet, G. Ali, Y. Wu, and M. Prina. 2015. World Alzheimer Report 2015—The Global Impact of Dementia: An Analysis of Prevalence, Incidence, Cost and Trends. London: Alzheimer's Disease International (ADI).

Rao, M., and M. Gershon. 2016. "The Bowel and Beyond: The Enteric Nervous System in Neurological Disorders." Nature Reviews Gastroenterology & Hepatology 13:517-528.

Sakka, L., G. Coll, and J. Chazal. 2011. "Anatomy and Physiology of Cerebrospinal Fluid." European Annals of Otorhinolaryngology, Head and Neck Diseases 128 (6): 309-316.

Sarhad Hasan, M., M. Haydary, and F. Gandomi. 2020. "The Effect of Eight Weeks Yoga Training on the Mental Fatigue Control and Changed Balance and Knee Proprioception in Amateur

Athletes: A Semi-Experimental Study." Journal of Sport Biomechanics 5 (4) 228-39.

Schmidt, N., J. Richey, J. Zvolensky, and J. Maner. 2008. "Exploring Human Freeze Responses to a Threat Stressor." Journal of Behavior Therapy and Experimental Psychiatry 39 (3): 292-304.

Seres, J. 2003. "Evaluating the Complex Chronic Pain Patient." Neurosurgery Clinics of North America 14:339-352.

Sharma, M., and T. Haider. 2013. "Yoga as an Alternative and Complementary Therapy for Patients Suffering From Anxiety: A Systematic Review." Journal of Evidence-Based Complementary & Alternative Medicine 18 (1): 15-22.

Sherrington, C. 1906. The Integrative Action of the Nervous System. New York: C. Scribner's Sons.

Sherwood, C., C. Stimpson, M. Raghanti, D. Wildman, M. Uddin, L. Grossman, M. Goodman, J. Redmond, C. Bonar, J. Erwin, and P. Hof. 2006. "Evolution of Increased Glia–Neuron Ratios in the Human Frontal Cortex." Proceedings of the National Academy of Sciences of the United States of America 103:13606-13611.

Spector, R., R. Snodgrass, and C. Johanson. 2015. "A Balanced View of the Cerebrospinal Fluid Composition and Functions: Focus on Adult Humans." Experimental Neurology 273:57-68.

Streeter, C., T. Whitfield, L. Owen, et al. 2010. "Effects of Yoga Versus Walking on Mood, Anxiety, and Brain GABA Levels: A Randomized Controlled MRS Study." Journal of Alternative and Complementary Medicine 16 (11): 1145-1152.

Sujan, M., K. Deepika, S. Mulakur, A. John, and T. Sathyaprabha. 2015. "Effect of Bhramari Pranayama (Humming Bee Breath) on Heart Rate Variability and Hemodynamic—A Pilot Study." Autonomic Neuroscience 192 (82): 1.

Tan, D., B. Xu, X. Zhou, and R. Reiter. 2018. "Pineal Calcification, Melatonin Production, Aging, Associated Health Consequences and Rejuvenation of the Pineal Gland." Molecules 23 (2): 301.

Tolahunase, M., R. Sagar, M. Faiq, and R. Dada. 2018. "Yoga- and Meditation- -Based Lifestyle Intervention Increases Neuroplasticity and Reduces Severity of Major Depressive Disorder: A Randomized Controlled Trial." Restorative Neurology and Neuroscience 36 (3): 423-442.

Tysnes, O., and A. Storstein. 2017. "Epidemiology of Parkinson's Disease." Journal of Neural Transmission 124:901-905.

Walker, M., and R. Stickgold. 2004. "Sleep- -Dependent Learning and Memory Consolidation." Neuron 4 (1): 121-133.

Watkins, P., K. Woodward, T. Stone, and R. Kolts. 2003. "Gratitude and Happiness: Development of a Measure of Gratitude and Relationships With Subjective Well-Being." Social Behavior and Personality: An International Journal 31 (5): 431-452.

Wood, A., J. Froh, and A. Geraghty. 2010. "Gratitude and Well-Being: A Review and Theoretical Integration." Clinical Psychology Review 30 (7): 890-905.

World Health Organization. 2012. "Depression: A Global Crisis." www. who.int/mental_health/management/ depression/wfmh_paper_depression_ wmhd_2012.pdf?Ua=1.

World Health Organization. 2016. International Statistical Classification of Diseases and Related Health Problems. 10th rev.Geneva, Switzerland: WHO.

Zhou, Y., and N. Danbolt. 2014. "Glutamate as a Neurotransmitter in the Healthy Brain." Journal of Neural Transmission 121 (8): 799-817.

Capítulo 3

Aliverti, A. 2016. "The Respiratory Muscles During Exercise." Breathe (Sheff) 12 (2): 165-168. https://doi.org/10.1183/20734735.008116.

Ball, M.J., and J. Rahilly. 2003. Phonetics: The Science of Speech. London: Arnold.

Barker, N., and M.L. Everard. 2015. "Getting to Grips With 'Dysfunctional Breathing'." Paediatric Respiratory Reviews 16 (1): 53-61.

Barker, N.J., M. Jones, N.E. O'Connell, and M.L. Everard. 2013. "Breathing Exercises for Dysfunctional Breathing/Hyperventilation Syndrome in Children." Cochrane Database of Systematic Reviews 12.

Barr, K.P., M. Griggs, and T. Cadby. 2005. Lumbar Stabilization: Core Concepts and Current Literature, Part 1. American Journal of Physical Medicine and Rehabilitation 84:473-480.

Bellemare, F., A. Jeanneret, and J. Couture. 2003. "Sex Differences in Thoracic Dimensions and Configuration." American Journal of Respiratory and Critical Care Medicine 168 (3): 305-312. https://doi.org/10.1164/rccm.200208-876OC.

Bordoni, B., and E. Zanier. 2013. Anatomic Connections of the Diaphragm:

Influence of Respiration on the Body System. Journal of Multidisciplinary Healthcare 6 (July 25): 281-291. https://doi.org/10.2147/JMDH.S45443.

Cacioppo, J.T., G.G. Bernston, J.T. Larsen, K.M. Poehlmann, and T. Ito. 2000. The Psychophysiology of Emotion. 2nd ed. New York: Guilford Press.

Carim-Todd, L., S.H. Mitchell, and B.S. Oken. 2013. "Mind–Body Practices: An Alternative, Drug-Free Treatment for Smoking Cessation? A Systematic Review of the Literature." Drug and Alcohol Dependence 132 (3): 399-410. https://doi.org/10.1016/j.drugalcdep.2013.04.014.

Clark, B. 2018. Your Spine, Your Yoga: Developing Stability and Mobility for Your Spine. Vancouver: Wild Strawberry Productions.

Cottle, M.H., R.M. Loring, G.G. Fischer, and I.E. Gaynon. 1958. "The Maxilla-Premaxilla Approach to Extensive Nasal Septum Surgery." AMA Archives of Otolaryngology 68 (3): 301-313.

Cramer, H., P. Posadzki, G. Dobos, and J. Langhorst. 2014. "Yoga for Asthma: A Systematic Review and Meta-Analysis." Annals of Allergy, Asthma, & Immunology 112 (6): 503-510.e5. https://doi.org/10.1016/j.anai.2014.03.014.

Cresswell, A.G., L. Oddsson, and A. Thorstensson. 1994. "The Influence of Sudden Perturbations on Trunk Muscle Activity and Intraabdominal Pressure While Standing." Experimental Brain Research 98:336-341.

De Couck, M., R. Caers, L. Musch, J. Fliegauf, A. Giangreco, and Y. Gidron. 2019. "How Breathing Can Help You Make Better Decisions: Two Studies on the Effects of Breathing Patterns on Heart Rate Variability and Decision-Making in Business Cases." International Journal of Psychophysiology 139:1-9.

Dimitriadis, Z., E. Kapreli, N. Strimpakos, and J. Oldham. 2014. "Pulmonary Function of Patients With Chronic Neck Pain: A Spirometry Study." Respiratory Care 59 (4): 543-549.

Ebenbichler, G.R., L.I. Oddsson, J. Kollmitzer, et al. 2001. "Sensory-Motor Control of the Lower Back: Implications for Rehabilitation. Medicine and Science in Sports and Exercise 33:1889-1898.

Estenne, M., C. Pinet, and A. De Troyer. 2000. "Abdominal Muscle Strength in Patients With Tetraplegia." American Journal of Respiratory and Critical Care Medicine 161 (3): 707-712.

Femina. 2020. "Health Benefits of Kapalbhati Pranayam in Yoga." Femina. www.femina.in/wellness/fitness/health-benefits-of-kapalbhati-pranayam-in-yoga-142649.html.

Flenady, T., T. Dwyer, and J. Applegarth. 2017. "Accurate Respiratory Rates Count: So Should You!" Australasian Emergency Nursing Journal 20 (1): 45-47.

Gardner, W.N. 1996. "The Pathophysiology of Hyperventilation Disorders." Chest 109 (2): 516-534.

Gerritsen, R.J.S., and G.P.H. Band. 2018. "Breath of Life: The Respiratory Vagal Stimulation Model of Contemplative Activity." Frontiers in Human Neuroscience 12:397.

Han, J. N., G. Gayan-Ramirez, R. Dekhuijzen, and M. Decramer. 1993. "Respi-

ratory Function of the Rib Cage Muscles." European Respiratory Journal 6 (5): 722-728.

Hodges, P. 2004. "Abdominal Mechanism and Support of the Lumbar Spine and Pelvis." In Therapeutic Exercise for Lumbopelvic Stabilization, 2nd ed., edited by C. Richardson, 31-58. Edinburgh, Churchill Livingstone.

Holmes, S.W., R. Morris, P.R. Clance, and R.T. Putney. 1996. "Holotropic Breathwork: An Experiential Approach to Psychotherapy." Psychotherapy: Theory, Research, Practice, Training 33 (1): 114-120.

Jones, M., A. Harvey, L. Marston, and N.E. O'Connell. 2013. "Breathing Exercises for Dysfunctional Breathing/Hyperventilation Syndrome in Adults." Cochrane Database of Systematic Reviews 5.

Jung, S.I., N.K. Lee, K.W. Kang, K. Kim, and D.Y. Lee. 2016. The Effect of Smartphone Usage Time on Posture and Respiratory Function. Journal of Physical Therapy Science 28 (1): 186-189. https://doi.org/10.1589/jpts.28.186.

Kaminoff, L., and A. Matthews. 2007. Yoga Anatomy. Champaign, IL: Human Kinetics.

Kreibig, S.D. 2010. "Autonomic Nervous System Activity in Emotion: A Review." Biological Psychology 84 (3): 394-421. https://doi.org/10.1016/j.biopsycho.2010.03.010.

Leung, Richard ST, John S. Floras, and T. Douglas Bradley. "Respiratory modulation of the autonomic nervous system during Cheyne–Stokes respiration." Canadian Journal of Physiology and Pharmacology 84, no. 1 (2006): 61-66.

McKeown, P., C. O'Connor-Reina, and G. Plaza. 2021. "Breathing Re-Education and Phenotypes of Sleep Apnea: A Review." Journal of Clinical Medicine 10 (3): 471.

Milanesi, R., and R.C. Caregnato. 2016. "Intra-Abdominal Pressure: An Integrative Review." Einstein (São Paulo) 14 (3): 423-430. https://doi.org/10.1590/S1679-45082016RW3088.

Nestor, J. 2020. Breath: The New Science of a Lost Art. London: Penguin UK.

Paschall, J. 2013. "5 Reasons to Practice Breath of Fire Yoga Gaia." Gaia. www.gaia.com/article/5-reasons-practice-breath-fire-yoga.

Pradhan, B. 2015. "Yoga Can Spur 10% Growth and 'Cure' Homosexuals, Says Baba Ramdev." Mint. www.livemint.com/Politics/BjkzSSfs9SwbMxyBblkJLP/Yoga-can-spur-10-growth-and-cure-homosexuals-says-Baba-R.html.

Santino, T.A., G.S. Chaves, D.A. Freitas, G.A. Fregonezi, and K.M. Mendonça. 2020. "Breathing Exercises for Adults With Asthma." Cochrane Database Syst Reviews 3 (3): CD001277. https://doi.org/10.1002/14651858.CD001277.pub4.

Seals, D.R., N.O. Suwarno, and J.A. Dempsey. 1990. "Influence of Lung Volume on Sympathetic Nerve Discharge in Normal Humans." Circulation Research 67 (1): 130-141.

Sikter, A., E. Frecska, I.M. Braun, X. Gonda, and Z. Rihmer. 2007. "The Role of Hyperventilation: Hypocapnia in the Pathomechanism of Panic Disorder." Brazilian Journal of Psychiatry 29 (4): 375-379.

Singleton, M. 2010. Yoga Body: The Origins of Modern Posture Practice. Oxford: Oxford University Press.

Sovik, R. (n.d.). Learn Kapalabhati (Skull Shining Breath). Yoga International. https://yogainternational.com/article/view/learn-kapalabhati-skull-shining-breath

Strøm-Tejsen, P., D. Zukowska, P. Wargocki, and D.P. Wyon. 2016. "The Effects of Bedroom Air Quality on Sleep and Next-Day Performance." Indoor Air 26:679-686. https://doi.org/10.1111/ina.12254.

Szczygieł, E., K. Węglarz, K. Piotrowski, T. Mazur, S. Mętel, and J. Golec. 2015. Biomechanical Influences on Head Posture and the Respiratory Movements of the Chest. Acta of Bioengineering and Biomechanics 17 (2): 143-148.

Talasz, H., Kremser, C., Kofler, M., Kalchschmid, E., Lechleitner, M., and Rudisch, A. 2011. "Phase-Locked Parallel Movement of Diaphragm and Pelvic Floor During Breathing and Coughing—A Dynamic MRI Investigation in Healthy Females." International Urogynecology Journal 22 (1): 61-68. https://doi.org/10.1007/s00192-010-1240-z.

Vidotto, L.S., C.R.F., Carvalho, A. Harvey, and M. Jones. 2019. "Dysfunctional Breathing: What Do We Know?" Journal of Brazilian Pneumology 45 (1): e20170347. https://doi.org/10.1590/1806-3713/e20170347.

Vostatek, P., D. Novák, T. Rychnovský, and S. Rychnovská. 2013. "Diaphragm Postural Function Analysis Using Magnetic Resonance Imaging." PLOS ONE

8 (3): e56724. https://doi.org/10.1371/journal.pone.0056724.

Wikipedia. 2020. "Ujjayi Breath." https://en.wikipedia.org/wiki/Ujjayi_breath.

Wilson, J. 2009. "Hindu Guru Claims Homosexuality Can Be 'Cured' by Yoga." The Telegraph. www.telegraph.co.uk/news/worldnews/asia/india/5780028/Hindu-guru-claims-omosexualitycan-be-cured-by-yoga.html.

Wim Hof Method. 2020. The Benefits of Breathing Exercises Wim Hof Method. www.wimhofmethod.com/breathing-exercises.

Wu, L.L., Z.K. Lin, H.D. Weng, Q.F. Qi, J. Lu, and K.X. Liu. 2018. "Effectiveness of Meditative Movement on COPD: A Systematic Review and Meta-Analysis." International Journal of Chronic Obstructive Pulmonary Disease 13 (April 17): 1239-1250. https://doi.org/10.2147/COPD.S159042.

Yang, Z.Y., H.B. Zhong, C. Mao, et al. 2016. Yoga for Asthma. Sao Paulo Medical Journal 134 (4): 368. https://doi.org/10.1590/1516-3180.20161344T2.

Zaccaro, A., A. Piarulli, M. Laurino, et al. 2018. "How Breath-Control Can Change Your Life: A Systematic Review on Psycho-Physiological Correlates of Slow Breathing." Frontiers in Human Neuroscience 12 (September 7): 353. https://doi.org/10.3389/fnhum.2018.00353.

Capítulo 4

Aird, W. 2011. "Discovery of the Cardiovascular System: From Galen to William Harvey." Journal of Thrombosis and Haemostasis 9 (Suppl. 1): 118-129.

Al-Khazraji, B., and J. Shoemaker. 2018. "The Human Cortical Autonomic Network and Volitional Exercise in Health and Disease." Applied Physiology, Nutrition, and Metabolism 43 (11): 1122-1130.

Baker, L. 2019. "Physiology of Sweat Gland Function: The Roles of Sweating and Sweat Composition in Human Health." Temperature (Austin) 6 (3): 211-259.

Bates, S., and J. Ginsberg. 2001. "Pregnancy and Deep Vein Thrombosis." Seminars in Vascular Medicine 1 (1): 97-104.

Bernardia, L., A. Gabuttia, C. Portaa, and L. Spicuzza. 2001. "Slow Breathing Reduces Chemoreflex Response to Hypoxia and Hypercapnia and Increases Baroreflex Sensitivity." Journal of Hypertension 19:2221-2229.

Bhavanani, A. 2016. "Yoga and Cardiovascular Health: Exploring Possible Benefits and Postulated Mechanisms." SM Journal of Cardiovascular Diseases 1 (1): 1003.

Boyett, M., A. D'Souza, H. Zhang, G. Morris, H. Dobrzynski, and O. Monfredi. 2013. "Viewpoint: Is the Resting Bradycardia in Athletes the Result of Remodeling of the Sinoatrial Node Rather Than High Vagal Tone?" Journal of Applied Physiology 114 (9): 1351-1355.

Buccelletti, E., E. Gilardi, E. Scaini, L. Galiuto, R. Persiani, A. Biondi, F. Basile, and N. Silveri. 2009. "Heart Rate Variability and Myocardial Infarction: Systematic Literature Review and Metanalysis." European Review for Medical Pharmacological Sciences 13 (4): 299-307.

Byeon, K., J. Choi, J. Yang, J. Sung, S. Park, J. Oh, and K. Hong. 2012. "The Response of the Vena Cava to Abdominal Breathing." Journal of Alternative and Complementary Medicine 18 (2): 153-157.

Cannon, W. 1932. The Wisdom of the Body. New York: W.W. Norton & Company.

Cole, R. 1989. "Postural Baroreflex Stimuli May Affect EEG Arousal and Sleep in Humans." Journal of Applied Physiology 67 (6): 2369-2375.

Cooney, M., E. Vartiainen, T. Laatikainen, A. Juolevi, A. Dudina, and I. Graham. 2010. "Elevated Resting Heart Rate Is an Independent Risk Factor for Cardiovascular Disease in Healthy Men and Women." American Heart Journal 159 (4): 612-619.

Cramer, H., R. Lauche, H. Haller, N. Steckhan, A. Michalsen, and G. Dobos. 2014. "Effects of Yoga on Cardiovascular Disease Risk Factors: A Systematic Review and Meta-Analysis." International Journal of Cardiology 173 (2): 170-183.

Dick, T., J. Mims, Y. Hsieh, K. Morris, and E. Wehrwein. 2014. "Increased Cardio-Respiratory Coupling Evoked by Slow Deep Breathing Can Persist in Normal Humans." Respiratory Physiology and Neurobiology 204:99-111.

Etulain, J. 2018. "Platelets in Wound Healing and Regenerative Medicine." Platelets 29 (6): 556-568.

Evans, C., F. Fowkes, C. Ruckley, and A. Lee. 1999. "Prevalence of Varicose Veins and Chronic Venous Insufficiency in Men and Women in the General Population: Edinburgh Vein Study." Journal of Epidemiology and Community Health 53:149-153.

Fagard, R. 2003. "Athlete's Heart." Heart 89 (12): 1455-1461.

Fryar, C., T-C. Chen, and X. Li. 2012. Prevalence of Uncontrolled Risk Factors for Cardiovascular Disease: United States, 1999-2010. Hyattsville, MD: National Center for Health Statistics. www.cdc.gov/nchs/data/databriefs/db103.pdf.

Gavish, I., and B. Brenner. 2011. "Air Travel and the Risk of Thromboembolism." Internal and Emergency Medicine 6 (2): 113-116.

Gillespie, C., E. Kuklina, P. Briss, N. Blair, and Y. Hong. 2011. "Vital Signs: Prevalence, Treatment, and Control of Hypertension, United States, 1999-2002 and 2005-2008." Morbidity and Mortality Weekly Report 60 (4): 103-108.

Haennel, R., K. Teo, G. Snydmiller, H. Quinney, and C. Kappagoda. 1988. "Short-Term Cardiovascular Adaptations to Vertical Head-Down Suspension." Archives of Physical Medicine and Rehabilitation 69 (5): 352-357.

Hagins, M., R. States, T. Selfe, and K. Innes. 2013. "Effectiveness of Yoga for Hypertension: Systematic Review and Meta-Analysis." Evidence-Based Complementary and Alternative Medicine 2013: 649836.

Hall, J. 2015. Guyton and Hall Textbook of Medical Physiology. 13th ed. Philadelphia: Saunders.

Heron, M. 2019. "Deaths: Leading Causes for 2017." National Vital Statistics Reports 68 (6): 1-77.

Higgins, J. 2015. "Red Blood Cell Population Dynamics." Clinics in Laboratory Medicine 35 (1): 43-57.

Jensen-Urstad, K., B. Saltin, M. Ericson, N. Storck, and M. Jensen-Urstad. 1997. "Pronounced Resting Bradycardia in Male Elite Runners Is Associated With High Heart Rate Variability." Scandinavian Journal of Medicine and Science in Sports 7:274-278.

Joseph, C., C. Porta, G. Casucci, N. Casiraghi, M. Maffeis, M. Rossi, and L. Bernardi. 2005. "Slow Breathing Improves Arterial Baroreflex Sensitivity and Decreases Blood Pressure in Essential Hypertension." Hypertension 46 (4): 714-718.

Kearney, P., M. Whelton, K. Reynolds, P. Muntner, P. Whelton, and J. He. 2005. "Global Burden of Hypertension: Analysis of Worldwide Data." Lancet 365 (9455): 217-223.

Keenan, C., and R. White. 2007. "The Effects of Race/Ethnicity and Sex on the Risk of Venous Thromboembolism." Current Opinion in Pulmonary Medicine 13 (5): 377-383.

Kravtsov, P., S. Katorkin, V. Volkovoy, and Y. Sizonenko. 2016. "The Influence of the Training of the Muscular Component of the Musculo-Venous Pump in the Lower Extremities on the Clinical Course of Varicose Vein Disease." Vopr Kurortol Fizioter Lech Fiz Kult 93 (60): 33-36.

Lasater, J. 2017. "Compassionate Dying." Yoga Journal. Last modified April 5, 2017. www.yogajournal.com/yoga-101/compassionate-dying

Lubitz, S. 2004. "Early Reactions to Harvey's Circulation Theory: The Impact on Medicine." Mount Sinai Journal of Medicine 71:274-280.

Masterson, M., A. Morgan, C. Multer, and D. Cipriani. 2006. "The Role of Lower Leg Muscle Activity in Blood Pressure Maintenance of Older Adults." Clinical Kinesiology 60 (2): 8-17.

McEwen, B., and E. Stellar. 1993. "Stress and the Individual. Mechanisms Leading to Disease." Archives of Internal Medicine 153 (18): 2093-2101.

Meneton, P., X. Jeunemaitre, H. de Wardener, and G. MacGregor. 2005. "Links Between Dietary Salt Intake, Renal Salt Handling, Blood Pressure, and Cardiovascular Diseases." Physiology Reviews 85 (2): 679-715.

Messerli, F., B. Williams, and E. Ritz. 2007. "Essential Hypertension." Lancet 370 (9587): 591-603.

Miller, J., D. Pegelow, A. Jacques, and J. Dempsey. 2005. "Skeletal Muscle Pump Versus Respiratory Muscle Pump: Modulation of Venous Return From the Locomotor Limb in Humans." Journal of Physiology 563: 925-943.

Norcliffe-Kaufmann, L., H. Kaufmann, J. Martinez, S. Katz, L. Tully, and H. Reynolds. 2016. "Autonomic Findings in Takotsubo Cardiomyopathy." American Journal of Cardiology 117 (2): 206-213.

Palatini, P. 2011. "Role of Elevated Heart Rate in the Development of Cardiovascular Disease in Hypertension." Hypertension 58:745-750.

Parshad, O., A. Richards, and M. Asnani. 2011. "Impact of Yoga on Haemodynamic Function in Healthy Medical Students." West Indian Medical Journal 60 (2): 148-152.

Pearce, J. 2007. "Malpighi and the Discovery of Capillaries." European Neurology 58(4): 253-255.

Posadzki, P., A. Kuzdzal, M. Lee, and E. Ernst 2015. "Yoga for Heart Rate Variability: A Systematic Review and Meta-Analysis of Randomized Clinical Trials." Applied Psychophysiology and Biofeedback 40:239-249.

Posner, M., and S. Petersen. 1990. "The Attention System of the Human Brain." Annual Review of Neuroscience 13:25-42.

Quer, G., P. Gouda, M. Galarnyk, E. Topol, and S. Steinhubl. 2020. "Inter- and Intraindividual Variability in Daily Resting Heart Rate and Its Associations With Age, Sex, Sleep, BMI, and Time of Year: Retrospective, Longitudinal Cohort Study of 92,457 Adults." PLOS ONE 15(2):e0227709.

Racinais, S., J. Alonso, A. Coutts, A. Flouris, O. Girard, J. González-Alonso, C. Hausswirth, et al. 2015. "Consensus Recommendations on Training and Competing in the Heat." British Journal of Sports Medicine 49:1164-1173.

Razin, A. 1977. "Upside-Down Position to Terminate Tachycardia of Wolff--Parkinson-White Syndrome." New England Journal of Medicine 296 (26): 1535-1536.

Reimers, A., G. Knapp, and C. Reimers. 2018. "Effects of Exercise on the Resting Heart Rate: A Systematic Review and Meta-Analysis of Interventional Studies." Journal of Clinical Medicine 7 (12): 503.

Roger, V., A. Go, D. Lloyd-Jones, E. Benjamin, J. Berry, W. Borden, D. Bravata, S. Dai, E. Ford, C. Fox, et al. 2012. "Executive Summary: Heart Disease and Stroke Statistics—2012 Update: A Report From the American Heart Association." Circulation 125 (1): 188-197.

Rosengren, A., S. Hawken, S. Ounpuu, K. Sliwa, M. Zubaid, W. Almahmeed, K. Blackett, C. Sitthiamorn, H. Sato, and S. Yusuf. 2004. "Association of Psychosocial Risk Factors With Risk of Acute Myocardial Infarction in 11119 Cases and 13648 Controls From 52 Countries (the INTERHEART Study): Case-Control Study." Lancet 364:953-962.

Schiweck, C., D. Piette, D. Berckmans, S. Claes, and E. Vrieze. 2019. "Heart Rate and High Frequency Heart Rate Variability During Stress as Biomarker for Clinical Depression. A Systematic Review." Psychological Medicine 49 (2): 200-211.

Schneider, R., F. Staggers, C. Alexander, W. Sheppard, M. Rainforth, K. Kondwani, S. Smith, and C. King. 1995. "A Randomised Controlled Trial of Stress Reduction for Hypertension in Older African Americans." Hypertension 26 (5): 820-857.

Schröder, J., and J. Harder. 2006. "Antimicrobial Skin Peptides and Proteins." Cellular and Molecular Life Sciences 63 (4): 469-486.

Selvamurthy, W., K. Sridharan, U. Ray, R. Tiwary, K. Hegde, U. Radhakrishan, and K. Sinha. 1998. "A New Physiological Approach to Control Essential Hypertension." Indian Journal of Physiology and Pharmacology 42 (2): 205-213.

Sharma, K., P. Thirumaleshwara, K. Udayakumar, and B. Savitha. 2014. "A Study on the Effect of Yoga Therapy on Anaemia in Women." European Scientific Journal 10 (21): 283-290.

Silverstein, M., J. Heit, D. Mohr, T. Petterson, W. O'Fallon, and L. Melton. 1998. "Trends in the Incidence of Deep Vein Thrombosis and Pulmonary Embolism: A 25-Year Population-Based Study." Archives of Internal Medicine 158 (6): 585-593.

Spreeuw, J., and I. Owadally. 2013. "Investigating the Broken-Heart Effect: A Model for Short-Term Dependence Between the Remaining Lifetimes of Joint Lives." Annals of Actuarial Science 7 (2): 236-257.

Summers, C., S. Rankin, A. Condliffe, N. Singh, A. Peters, and E. Chilvers. 2010. "Neutrophil Kinetics in Health and Disease." Trends in Immunology 31 (8): 318-324.

Tai, Y., and C. Colaco. 1981. "Upside-Down Position for Paroxysmal Supraventricular Tachycardia." Lancet 2 (8258): 1289.

Takahashi, H., M. Yoshika, Y. Komiyama, and M. Nishimura. 2011. "The Central Mechanism Underlying Hypertension: A Review of the Roles of Sodium Ions, Epithelial Sodium Channels, the Renin-Angiotensin-Aldosterone System, Oxidative Stress and Endogenous Digitalis in the Brain." Hypertension Research 34 (11): 1147-1160.

Tanner, J. 1951. "The Relationships Between the Frequency of the Heart, Oral Temperature and Rectal Temperature in Man at Rest." Journal of Physiology 115 (4): 391-409.

Tsuji, H., F. Venditti, E. Manders, J. Evans, M. Larson, C. Feldman, and D. Levy. 1994. "Reduced Heart Rate Variability and Mortality Risk in an Elderly Cohort. The Framingham Heart Study." Circulation 90 (2): 878-883.

Tyagi, A., and M. Cohen. 2016. "Yoga and Heart Rate Variability: A Comprehensive Review of the Literature." International Journal of Yoga 9 (2): 97=113.

Vijayalakshmi, P., Madanmohan, A.B. Bhavanani, A. Patil, and K. Babu. 2004. "Modulation of Stress Induced by Isometric Handgrip Test in Hypertensive Patients Following Yogic Relaxation Training." Indian Journal of Physiology and Pharmacology 48:59-64.

Watabe, A., T. Sugawara, K. Kikuchi, K. Yamasaki, S. Sakai, and S. Aiba. 2013. "Sweat Constitutes Several Natural Moisturizing Factors, Lactate, Urea, Sodium, and Potassium." Journal of Dermatological Science 72 (2): 177-182.

Whelton, P., R. Carey, W. Aronow, D. Casey, K. Collins, C. Dennison Himmelfarb, S. DePalma, S. Gidding, K. Jamerson, D. Jones, et al. 2018. "2017 ACC/AHA/AAPA/ABC/ACPM/AGS/APhA/ASH/ASPC/NMA/PCNA Guideline for the Prevention, Detection, Evaluation, and Management of High Blood Pressure in Adults." Journal of the American College of Cardiology 71 (19): e127-e248.

Williamson, J., R. McColl, and D. Mathews. 2004. "Changes in Regional Cerebral Blood Flow Distribution During Postexercise Hypotension in Humans." Journal of Applied Physiology 96 (2): 719-724.

Yoshizumi, M., J. Abe, K. Tsuchiya, B. Berk, and T. Tamaki. 2003. "Stress and Vascular Responses: Athero-Protective Effect of Laminar Fluid Shear Stress in

Endothelial Cells: Possible and Mitogen-Activated Protein Kinases." Journal of Pharmacological Sciences 9: 172-176.

Capítulo 5

Adair, T., D. Moffatt, A. Paulsen, and A. Guyton. 1982. "Quantitation of Changes in Lymph Protein Concentration During Lymph Node Transit." American Journal of Physiology 243:H351-H359.

Ader, R., and N. Cohen. 1975. "Behaviorally Conditioned Immunosuppression." Psychosomatic Medicine 37 (4): 333-340.

Aspelund, A., M. Robciuc, S. Karaman, T. Makinen, and K. Alitalo. 2016. "Lymphatic System in Cardiovascular Medicine." Circulation Research 118 (3): 515=530.

Auckland, K. 2005. "Arnold Heller and the Lymph Pump." Acta Physiologica Scandinavica 185:171-180.

Balasubramaniam, M., S. Telles, and P. Doraiswamy. 2013. "Yoga on Our Minds: A Systematic Review of Yoga for Neuropsychiatric Disorders." Frontiers in Psychiatry 3:117.

Balloux, F., and L. van Dorp. 2017. "Q&A: What Are Pathogens, and What Have They Done to and for Us?" BMC Biology 15 (1): 91.

Bodey, B., S. Siegel, and H. Kaiser. 2006. Immunological Aspects of Neoplasia— The Role of the Thymus. Berlin: Springer Science & Business Media.

Buffart, L., J. van Uffelen, I. Riphage, J. Brug, W. van Mechelen, W. Brown, and M. Chinapaw. 2012. "Physical and Psychosocial Benefits of Yoga in Cancer Patients and Survivors, A Systematic Review and Meta-Analysis of Randomized Controlled Trials." BMC Cancer 12: 559.

Cappuccio, F., L. D'Elia, P. Strazzullo, and M. Miller. 2010. "Sleep Duration and All-Cause Mortality: A Systematic Review and Meta-Analysis of Prospective Studies." Sleep 33:585-592.

Castellani, J., I. Brenner, and S. Rhind. 2003. "Cold Exposure: Human Immune Responses and Intracellular Cytokine Expression." Medicine and Science in Sports and Exercise 34:2013-2020.

Castelo-Branco, C., and I. Soveral. 2014. "The Immune System and Aging: A Review." Gynecological Endocrinology 30 (1): 16-22.

Cemal, Y., A. Pusic, and B. Mehrara. 2011. "Preventative Measures for Lymphedema: Separating Fact From Fiction." Journal of the American College of Surgeons 213 (4): 543-551.

Cheville, A., C. McGarvey, J. Petrek, S. Russo, M. Taylor, and S. Thiadens. 2003. "Lymphedema Management." Seminars in Radiation Oncology 13:290-301.

Choe, K., J. Jang, I. Park, Y. Kim, S. Ahn, D. Park, Y. Hong, K. Alitalo, G. Koh, and P. Kim. 2015. "Intravital Imaging of Intestinal Lacteals Unveils Lipid Drainage Through Contractility." Journal of Clinical Investigation 125:4042-4052.

Choi, I., S. Lee, and Y. Hong. 2012. "The New Era of the Lymphatic System: No Longer Secondary to the Blood Vascular System." Cold Spring Harbor Perspectives in Medicine 2(4): a006445.

Cohen, L., C. Warneke, R. Fouladi, M. Rodriguez, and A. Chaoul-Reich. 2004. "Psychological Adjustment and Sleep Quality in a Randomized Trial of the Effects of a Tibetan Yoga Intervention in Patients With Lymphoma." Cancer 100 (10): 2253-2260.

Deshmukh, S., F. Verde, P. Johnson, E. Fishman, and K. Macura. 2014. "Anatomical Variants and Pathologies of the Vermix." Emergency Radiology 21 (5): 543-552.

Dongaonkar, R., R. Stewart, H. Geissler, and G. Laine. 2010. "Myocardial Microvascular Permeability, Interstitial Oedema, and Compromised Cardiac Function." Cardiovascular Research 87 (2): 331-339.

Douglass, J., M. Immink, N. Piller, and S. Ullah. 2012. "Yoga for Women With Breast Cancer-Related Lymphoedema: A Preliminary 6-Month Study." Journal of Lymphoedema 7:30-38.

Dunne, E., B. Balletto, M. Donahue, M. Feulner, J. DeCosta, D. Cruess, E. Salmoirago-Blotcher, R. Wing, M. Carey, and L. Scott-Sheldon. 2019. "The Benefits of Yoga for People Living With HIV/AIDS: A Systematic Review and Meta-Analysis." Complementary Therapies in Clinical Practice 34:157-164.

Edwards, J., K. Williams, L. Kindblom, J. Meis-Kindblom, P. Hogendoorn, D. Hughes, R. Forsyth, D. Jackson, and N. Athanasou. 2008. "Lymphatics and Bone." Human Pathology 39:49-55.

El-Kadiki, A., and A. Sutton. 2005. "Role of Multivitamins and Mineral Supplements in Preventing Infections in Elderly People: Systematic Review and Meta-Analysis of Randomised Controlled Trials." BMJ (Clinical Research ed.) 330 (7496): 871.

Engeset, A., W. Olszewski, P. Jaeger, J. Sokolowski, and L. Theodorsen. 1977. "Twenty-Four Hour Variation in Flow and Composition of Leg Lymph in Normal Men." Acta Physiologica Scandinavica 99: 140-148.

Falkenberg, R., C. Eising, and M. Peters. 2018. "Yoga and Immune System Functioning: A Systematic Review of Randomized Controlled Trials." Journal of Behavioral Medicine 41:467-482.

Gashev, A. 2002. "Physiologic Aspects of Lymphatic Contractile Function." Annals of the New York Academy of Sciences 979: 178-187.

Gashev, A., and D. Zawieja, 2001. "Physiology of Human Lymphatic Contractility: A Historical Perspective." Lymphology 34 (3): 124-134.

Haaland, D., T. Sabljic, D. Baribeau, I. Mukovozov, and L. Hart. 2008. "Is Regular Exercise a Friend or Foe of the Aging Immune System? A Systematic Review." Clinical Journal of Sport Medicine 18:539-548.

Haapakoski, R., K.P. Ebmeier, H. Alenius, and M. Kivimäki. 2016. "Innate and Adaptive Immunity in the Development of Depression: An Update on Current Knowledge and Technological Advances." Progress in Neuro-Psychopharmacology & Biological Psychiatry 66: 63-72.

Hess, P., D. Rawnsley, Z. Jakus, Y. Yang, D. Sweet, J. Fu, B. Herzog, et al. 2014. "Platelets Mediate Lymphovenous Hemostasis to Maintain Blood-Lymphatic Separation Throughout Life." Journal of Clinical Investigation 124:273-284.

Huang, T., S. Tseng, C. Lin, C. Bai, C. Chen, C. Hung, C. Wu, and K. Tam. 2013. "Effects of Manual Lymphatic Drainage on Breast Cancer-Related Lymphedema: A Systematic Review and Meta-Analysis of Randomized Controlled Trials." World Journal of Surgical Oncology 11: 15.

Ironson, G., C. O'Cleirigh, M. Kumar, L. Kaplan, E. Balbin, C. Kelsch, M. Fletcher, and N. Schneiderman. 2015. "Psychosocial and Neurohormonal Predictors of HIV Disease Progression (CD4 Cells and Viral Load): A 4 Year Prospective Study." AIDS and Behavior 19 (8): 1388-1397.

Irwin, M., R. Olmstead, and J. Carroll. 2016. "Sleep Disturbance, Sleep Duration, and Inflammation: A Systematic Review and Meta-Analysis of Cohort Studies and Experimental Sleep Deprivation." Biological Psychiatry 80 (1): 40-52.

Klotz, L., S. Norman, J. Vieira, M. Masters, M. Rohling, K. Dubé, S. Bollini, F. Matsuzaki, C. Carr, and P. Riley. 2015. "Cardiac Lymphatics Are Heterogeneous in Origin and Respond to Injury." Nature 522 (7554): 62-67.

Levick, J., and C. Michel. 2010. "Microvascular Fluid Exchange and the Revised Starling Principle." Cardiovascular Research 87:198-210.

Lim, H., C. Thiam, K. Yeo, R. Bisoendial, C. Hii, K. McGrath, K. Tan, A. Heather, J. Alexander, and V. Angeli. 2013. "Lymphatic Vessels Are Essential for the Removal of Cholesterol From Peripheral Tissues by SR-BI-Mediated Transport of HDL." Cell Metabolism 17 (5): 671-684.

Margaris, K., and R. Black. 2012. "Modelling the Lymphatic System: Challenges and Opportunities." Journal of Royal Society Interface 9:601-612.

Martin, S., B. Pence, and J. Woods. 2009. "Exercise and Respiratory Tract Viral Infections." Exercise and Sport Sciences Reviews 37 (4): 157-164.

McNeely, M., C. Peddle, J. Yurick, I. Dayes, and J. Mackey. 2011. "Conservative and Dietary Interventions for Cancer-Related Lymphedema: A Systematic Review and Meta-Analysis." Cancer 117: 1136-1148.

Mislin, H. 1961. "Zur Funktionsanalyse der Lymphgefässmotorik." Revue Suisse Zoologie 68:228-238.

Mitchell, R., S. Archer, S. Ishman, R. Rosenfeld, S. Coles, S. Finestone, N. Friedman, T. Giordano, et al. 2019. "Clinical Practice Guideline: Tonsillectomy in Children (Update)." Otolaryngology— Head and Neck Surgery 160 (1): S1-S42.

Morgan, N., M. Irwin, M. Chung, and C. Wang. 2014. "The Effects of Mind–Body Therapies on the Immune System: Meta-Analysis." PLOS ONE 9(7): e100903.

Palmer, S., L. Albergante, C. Blackburn, and T. Newman 2018. "Thymic Involution and Disease Incidence." Proceedings of the National Academy of Sciences of the United States of America 115 (8): 1883-1888.

Petersen, A., and B. Pedersen. 2005. "The Anti-Inflammatory Effect of Exercise." Journal of Applied Physiology 98:1154-1162.

Petrek, J., and M. Heelan. 1998. "Incidence of Breast Carcinoma-Related Lymphedema." Cancer 83:2776-2781.

Pflicke, H., and M. Sixt. 2009. "Preformed Portals Facilitate Dendritic Cell Entry Into Afferent Lymphatic Vessels." Journal of Experimental Medicine 206:2925-2935.

Piller, N., G. Craig, A. Leduc, and T. Ryan. 2006. "Does Breathing Have an Influence on Lymphatic Drainage?" Journal of Lymphoedema 1 (1): 86-88.

Ploeger, H., T. Takken, M. de Greef, and B. Timmons. 2009. "The Effects of Acute and Chronic Exercise on Inflammatory Markers in Children and Adults With a Chronic Inflammatory Disease: A Systematic Review." Exercise Immunology Review 15:6-41.

Randal Bollinger, R., A. Barbas, E. Bush, S. Lin, and W. Parker. 2007. "Biofilms in the Large Bowel Suggest an Apparent Function of the Human Vermiform Appendix." Journal of Theoretical Biology 249 (4): 826-831.

Roblin, X., C. Neut, A. Darfeuille-Michaud, and J. Colombel. 2012. "Local Appendiceal Dysbiosis: The Missing Link Between the Appendix and Ulcerative Colitis?" Gut 61:635-636.

Rytter, M., L. Kolte, A. Briend, H. Friis, and V. Christensen. 2014. "The Immune System in Children With Malnutrition—A Systematic Review." PLOS ONE 9(8): e105017.

Sanders, N., R. Bollinger, R. Lee, S. Thomas, and W. Parker. 2013. "Appendectomy and Clostridium Difficile Colitis: Relationships Revealed by Clinical Observations and Immunology." World Journal of Gastroenterol 19 (34): 5607-5614.

Schwager, S., and M. Detmar. 2019. "Inflammation and Lymphatic Function." Frontiers in Immunology 10:308.

Seki, H. 1979. "Lymph Flow in Human Leg." Lymphology 12:2-3.

Sender, R., S. Fuchs, and R. Milo. 2016. "Revised Estimates for the Number of Human and Bacteria Cells in the Body." PLOS Biology 14(8): e1002533.

Sharma, M., T. Haider, and A. Knowlden. 2013. "Yoga as an Alternative and Complementary Treatment for Cancer: A Systematic Review." The Journal of Alternative and Complementary Medicine 19 (11): 870-875.

Shurin, M. 2012. "Cancer as an Immune-Mediated Disease." ImmunoTargets and Therapy 1:1-6.

Song, H., F. Fang, G. Tomasson, F. Arnberg, D. Mataix-Cols, L. Fernández de la Cruz, C. Almqvist, K. Fall, and U. Valdimarsdóttir. 2018. "Association of Stress-Related Disorders With Subsequent Autoimmune Disease." JAMA 319 (23): 2388-2400.

Summers, C., S. Rankin, A. Condliffe, N. Singh, A. Peters, and E. Chilvers. 2010. "Neutrophil Kinetics in Health and Disease." Trends in Immunology 31 (8): 318-324.

Tzeng, Y., L. Kao, S. Kao, H. Lin, M. Tsai, and C. Lee. 2015. "An Appendectomy Increases the Risk of Rheumatoid Arthritis: A Five-Year Follow-Up Study." PLOS ONE 10(5): e0126816.

Wanchai, A., and J. Armer. 2020. "The Effects of Yoga on Breast-Cancer-Related Lymphedema: A Systematic Review." Journal of Health Research (April). 409-418.

Wang, F., O. Lee, F. Feng, M. Vitiello, W. Wang, H. Benson, G. Fricchione, and J. Denninger. 2015. "The Effect of Meditative Movement on Sleep Quality: A Systematic Review." Sleep Medicine Reviews 30: 43-52.

Wang, W., K. Chen, Y. Pan, S. Yang, and Y. Chan. 2020. "The Effect of Yoga on Sleep Quality and Insomnia in Women With Sleep Problems: A Systematic Review and Meta-Analysis." BMC Psychiatry 20(1): 195.

Wang, X., P. Li, C. Pan, L. Dai, Y. Wu, and Y. Deng. 2019. "The Effect of Mind–Body Therapies on Insomnia: A Systematic Review and Meta-Analysis." Evidence-Based Complementary and Alternative Medicine 2019: 9359807.

Watson, N., D. Buchwald, J. Delrow, W. Altemeier, M. Vitiello, A. Pack, M. Bamshad, C. Noonan, and S. Gharib. 2017. "Transcriptional Signatures of Sleep Duration Discordance in Monozygotic Twins." Sleep 40(1): zsw019.

WHO. n.d. "HIV/AIDS Data and Statistics." Accessed June 19, 2020. www.who.int/hiv/data/en/Wu, S., W. Chen, C. Muo, T. Ke, C. Fang, and F. Sung. 2015. "Association Between Appendectomy and Subsequent Colorectal Cancer Development: An Asian Population Study." PLOS ONE 10(2): e0118411.

Xu, R., H. Rahmandad, M. Gupta, C. Digennaro, N. Ghaffarzadegan, H. Amini, and S. Jalali. 2020. "The Modest Impact of Weather and Air Pollution on COVID-19 Transmission." Disponível em SSRN 3593879.

Capítulo 6

Akil, H., S.J. Watson, E. Young, M.E. Lewis, H. Khachaturian, and J.M. Walker. 1984. "Endogenous Opioids: Biology and Function." Annual Review of Neuroscience 7:223-255.

Altaye, K.Z., S. Mondal, K. Legesse, et al. 2019. "Effects of Aerobic Exercise on Thyroid Hormonal Change Responses Among Adolescents With Intellectual Disabilities." BM Journal of Open Sport & Exercise Medicine 5:e000524. doi: 10.1136/bmjsem-2019-000524.

American Psychological Association. 2018. "Stress Effects on the Body." www.apa.org/topics/stress/body.

Ayano, G. 2016. "Dopamine: Receptors, Functions, Synthesis, Pathways, Locations and Mental Disorders: Review of Literatures." Journal of Mental Disorders and Treatment 2 (2). https://doi.org/10.4172/2471-271X.1000120.

Bansal, A., A. Kaushik, C.M. Singh, V. Sharma, and H. Singh. 2015. "The Effect of Regular Physical Exercise on the Thyroid Function of Treated Hypothyroid Patients: An Interventional Study at a Tertiary Care Center in Bastar Region of India." Archives of Medicine and Health Sciences 3 (2): 244.

Benvenutti, M.J., E. da Sliva Alves, S. Michael, D. Ding, E. Stamatakis, and K.M. Edwards. 2017. "A Single Session of Hatha Yoga Improves Stress Reactivity and Recovery After an Acute Psychological Stress Task—A Counterbalanced, Randomized-Crossover Trial in Healthy Individuals." Complementary Therapies in Medicine 35:120-126.

Bird, S.R., and J.A. Hawley. 2017. "Update on the Effects of Physical Activity on Insulin Sensitivity in Humans." BMJ Open Sport & Exercise Medicine 2(1): e000143.

Brinsley, J., F. Schuch, O. Lederman, D. Girard, M. Smout, M.A. Immink, B. Stubbs, J. Firth, K. Davison, and S. Rosenbaum. 2020. "Effects of Yoga on Depressive Symptoms in People With Mental Disorders: A Systematic Review and Meta-Analysis." British Journal of Sports Medicine 55(17): 992-1000.

Cahill, C.A. 1989. "Beta-Endorphin Levels During Pregnancy and Labor: A Role in Pain Modulation?" Nursing Research 38 (4): 200-203.

Chaudhry, S.R., and W. Gossman. 2020. "Biochemistry, Endorphin." StatPearls [Internet https://www.ncbi.nlm.nih.gov/books/NBK470306/].

Chu, B., K. Marwaha, and D. Ayers. 2020. "Physiology, Stress Reaction." StatPearls [Internet https://www.ncbi.nlm.nih.gov/books/NBK541120/].

Ciloglu, F., I. Peker, A. Pehlivan, et al. 2005. "Exercise Intensity and Its Effects on Thyroid Hormones" [published correction appears in 2006 Neuroendocrinology Letters 27 (3): 292]. Neuroendocrinology Letters 26 (6): 830-834.

Cui, J., J-H. Yan, L-M. Yan, L. Pan, J-J. Le, and Y-Z. Guo. 2017. "Effects of Yoga in Adults With Type 2 Diabetes Mellitus: A Meta-Analysis." Journal of Diabetes Investigation 8 (2): 201-209.

Dfarhud, D., M. Malmir, and M. Khanahmadi. 2014. "Happiness & Health: The Biological Factors—Systematic Review Article." Iran Journal of Public Health 43 (11): 1468-1477.

Enevoldson, T. P. 2004. "Recreational drugs and their neurological consequences." Journal of Neurology, Neurosurgery & Psychiatry 75, no. suppl 3: iii9-iii15.

Fisher, B.E., Q. Li, A. Nacca, et al. 2013. "Treadmill Exercise Elevates Striatal Dopamine D2 Receptor Binding Potential in Patients With Early Parkinson's Disease." Neuroreport 24 (10): 509-514. https://doi.org/10.1097/WNR.0b013e328361dc13.

Gordon, L.A., E.Y. Morrison, D.A. McGrowder, R. Young, Y.T. Pena Fraser, E. Martorell Zamora, R.L. Alexander-Lindo, and R.R. Irving. 2008. "Effect of Exercise Therapy on Lipid Profile and Oxidative Stress Indicators in Patients With Type 2 Diabetes." BMC Complementary and Alternative Medicine 8 (1): 1-10.

Harvard Health Publishing. 2021. "The Lowdown on Thyroid Slowdown–Harvard Health." Harvard Health. www.health.harvard.edu/diseases-and-conditions/the-lowdown-on-thyroids-lowdown.

Herman, J.P., J.M. McKlveen, S. Ghosal, B. Kopp, A. Wulsin, R. Makinson, J. Scheimann, and B. Myers. 2011. "Regulation of the Hypothalamic-Pituitary-Adrenocortical Stress Response." Comprehensive Physiology 6 (2): 603-621.

International Diabetes Federation. 2019. IDF Diabetes Atlas. 9th ed. Brussels, Belgium: International Diabetes Federation.

Kjaer, T.W., C. Bertelsen, P. Piccini, D. Brooks, J. Alving, and H.C. Lou. 2002.

"Increased Dopamine Tone During Meditation-Induced Change of Consciousness." Brain Research. Cognitive Brain Research 13 (2): 255-259. https://doi.org/10.1016/s0926-6410(01)00106-9.

Machin, A.J., and R.I.M. Dunbar. 2011. "The Brain Opioid Theory of Social Attachment: A Review of the Evidence." Behaviour 148 (9/10): 985-1025. www.jstor.org/stable/23034206.

Mak, M.K.Y., and I.S.K. Wong-Yu. 2019. "Exercise for Parkinson's Disease." International Review of Neurobiology 147:1-44.

Neave, N. 2008. Hormones and Behaviour: A Psychological Approach. Cambridge, UK: Cambridge University Press.

Pal, R., S.N. Singh, A. Chatterjee, and M. Saha. 2014. "Age-Related Changes in Cardiovascular System, Autonomic Functions, and Levels of BDNF of Healthy Active Males: Role of Yogic Practice." Age 36 (4): 1-17.

Pascoe, M.C., D.R. Thompson, and C.F. Ski. 2017. "Yoga, Mindfulness-Based Stress Reduction and Stress-Related Physiological Measures: A Meta--Analysis." Psychoneuroendocrinology 86:152-168.

Peters, R. 2006. "Ageing and the Brain." Postgraduate Medical Journal 82 (964): 84-88.

Petzinger, G.M., D.P. Holschneider, B.E. Fisher, S. McEwen, N. Kintz, M. Halliday, W. Toy, J.W. Walsh, J. Beeler, and M.W. Jakowec. 2015. "The Effects of Exercise on Dopamine Neurotransmission in Parkinson's Disease: Targeting Neuroplasticity to Modulate Basal Ganglia Circuitry." Brain Plasticity 1 (1): 29-39.

Pierce, S. 2011. "Integrative Treatment of Hypothyroidism." Pearls for Clinicians. University of Wisconsin Integrative Medicine. www.fammed.wisc.edu/files/webfm-uploads/documents/outreach/im/module_thyroid_clinician.pdf

Pouwer, F., N. Kupper, and M.C. Adriaanse. 2010. "Does Emotional Stress Cause Type 2 Diabetes Mellitus? A Review From the European Depression in Diabetes (EDID) Research Consortium." Discovery Medicine 9 (45): 112-118.

Ryff, C.D., B.H. Singer, and G. Dienberg Love. 2004. "Positive Health: Connecting Well-Being With Biology." Philosophical Transactions of the Royal Society of London. Series B: Biological Sciences 359 (1449): 1383-1394.

Selye, H. 1956. The Stress of Life. New York, NY: McGraw-Hill.

Shaw, J.E., R.A. Sicree, and P.Z. Zimmet. 2010. "Global Estimates of the Prevalence of Diabetes for 2010 and 2030." Diabetes Research and Clinical Practice 87 (1): 4-14.

Shuster, M. 2014. Biology for a Changing World, With Physiology. 2nd ed. New York: WH Freeman.

Siebers, M., S.V. Biedermann, L. Bindila, B. Lutz, and J. Fuss. 2021. "Exercise--Induced Euphoria and Anxiolysis Do Not Depend on Endogenous Opioids in Humans." Psychoneuroendocrinology 126:105173.

Singh, P., B. Singh, R. Dave, and R. Udainiya. 2011. "The Impact of Yoga Upon Female Patients Suffering From Hypothyroidism." Complementary Therapies in Clinical Practice 17 (3): 132-134.

Sprouse-Blum, A.S., G. Smith, D. Sugai, and F.D. Parsa. 2010. "Understanding Endorphins and Their Importance in Pain Management. Hawaii Medical Journal 69 (3): 70-71.

Vancampfort, D., J. Firth, F.B. Schuch, S. Rosenbaum, J. Mugisha, M. Hallgren, M. Probst, et al. 2017. "Sedentary Behavior and Physical Activity Levels in People With Schizophrenia, Bipolar Disorder and Major Depressive Disorder: A Global Systematic Review and Meta-Analysis." World Psychiatry 16 (3): 308-315.

van Galen, K.A., K.W. Ter Horst, J. Booij, S.E., la Fleur, and M.J. Serlie. 2018. "The Role of Central Dopamine and Serotonin in Human Obesity: Lessons Learned From Molecular Neuroimaging Studies." Metabolism 85:325-339. https://doi.org/10.1016/j.metabol.2017.09.007.

Wenzel, J.M., N.A. Rauscher, J.F. Cheer, and E.B. Oleson. 2015. "A Role for Phasic Dopamine Release Within the Nucleus Accumbens in Encoding Aversion: A Review of the Neurochemical Literature." ACS Chemical Neuroscience 6 (1): 16-26. https://doi.org/10.1021/cn500255p.

Capítulo 7

Aldabe, D., D. Ribeiro, S. Milosavljevic, and M. Dawn Bussey. 2012. "Pregnancy-Related Pelvic Girdle Pain and Its Relationship With Relaxin Levels During Pregnancy: A Systematic Review." European Spine Journal 21 (9): 1769-1776.

American Academy of Pediatrics. 2012. "Breastfeeding and the Use of Human Milk." Pediatrics 129 (3): e827-e884.

Ashtanga Yoga Center. n.d. Web site. www.ashtangayogacenter.com/moon-days.

Baber, R. 2014. "East Is East and West Is West: Perspectives on the Menopause in Asia and the West." Climacteric 17 (1): 23-28.

Beddoe, A., K. Lee, S. Weiss, H. Kennedy, and C. Yang. 2010. "Effects of Mindful Yoga on Sleep in Pregnant Women: A Pilot Study." Biological Research for Nursing 11 (4): 363-370.

Binkley, S. 1992. "Wrist Activity in a Woman: Daily, Weekly, Menstrual, Lunar, Annual Cycles?" Physiology and Behavior 52:411-421.

Bulletti, C., D. de Ziegler, V. Polli, L. Diotallevi, E. Del Ferro, and C. Flamigni. 2000. "Uterine Contractility During the Menstrual Cycle." Human Reproduction 15 (S1): 81-89.

Buttner, M., R. Brock, M. O'Hara, and S. Stuart. 2015. "Efficacy of Yoga for Depressed Postpartum Women: A Randomized Controlled Trial." Complementary Therapies in Clinical Practice 21 (2): 94-100.

Cajochen, C., S. Altanay-Ekici, M. Münch, S. Frey, V. Knoblauch, and A. Wirz-Justice. 2013. "Evidence That the Lunar Cycle Influences Human Sleep." Current Biology 23 (15): 1485-1488.

Carvalho, M., L. Lima, C. de Lira Terceiro, D. Pinto, M. Silva, G. Cozer, and T. Couceiro. 2017. "Low Back Pain During Pregnancy." Revista Brasileira de Anestesiologia 67 (3): 266-270.

Cherni, Y., D. Desseauve, A. Decatoire, N. Veit-Rubinc, M. Begon, F. Pierre, and L.

Fradet. 2019. "Evaluation of Ligament Laxity During Pregnancy." Journal of Gynecology Obstetrics and Human Reproduction 48 (5): 351-357.

Chumlea, W., C. Schubert, A. Roche, H. Kulin, P. Lee, J. Himes, and S. Sun. 2003. "Age at Menarche and Racial Comparisons in U.S. Girls." Pediatrics 111 (1): 110-113.

Clue. 2019. "The Myth of Moon Phases and Menstruation." Updated April 16, 2019. https://helloclue.com/articles/cycle-a-z/myth-moon-phases-menstruation.

Cramer, H., R. Lauche, J. Langhorst, and G. Dobos. 2012. "Effectiveness of Yoga for Menopausal Symptoms: A Systematic Review and Meta-Analysis of Randomized Controlled Trials." Evidence--Based Complementary and Alternative Medicine 2012: 863905.

Cramer, H., W. Peng, and R. Lauche. 2018. "Yoga for Menopausal Symptoms—A Systematic Review and Meta-Analysis." Maturitas 109:13-25.

Culver, R., J. Rotton, and I. Kelly. 1988. "Moon Mechanisms and Myths: A Critical Appraisal of Explanations of Purported Lunar Effects on Human Behavior." Psychological Reports 62:683-710.

Curtis, K., A. Weinrib, and J. Katz. 2012. "Systematic Review of Yoga for Pregnant Women: Current Status and Future Directions." Evidence-Based Complementary and Alternative Medicine 2012: 715942.

Davenport, M., A. Kathol, M. Mottola, R. Skow, V. Meah, V. Poitras, A. Garcia, et al. 2019. "Prenatal Exercise Is Not Associated With Fetal Mortality: A Systematic Review and Meta-Analysis." British Journal of Sports Medicine 53:108-115.

Dawood, M. 2006. "Primary Dysmenorrhea: Advances in Pathogenesis and Management." Obstetrics & Gynecology 108 (2): 428-441.

Dehghan, F., B. Haerian, S. Muniandy, A. Yusof, J. Dragoo, and N. Salleh. 2014. "The Effect of Relaxin on the Musculoskeletal System." Scandinavian Journal of Medicine and Science in Sports 24 (4): e220-e229.

Dhawan, V., M. Kumar, P. Chaurasia, and R. Dada. 2019. "Mind–Body Interventions Significantly Decrease Oxidative DNA Damage in Sperm Genome: Clinical Implications." Reactive Oxygen Species 7 (19): 1-9.

Dhawan, V., M. Kumar, D. Deka, N. Malhotra, V. Dadhwal, N. Singh, and R. Dada. 2018. "Meditation & Yoga: Impact on Oxidative DNA Damage & Dysregulated Sperm Transcripts in Male Partners of Couples With Recurrent Pregnancy Loss." The Indian Journal of Medical Research 148: S134-S139.

Diamond, J. 2004. The Irritable Male Syndrome: Understanding and Managing the 4 Key Causes of Depression and Aggression. Berkeley, CA: Potter/Ten Speed/Harmony/Rodale.

Duong, H., S. Shahrukh Hashmi, T. Ramadhani, M. Canfield, A. Scheuerle, and D. Waller. 2011. National Birth Defects Prevention Study. "Maternal Use of Hot Tub and Major Structural Birth Defects." Birth Defects Research Part A: Clinical and Molecular Teratology 91:836-841.

Foster, R., and T. Roenneberg. 2008. "Human Responses to the Geophysical Daily, Annual and Lunar Cycles." Current Biology 18:R784-R794.

Gadsby, R., A. Barnie-Adshead, and C. Jagger. 1993. "A Prospective Study of Nausea and Vomiting During Pregnancy." British Journal of General Practice 43:245-248.

Gaitzsch, H., J. Benard, J. Hugon-Rodin, L. Benzakour, and I. Streuli. 2020. "The Effect of Mind–Body Interventions on Psychological and Pregnancy Outcomes in Infertile Women: A Systematic Review." Archives of Women's Mental Health 23:479-491.

Gautam, S., B. Chawla, S. Bisht, M. Tolahunase, and R. Dada. 2018. "Impact of Mindfulness Based Stress Reduction on Sperm DNA Damage." Journal of The Anatomical Society of India 67:124-129.

Gavin, N., K. Gaynes, B., Lohr, S. Meltzer-Brody, G. Gartlehner, and T. Swinson. 2005. "Perinatal Depression: A Systematic Review of Prevalence and incidence." Obstetrics & Gynecology 106:1071-1083.

Ghaffarilaleh, G., V. Ghaffarilaleh, Z. Sanamno, and M. Kamalifard. 2019. "Yoga Positively Affected Depression and Blood Pressure in Women With Premenstrual Syndrome in a Randomized Controlled Clinical Trial." Complementary Therapies in Clinical Practice 34:87-92.

Ghaffarilaleh, G., V. Ghaffarilaleh, Z. Sanamno, M. Kamalifard, and L. Alibaf. 2019. "Effects of Yoga on Quality of Sleep of Women With Premenstrual Syndrome." Alternative Therapies in Health and Medicine 25 (5): 40-47.

Goldsmith, L., and G. Weiss. 2009. "Relaxin in Human Pregnancy." Annals of the New York Academy of Sciences 1160:130-135.

Gong, H., C. Ni, X. Shen, T. Wu, and C. Jiang. 2015. "Yoga for Prenatal Depression: A Systematic Review and Meta-Analysis." BMC Psychiatry 15: 14.

Gracia, C., M. Sammel, E. Freeman, H. Lin, E. Langan, S. Kapoor, and D. Nelson. 2005. "Defining Menopause Status: Creation of a New Definition to Identify the Early Changes of the Menopausal Transition." Menopause 12 (2): 128-135.

Iacovides, S., I. Avidon, and F. Baker. 2015. "What We Know About Primary Dysmenorrhea Today: A Critical Review." Human Reproduction Update 21 (6): 762-778.

Innes, K., T. Selfe, and A. Vishnu. 2010. "Mind–Body Therapies for Menopausal Symptoms: A Systematic Review." Maturitas 66 (2): 135-149.

Ji, M., and Q. Yu. 2015. "Primary Osteoporosis in Postmenopausal Women." Chronic Diseases and Translational Medicine 1 (1): 9-13.

Ju, H., M. Jones, and G. Mishra. 2014. "The Prevalence and Risk Factors of Dysmenorrhea." Epidemiologic Reviews 36:104-113.

Kamalifard, M., A. Yavari, M. Asghari-Jafarabadi, G. Ghaffarilaleh, and A. Kasb-Khah. 2017. "The Effect of Yoga on Women's Premenstrual Syndrome: A Randomized Controlled Clinical Trial." International Journal of Women's Health and Reproduction Sciences 5:205-211.

Kanojia, S., V. Sharma, A. Gandhi, R. Kapoor, A. Kukreja, and S. Subramanian. 2013. "Effect of Yoga on Autonomic Functions and Psychological Status During Both Phases of Menstrual Cycle in Young Healthy Females." Journal of Clinical and Diagnostic Research 7 (10): 2133-2139.

Kim, S-D. 2019. "Yoga for Menstrual Pain in Primary Dysmenorrhea: A Meta--Analysis of Randomized Controlled Trials." Complementary Therapies in Clinical Practice 36: 94-99.

Kinser, P., J. Pauli, N. Jallo, M. Shall, K. Karst, M. Hoekstra, and A. Starkweather. 2017. "Physical Activity and Yoga--Based Approaches for Pregnancy--Related Low Back and Pelvic Pain." Journal of Obstetric, Gynecologic & Neonatal Nursing 46 (3): 334-346.

Ko, H., S. Le, and S. Kim. 2016. "Effects of Yoga on Dysmenorrhea: A Systematic Review of Randomized Controlled Trials." Alternative and Integrative Medicine 5 (4): 1-5.

Lee, M., J. Kim, J. Ha, K. Boddy, and E. Ernst. 2009. "Yoga for Menopausal Symptoms: A Systematic Review." Menopause 16 (3): 602-608.

Lincoln, G. 2002. "The Irritable Male Syndrome." Reproduction, Fertility and Development 13 (8): 567-576.

Marnach, M., K. Ramin, P. Ramsey, S. Song, J. Stensland, and K. An. 2003. "Characterization of the Relationship Between Joint Laxity and Maternal Hormones in Pregnancy." Obstetrics and Gynecology 101 (2): 331-335.

Matsumoto, T., T. Ushiroyama, T. Kimura, T. Hayashi, and T. Moritani. 2007. "Altered Autonomic Nervous System Activity as a Potential Etiological Factor of Premenstrual Syndrome and Pre-

menstrual Dysphoric Disorder." Biopsychosocial Medicine 1: 24.

McGovern, C., and C. Cheung. 2018. "Yoga and Quality of Life in Women With Primary Dysmenorrhea: A Systematic Review." Journal of Midwifery & Women's Health 63:470-482.

Miner, S., S. Robins, Y. Zhu, K. Keeren, V. Gu, S. Read and P. Zelkowitz. 2018. "Evidence for the Use of Complementary and Alternative Medicines During Fertility Treatment: A Scoping Review." BMC Complementary and Alternative Medicine 18(1): 158.

Narendran, S., R. Nagarathna, V. Narendran, S. Gunasheela, and H. Nagendra. 2005. "Efficacy of Yoga on Pregnancy Outcome." Journal of Alternative and Complementary Medicine 11 (2): 237-244.

National Center for Health Statistics. 2019. "Infertility." Last modified December 2, 2019. www. cdc.gov/nchs/fastats/ infertility.htm Nygaard, I., C. Saltzman, M. Whitehouse, and F. Hankin. 1989. "Hand Problems in Pregnancy." American Family Physician 39:123-126.

Olive, D., and L. Schwartz. 1993. "Endometriosis." New England Journal of Medicine 328:1759-1769.

Oron, G., E. Allnutt, T. Lackman, T. Sokal-Arnon, H. Holzer, and J. Takefman. 2015. "A Prospective Study Using Hatha Yoga for Stress Reduction Among Women Waiting for IVF Treatment." Reproductive Biomedicine Online 30 (5): 542-548.

Quinlan, J., and D. Ashley Hill. 2003. "Nausea and Vomiting of Pregnancy." American Family Physician 68 (1): 121-128.

Riley, K., and E. Drake. 2013. "The Effects of Prenatal Yoga on Birth Outcomes: A Systematic Review of the Literature." Journal of Prenatal & Perinatal Psychology & Health 28 (1): 3-19.

Rosano, G., C. Vitale, G. Marazzi, and M. Volterrani. 2007. "Menopause and Cardiovascular Disease: The Evidence." Climacteric 10 (Suppl. 1): 19-24.

Sampson, J. 1927. "Peritoneal Endometriosis Due to the Menstrual Dissemination of Endometrial Tissue Into the Peritoneal Cavity." American Journal of Obstetrics and Gynecology 14:422-469.

Sasson, I., and H. Taylor. 2008. "Stem Cells and the Pathogenesis of Endometriosis." Annals of the New York Academy of Sciences 1127:106-115.

Sherman, S. 2005. "Defining the Menopausal Transition." American Journal of Medicine 118 (Suppl. 12): 3-7.

Stein, A., R. Pearson, S. Goodman, E. Rapa, A. Rahman, M. McCallum, L. Howard, and C. Pariante. 2014. "Effects of Perinatal Mental Disorders on the Fetus and Child." Lancet 384 (9956): 1800-1819.

U.S. Department of Health and Human Services. 2004. Bone Health and Osteoporosis: A Report of the Surgeon General. Rockville, MD: DHHS.

Wotring, V. 2012. Space Pharmacology. New York: Springer-Verlag.

Wu, W., O. Meijer, K. Uegaki, J. Mens, J. van Dieën, P. Wuisman, and H. Ostgaard. 2004. "Pregnancy-Related Pelvic Girdle Pain (PGP), I: Terminology, Clinical Presentation, and Prevalence." European Spine Journal 13:575-589.

Zaafrane, F., R. Faleh, W. Melki, M. Sakouhi, and L. Gaha. 2007. "An Overview of Premenstrual Syndrome." Journal of Gynecology, Obstetrics and Biology of Reproduction 36 (7): 642-652.

Capítulo 8

Alirezaei, M., C.C. Kemball, C.T. Flynn, M.R. Wood, J.L. Whitton, and W.B. Kiosses. 2010. "Short-Term Fasting Induces Profound Neuronal Autophagy." Autophagy 6 (6): 702-710. https://doi.org/10.4161/auto.6.6.12376.

Brandhorst, S., I.Y. Choi, M. Wei, et al. 2015. "A Periodic Diet That Mimics Fasting Promotes Multi-System Regeneration, Enhanced Cognitive Performance, and Healthspan." Cell Metabolism 22 (1): 86-99. https://doi.org/10.1016/j.cmet.2015.05.012.

Bressa, C., M. Bailén-Andrino, J. Pérez-Santiago, et al. 2017. "Differences in Gut Microbiota Profile Between Women With Active Lifestyle and Sedentary Women." PLOS ONE 12 (2): e0171352. https://doi.org/10.1371/journal.pone.0171352 .

Caccialanza, R., E. Cereda, F. De Lorenzo, et al. 2018. "To Fast, or Not to Fast Before Chemotherapy, That Is the Question." BMC Cancer 18:337. https://doi.org/10.1186/s12885-018-4245-5.

Camilleri, M. 2009. "Serotonin in the Gastrointestinal Tract." Current Opinion in Endocrinology, Diabetes, and Obesity 16 (1): 53-59. https://doi.org/10.1097/med.0b013e32831e9c8e.

Clemente, J., E. Pehrsson, M. Blaser, K. Sandhu, et al. 2015. "The Microbiome of Uncontacted Amerindians." Science Advances, April 17: E1500183.

Dalen, J., B.W. Smith, B.M. Shelley, A.L. Sloan, L. Leahigh, and D. Begay. 2010.

"Pilot Study: Mindful Eating and Living (MEAL): Weight, Eating Behavior, and Psychological Outcomes Associated With a Mindfulness-Based Intervention for People With Obesity." Complementary Therapies in Medicine 18 (6): 260-264. https://doi.org/10.1016/j.ctim.2010.09.008.

Drake, J.C., R.J. Wilson, and Z. Yan. 2016. "Molecular Mechanisms for Mitochondrial Adaptation to Exercise Training in Skeletal Muscle." The FASEB Journal 30 (1): 13-22. https://doi.org/10.1096/fj.15-276337.

Flynn, M.G., B.K. McFarlin, and M.M. Markofski. 2007. "The Anti-Inflammatory Actions of Exercise Training." American Journal of Lifestyle Medicine 1 (3): 220-235. https://doi.org/10.1177/1559827607300283.

Glick, D., S. Barth, and K.F. Macleod. 2010. "Autophagy: Cellular and Molecular Mechanisms." Journal of Pathology 221 (1): 3-12. https://doi.org/10.1002/path.2697.

Goodpaster, B.H., and L.M. Sparks. 2017. "Metabolic Flexibility in Health and Disease." Cell Metabolism 25 (5): 1027-1036. https://doi.org/10.1016/j.cmet.2017.04.015.

Grundmann, O., and S.L. Yoon. 2010. "Irritable Bowel Syndrome: Epidemiology, Diagnosis and Treatment: An Update for Health-Care Practitioners." Journal of Gastroenterol Hepatology 25 (4): 691-699. https://doi.org/10.1111/j.1440-1746.2009.06120.x.

Hagen, A. 2019. "It's The End of an Era for NYC Yoga." Yoga Journal. www.yogajournal.com/yoga-101/its-the-end-of-an-era-for-nyc-yoga/.

Helander, H.F., and L. Fändriks. 2014. "Surface Area of the Digestive Tract–Revisited." Scandinavian Journal of Gastroenterology 49 (6): 681-689.

Hoffman, H.J., E.K. Ishii and R.H. MacTurk. 1998. "Age-Related Changes in the Prevalence of Smell/Taste Problems Among the United States Adult Population. Results of the 1994 Disability Supplement to the National Health Interview Survey (NHIS)." Annals of the New York Academy of Science 855:716-722. https://doi.org/10.1111/j.1749-6632.1998.tb10650.x.

Hold, G.L., M. Smith, C. Grange, E.R. Watt, E.M. El-Omar, and I. Mukhopadhya. 2014. "Role of the Gut Microbiota in Inflammatory Bowel Disease Pathogenesis: What Have We Learnt in the Past 10 Years?" World Journal of Gastroenterology 20, no. 5 (February): 1192-1210.

Jaiswal, Y.S., and Williams, L.L. 2016. "A Glimpse of Ayurveda—The Forgotten History and Principles of Indian Traditional Medicine." Journal of Traditional and Complementary Medicine 7 (1): 50-53. https://doi.org/10.1016/j.jtcme.2016.02.002.

Jordan, C.H., W. Wang, L. Donatoni, and B.P. Meier. 2014. "Mindful Eating: Trait and State Mindfulness Predict Healthier Eating Behavior." Personality and Individual Differences 68:107-111.

Kaur, A. n.d. The Egg and the Orange ~ The Natural Wisdom of the Body. Kundalini Yoga Teachers' Association. https://www.kundaliniyoga.org.uk/the-egg-and-the-orange/

Karbowska J., and Z. Kochan. 2012. "Intermittent Fasting Up-Regulates

Fsp27/Cidec Gene Expression in White Adipose Tissue." Nutrition 28:294-299. https://doi.org/10.1016/j.nut.2011.06.009.

Klein, A.V., and H. Kiat. 2015. "Detox Diets for Toxin Elimination and Weight Management: A Critical Review of the Evidence." Journal of Human Nutrition and Dietetics 28 (6): 675-686. https://doi.org/10.1111/jhn.12286.

Kristeller, J.L., and K.D. Jordan. 2018. "Mindful Eating: Connecting With the Wise Self, the Spiritual Self." Frontiers in Psychology 9 (August 14):1271. https://doi.org/10.3389/fpsyg.2018.01271.

Li, Y., and C. Owyang. 2003. "Musings on the Wanderer: What's New in Our Understanding of Vago-Vagal Reflexes? V. Remodeling of Vagus and Enteric Neural Circuitry After Vagal Injury." American Journal of Physiology-Gastrointestinal and Liver Physiology 285 (3): G461-G469.

Macy, D. 2017. "Eat Like a Yogi: A Yoga Diet Based in Ayurvedic Principles." Yoga Journal. Updated June 1, 2017. www.yogajournal.com/lifestyle/eat-like-a-yogi.

Matsumoto, M., R. Inoue, T. Tsukahara, K. Ushida, H. Chiji, N. Matsubara, and H. Hara. 2008. "Voluntary Running Exercise Alters Microbiota Composition and Increases n-Butyrate Concentration in the Rat Cecum." Bioscience, Biotechnology, and Biochemistry 72 (2): 572-576.

Mohr, A.E., R. Jäger, K.C. Carpenter, C.M. Kerksick, M. Purpura, J.R. Townsend, N.P. West, et al. 2020. "The Athletic Gut Microbiota." Journal of the International Society of Sports Nutrition 17: 1-33.

Muoio, D.M. 2014. "Metabolic Inflexibility: When Mitochondrial Indecision Leads to Metabolic Gridlock." Cell 159 (6): 1253-1262.

Ng, T.K.S., J. Fam, L. Feng, I.K-M. Cheah, C.T-Y. Tan, F. Nur, S.T. Wee, et al. 2020 "Mindfulness Improves Inflammatory Biomarker Levels in Older Adults With Mild Cognitive Impairment: A Randomized Controlled Trial." Translational Psychiatry 10 (1): 1-14.

Pietrocola, F., J.M. Bravo-San Pedro, L. Galluzzi, and G. Kroemer. 2017. "Autophagy in Natural and Therapy-Driven Anticancer Immunosurveillance." Autophagy 13 (12): 2163-2170. https://doi.org/10.1080/15548627.2017.1310356.

Pinto, J.M. 2011. "Olfaction." Proceedings of the American Thoracic Society 8 (1): 46-52. https://doi.org/10.1513/pats.201005-035RN.

Pullen, P.R., S.H. Nagamia, P.K. Mehta, et al. 2008. "Effects of Yoga on Inflammation and Exercise Capacity in Patients With Chronic Heart Failure." Journal of Cardiac Failure 14 (5): 407-413. https://doi.org/10.1016/j.cardfail.2007.12.007.

Pullen, P.R., W.R. Thompson, D. Benardot, et al. 2010. "Benefits of Yoga for African American Heart Failure Patients." Medicine & Science in Sports & Exercise 42 (4): 651-657. https://doi.org/10.1249/MSS.0b013e3181bf24c4.

Qin, H-Y., C-W. Cheng, X-D. Tang, and Z-X. Bian. 2014. "Impact of Psychological Stress on Irritable Bowel Syndrome." World Journal of Gastroenterology 20 (39): 14126.

Rioux, J., C. Thomson, and A. Howerter. 2014. "A Pilot Feasibility Study of Whole-Systems Ayurvedic Medicine and Yoga Therapy for Weight Loss." Global Advances in Health and Medicine 3 (1): 28-35. https://doi.org/10.7453/gahmj.2013.084.

Rizopoulos, N. 2017. "Get Twisted." Yoga Journal. Updated April 12, 2017. www.yogajournal.com/lifestyle/get-twisted.

Saltzman, J.A., S. Musaad, K.K. Bost, B.A. McBride, and B.H. Fiese. 2019. "Associations Between Father Availability, Mealtime Distractions and Routines, and Maternal Feeding Responsiveness: An Observational Study." Journal of Family Psychology 33 (4): 465.

Schnabel, L., E. Kesse-Guyot, B. Allès, et al. 2019. "Association Between Ultra-processed Food Consumption and Risk of Mortality Among Middle--Aged Adults in France." JAMA Internal Medicine 179 (4): 490-498. https://doi.org/10.1001/jamainternmed.2018.7289.

Schumann, D., D. Anheyer, R. Lauche, G. Dobos, J. Langhorst, and H. Cramer. 2016. "Effect of Yoga in the Therapy of Irritable Bowel Syndrome: A Systematic Review." Clinical Gastroenterology and Hepatology 14 (12): 1720-1731. https://doi.org/10.1016/j.cgh.2016.04.026.

Sears, M., and S. Genuis. 2012. "Environmental Determinants of Chronic Disease and Medical Approaches: Recognition, Avoidance, Supportive Therapy, and Detoxification." Journal of Environmental and Public Health, Article ID 356798. https://doi.org/10.1155/2012/356798 .

Sears, S., and S. Kraus. 2009. "I Think Therefore I Om: Cognitive Distortions and Coping Style as Mediators for the Effects of Mindfulness Meditation on Anxiety, Positive and Negative Affect, and Hope." Journal of Clinical Psychology 65 (6): 561-573.

Sender, R., S. Fuchs, and R. Milo. 2016. "Revised Estimates for the Number of Human and Bacteria Cells in the Body." PLOS Biology 14 (8): e1002533. https://doi.org/10.1371/journal.pbio.1002533.

Shao, Y., S.C. Forster, E. Tsaliki, et al. 2019. "Stunted Microbiota and Opportunistic Pathogen Colonization in Caesarean--Section Birth." Nature 574:117-121. https://doi.org/10.1038/s41586-019-1560-1.

Sharma, S., S. Puri, T. Agarwal, and V. Sharma. 2009. "Diets Based on Ayurvedic Constitution—Potential for Weight Management." Alternative Therapies in Health and Medicine 15 (1): 44-47. Sivananda Yoga Europe. n.d. "Vegetarianism." Accessed August 1, 2020. www.sivananda.eu/en/diet/vegetarianism.html.

Srour, B., L.K. Fezeu, E. Kesse-Guyot, et al. 2019. "Ultra-Processed Food Intake and Risk of Cardiovascular Disease: Prospective Cohort Study (NutriNet--Santé)." BMJ 365:l1451. https://doi.org/10.1136/bmj.l1451.

Tabas, I., and C.K. Glass. 2013. "Anti--Inflammatory Therapy in Chronic Disease: Challenges and Opportunities." Science 339 (6116): 166-172. https://doi.org/10.1126/science.1230720.

Torres, J., P. Ellul, J. Langhorst, A. Mikocka-Walus, M. Barreiro-de Acosta, C. Basnayake, N.J. Sheng Ding, D. Gilardi, K. Katsanos, G. Moser, R. Opheim, C. Palmela, G. Pellino, S. Van der Marel, and S.R. Vavricka. 2019. "European Crohn's and Colitis Organisation Topical Review on Complementary Medicine and Psychotherapy in Inflammatory Bowel Disease." Journal of Crohn's and Colitis 13, no. 6 (June): 673e-685e. https://doi.org/10.1093/ecco-jcc/jjz051.

Vennemann, M.M., T, Hummel, and K. Berger. 2008. "The Association Between Smoking and Smell and Taste Impairment in the General Population." Journal of Neurology 255 (8): 1121-1126. https://doi.org/10.1007/s00415-008-0807-9.

Yatsunenko, T., F.E. Rey, M.J. Manary, et al. 2012. "Human Gut Microbiome Viewed Across Age and Geography." Nature 486 (7402): 222-227. https://doi.org/10.1038/nature11053.

Younge, N., J.R. McCann, J. Ballard, C. Plunkett, S. Akhtar, F. Araújo-Pérez, A. Murtha, D. Brandon, and P.C. Seed. 2019. "Fetal Exposure to the Maternal Microbiota in Humans and Mice." JCI Insight 4 (19): HTTPS://DOI.ORG/10.1172/jci.insight.127806.

Yun, C.W., and S.H. Lee. 2018. "The Roles of Autophagy in Cancer." International Journal of Molecular Science 19

(11): 3466. https://doi.org/10.3390/ijms19113466.

Zeballos, E., and B. Restrepo. 2018. Adult Eating and Health Patterns: Evidence From the 2014-16 Eating & Health Module of the American Time Use Survey. No. 1476-2019-2776. https://www.ers.usda.gov/publications/pub-details/?pubid=90465.

Capítulo 9

Birch, J. 2011. "The Meaning of Hatha in Early Hathayoga." Journal of the American Oriental Society 131 (4): 527-554.

Cramer, H., R. Lauche, J. Langhorst, and G. Dobos. 2016. "Is One Yoga Style Better Than Another? A Systematic Review of Associations of Yoga Style and Conclusions in Randomized Yoga Trials." Complementary Therapies in Medicine 25:178-187.

Mallinson, J. 2011. "Hatha Yoga" In Vol. 3 of The Brill Encyclopedia of Hinduism. www.academia.edu/1317005/Ha%E1%B9%ADha_Yoga_entry_in_Vol_3_of_the_Brill_Encyclopedia_of_Hinduism.

Índice remissivo

A

Absorciometria de raios X de dupla energia 27
Actina 6
Adho Mukha Svanasana 206, 210
Aids 130
Álcool 149
Aleitamento materno 153
Alimentação 146
  consciente 172, 189
Alinhamento 33
Alongamento 18, 25, 35
  dos músculos posteriores da coxa 221
Alterações
  fisiológicas 141
  posturais 117
Alvéolo 68
Amamentação 153
Amplitude de movimento 14
  ativa 19
  passiva 19
Anatomia e fisiologia
  do sistema digestório 169
  do sistema respiratório 67
Anemia 107
Ansiedade 31, 56, 61, 168, 188
Antibióticos 175
Aorta 96
Apendicectomia 129
Apendicite 129
Aponeurose 10, 11
Ar 74
Ardha

Chandrasana 209
  Hanumanasana 213
  Matsyendrasana 213
Artérias elásticas 97
Articulações 4
Artrite 76
Asanas 142, 156, 230
Asma brônquica 89
Assoalho pélvico 73
Atenção plena 172
Atividade
  física 89, 150
  respiratória 100
Autofagia 183
Axônio 44
Ayurveda 185, 186, 187

B

Baço 126
Bakasana 212
Balasana 225
Barorreceptores 102, 103
Basófilos 123
Bem-estar 184
Bhramari pranayama (respiração de abelha) 59
Bhujangasana 210
Bile 179
Biomecânica da respiração tranquila 69
Biotensegridade 15
Boca 170, 171
Bomba ativa 115
Braço 217
Bradicardia 106

272 Fisiologia da yoga

Bronquite crônica 91

C

Caixas torácicas 79
Cálculos biliares 180
Câmaras e valvas do coração 95
Câncer 121, 130, 183
Capacidade residual funcional 71
Capilares 93, 113
  linfáticos 114
Carga 23
  mecânica 42
Cartilagem 8, 10
Células
  dendríticas 124
  do sistema nervoso 43
  gliais 43, 46
  natural killer 123
  parietais 172
Cerebelo 49
Cérebro 46
  emocional 50
Ciclo
  cardíaco 97
  lunar 156
  menstrual 155, 156
  ovariano 153
Cintura escapular 218
Circulação 93, 99
  pulmonar 96
  sistêmica 96
Círculos
  de braço 217
  de quadril 219
Clitóris 151
Colo do útero 152
Coluna vertebral 41, 73, 76, 216
Comida não saudável 179
Comprometimento cognitivo 63
Condições do sistema musculoesquelético 26
Conexão 85
  do diafragma com outras partes do corpo
    72
Confiança 191
Consciência respiratória 87
Conscientização 40
Contemplação sentada 214, 215
Contração 5, 7

excêntrica 7
muscular 5
Coração 72, 93, 95
Cordas
  tendíneas 96
  vocais 80
Core 41, 72, 73
Corpo celular 44
Corredor 139
Córtex cerebral 47
Cortisol 134, 135, 140
Costelas 79
Crise
  diabética 146
  hipertensiva 104
Cura 85

D

Débito cardíaco 100
Demência 63
Dendritos 44
Densidade óssea 3
Depressão 60, 61, 168, 188, 218
  e outros transtornos mentais 149
  pré-natal e pós-natal 167
Desaceleração 92
Desequilíbrio 140
  da dopamina 147
Desfechos
  da gestação 168
  de nascimento 162
Desintoxicação do corpo 81, 101, 178, 179
Dhanurasana 200
Diabetes
  insulino-dependente 146
  juvenil 146
  mellitus 145
Diafragma 70, 71, 72, 73, 92
Diástole 97
  ventricular 97
Diencéfalo 47
Dieta 169, 175
  ayurvédica 185, 186, 187
  de restrição calórica 182
  e sistema digestório 181
  iogue 185
Digestão 169, 190
Dióxido de carbono 87

Dirga pranayama 111
Disfunção do eixo hipotálamo-hipófise-
-adrenal 59
Dismenorreia 165, 166
Doença(s)
cardíaca coronariana 108
cardíaca isquêmica 108
cardiovascular 108, 118
crônicas 24
de Parkinson 63, 148
do sistema cardiovascular 103
do sistema digestório 187
do sistema endócrino 140
do sistema imune 130
do sistema linfático 118
do sistema nervoso 59
do sistema reprodutivo 164
do sistema respiratório 85
esquelética sistêmica 161
inflamatória crônica 130
inflamatória intestinal 188
neurológicas 46
pulmonar obstrutiva crônica 90
Dopamina 140, 147, 149
Dor 15, 65
lombar 38
muscular de início tardio 35
nas costas 76
persistente 64, 66
Dormência 86
Dosha 186
Drenagem linfática 117

E

Ecossistema interno 173
Efeito(s)
nocebo 38, 39
placebo 140
psicológicos e fisiológicos do pranayama e
da respiração lenta 83
Eixo hipotálamo-hipófise-adrenal 56, 135
Eka Pada Rajakapotasana 202
Eletrólitos 173
Elevação 218
de panturrilha na posição sentada 219
Emoções 89
Emulsificação 179
Encéfalo 5, 47, 51

Encurtamento 33, 37
Endométrio 158
Endorfinas 138, 139
Endotélio 97
Envelhecimento 75, 104
Eosinófilos 122
Epiglote 171
Eritrócitos 94, 107
Esforço 7
concêntrico 7
excêntrico 7
isométrico 7
Esôfago 170, 171
Espasmos musculares 86
Espermatozoides 163
Esporte 77
Estabilidade 1
lombar 72
Estimulação mecânica 10
Estômago 172
Estresse 42, 61, 89, 135, 140-142
persistente 59
Estrutura dos ossos 1
Exalação 71
Excitação 56
Exercícios 24, 35, 41, 73, 139, 150
Expiração 71, 83
e inspiração forçadas 73
Exposição ao frio 123
Extensão
da coluna vertebral 28
da parte cervical da coluna 207

F

Fármacos 89
Fáscia 11, 12
toracolombar 13
Felicidade 75, 150
Fêmur 125
Fertilidade 166
Fertilização 157
in vitro 166
Fibra muscular 5
Fibromialgia 37
Fígado 176, 177
Filamentos 5
Fisiologia
da adaptação 22

do sistema reprodutivo feminino 153
Fisioterapia 21
Flexão
da coluna vertebral 28
de quadril resistida 220
Flexibilidade 18, 19, 20, 21, 161
Flora intestinal 174, 175, 185
Fluxo
linfático 115
sanguíneo 158
Foliculogênese 154
Força óssea 3
Fortalecimento 28
dos músculos posteriores da coxa 220, 221
Fraturas osteoporóticas 27
Frequência
cardíaca 57, 100, 101
respiratória 84
Função
imune 125, 131
pulmonar 90

G

Garudasana 224
Gato-vaca (Marjaryasana-Bitilasana) 206
Genética 175
Gestação 155-162
Gestantes 160
Glândula(s)
adrenais 133
pineal 49, 51
tireoide 144
Glicogênio 176
Glicose 137, 147
Glote 80
Gorduras 179
Gravidade 3
Guerreiro 2 (Virabhadrasana 2) 224
Gustação 170

H

Halterofilista 77
Hemoglobina 69, 107
HIV 131
Hidrocortisona 136
Hipercolesterolemia 108
Hiperglicemia 136

Hipermobilidade 30
articular 30, 31
Hiperpneia 74
Hipertensão arterial 103
Hipertrofia 23
Hiperventilação 87, 88
Hipocapnia 87
Hipófise 49
Hipoglicemia 136
Hipotálamo 47, 49, 135
Hipotensão
arterial 106
ortostática ou postural 106
Hipotireoidismo 144
Homeostase 98, 140
Hormônio(s) 3, 133
adrenocorticotrópico 55
da tireoide 137
do estresse 134
liberador da corticotropina 55
Hot yoga 101
Humor 85

I

Imunidade 121
ativa 121
ativa *versus* passiva 120
natural 121
passiva 121
Imunossenescência 125
Inatividade física 127
Inclinação
lateral na posição sentada 217
para a frente em pé 194, 207, 208, 211
para a frente na posição sentada 222, 223
Infecções 2
respiratórias 89
Infertilidade 165
Inflamação 118, 129
crônica 178
Inibição recíproca 24
Input 53
Insônia 131
Inspiração 70, 71, 83
Insuficiência venosa crônica 110
Insulina 136, 137
Interconectividade 15
Interneurônios 45

Intestinos 172
Iogue 77

J

Jejum 182, 184
  intermitente 181, 182
Joelhos-tórax-queixo 207
Junção
  miotendínea 10
  musculotendínea 10
  neuromuscular 53
  osteotendínea 11

K

Kapalabhati 192, 193
Kapotasana 221

L

Lactação 153
Lactentes 153
Lei de Wolff 22
Lesão(ões) 1, 26, 27
  medular 79
Leucócitos 94, 122
Liberação miofascial 15, 18
Ligamentos 10
Linfa 113, 117
Linfângio 115
Linfedema 118, 120
Linfoma 119
Linfonodos 116
Língua 171
Linguagem baseada no medo 38, 40
Líquido cerebrospinal 50, 115
Lobos 47
Lombalgia 41, 65
Lúmen 97

M

Macrófagos 123
Malasana 211
Mamas 27, 153
Manobra de Valsalva 77
Marca-passo do coração 96
Marcos fetais 159
Marjaryasana-Bitilasana 206

Massagem 11, 16
Mastócitos 123
Matsyendrasana 225
Mecanotransdução 3
Medicamentos 175
Meditação
  de gratidão 62
  mindfulness 66, 167
  respiratória 192, 204
Medula 2
  espinal 5, 21, 49
  óssea 125
Meia curva para a frente 195
Meia inclinação para a frente em pé 194
Meia postura do senhor dos peixes (Ardha
  Matsyendrasana) 213
Meninges 50
Menopausa 161, 163
Menstruação 155, 158
Microbioma humano 173
Microbiota 176
  intestinal 59
Mielina 44
Mindfulness 172, 187
Miocárdio 107
Miofáscia 14
Miosina 6
Mobilidade 19, 197
  da coluna vertebral 216, 217
  de cintura escapular 218
  de punho 219
  de tornozelo 221, 222
  do pescoço 215, 216
Modelo biopsicossocial 66
Morfina 138
Movimento 4, 7, 10
  concêntrico 9
Musculação 23
Músculo(s) 4
  abdominais 78
  estriado 5
  intercostais 70, 78
  posteriores da coxa 220, 221

N

Nascimento 162
Natarajasana 199, 200
Nervo(s) 52

276 Fisiologia da yoga

dos vasos 97
vago 57
Neurônio(s) 43-45
  motores 45
  sensitivos 45
Neuroplasticidade 48
Neurotransmissores 44, 45, 140
Neutrófilos 122
Nós
  musculares 36, 37
  neurofibrosos 44

O

Obesidade 148
Olfato 170
Ombro 217
Oogênese 154
Opioides 39, 149
Organização Mundial da Saúde 27
Órgãos linfoides
  primários 125
  secundários 126
Osso(s) 1, 2, 29
  cortical 2
  trabecular 2
Osteopatia 16
Osteopenia 3, 26
Osteoporose 26, 27, 161
Ovários 152, 155
Óxido nítrico 82
Oxigênio 76, 68, 82

P

Padrão respiratório 87
Paladar 170
Pâncreas 180
Panturrilha 219
Papel do sistema linfático
  na inflamação 118
  nas doenças cardiovasculares 118
Paripurna Navasana 201
Parivrtta Ardha Chandrasana 209
Parivrtta Trikonasana 208
Pensamentos 141
Perfusão 98
Periósteo 1, 11
Peristaltismo 116, 171

Pescoço 215
Pike press 9
Placebo 38
Plaquetas 94
Plasma 113
Ponto-gatilho 36
Posição de prece 207, 208, 223
Postura 19, 33, 76, 84, 111, 143, 178
  com apoio nos ombros 144
  da águia (Garudasana) 224, 225
  da árvore (Vrikshasana) 224
  da cadeira (Utkatasana) e Vinyasa 196
  da cobra (Bhujangasana) 207, 210
  da criança (Balasana) 225
  da lua crescente baixa 207
  da lua crescente com torção assistida 197
  da lua crescente com torção
    ativa 196, 197
  da meia-lua (Ardha Chandrasana), 209
  da meia-lua com torção (Parivrtta Ardha
    Chandrasana) 209, 210
  da montanha 195
  da ponte (Setu Bandhasana) 201
  da vaca 206
  da vaca na posição sentada, com
    movimentos de braço 217
  de agachamento, assento (Malasana) 211
  de braços para cima 194, 195, 207, 208,
    222, 223
  de descanso sem esforço 226, 227
  do arco (Dhanurasana) 200
  do arco para cima, postura da roda
    (Urdhva Dhanurasana) 202
  do barco (Paripurna Navasana) 201
  do cachorro olhando para baixo (Adho
    Mukha Svanasana) 195, 206, 207, 210,
    223
  do cachorro olhando para baixo com um
    pé 195
  do cachorro olhando para cima 195, 223
  do cadáver (Savasana) 203, 213, 214, 226
  do camelo (Ustrasana) 210, 211
  do corredor (Ardha Hanumanasana) 213
  do corvo, postura do grou (Bakasana) 212
  do dançarino (Natarajasana) 199
  do deus da guerra (Skandasana) 198, 199
  do gafanhoto (Salabhasana) 201
  do gato 206, 217

do herói 192
do pombo (Eka Pada Rajakapotasana) 202
do pombo na posição sentada (Kapotasana) 221
do pombo real com uma perna (Eka Pada Rajakapotasana) 202
do rei dançarino (com faixa) 200
do rei dançarino (variação da Natarajasana) 200
dos limpadores de para-brisa (variação da Supta Matsyendrasana) 227, 228
do triângulo com torção (Parivrtta Trikonasana) 208, 209
do triângulo estendido (Utthita Trikonasana) 208
expandida com inclinação para a frente (Prasarita Padottanasana) 198
invertida na cadeira (variação da postura invertida; Viparita Karani) 229
reclinada da mão ao dedo do pé (Supta Padangusthasana) 228
reclinada da mão ao dedo do pé A (Supta Padangusthasana A) 204
reclinada da mão ao dedo do pé B (Supta Padangusthasana B) 205
reclinada da mão ao dedo do pé C (Supta Padangusthasana C) 205
reclinada em ângulo fechado (Supta Baddha Konasana) 229, 230
Pranayamas 83, 230
Prancha 194, 207
  baixa 195
  na posição sentada 223
Prasarita Padottanasana 198
Prática
  de exercícios 175
  de hatha yoga 191, 203
  de yoga 191
  de yoga na cadeira 191, 214
  de yoga restaurativa 191, 226
  forte e dinâmica 191
  mente-corpo 43
Prazer 140
Pressão
  arterial 102, 105, 106
Princípio Goldilocks 27
Processo(s)
  autorregulatórios extrínsecos 100

autorregulatórios intrínsecos 99
  de autoindagação 190
Próstata 164
Proteínas 5, 176
Protração 218
Pulmões 69, 79
Punho 219

Q

Quadril 219, 220
Qualidade de vida 121
Quimiorreceptores 103
Quimo 172

R

Reanimação cardiopulmonar, 74
Receptores cardiopulmonares 103
Reflexo
  de estiramento 21
  miotático 21
Reflexologia podal 58
Relaxamento
  em decúbito ventral (Savasana) 230
  final (Savasana) 203, 213, 226
Relaxina 161
Remédio 184
Repouso 100
Respiração 67, 119, 227
  abdominal 79
  bucal 82
  celular aeróbica 69
  diafragmática 117
  disfuncional 86
  e dor nas costas 76
  lenta 83, 85, 92
  nasal 82
  paradoxal 70
  ujjayi 80, 81
Resposta
  ao estresse 135
  de descanso e digestão 83
  de luta ou fuga 83, 141
  imune adaptativa 124
  imune inata 122
Retinas 49
Retração 218
Rigidez 33, 34, 37

Rolamentos de ombro 217
Rotação
  e flexão lateral da coluna vertebral 28
  medial de quadril 220

S

Sabor 170
Sacos alveolares 69
Salabhasana 201
Sangue 51, 93, 94, 98
Sarcômero 6
Sarcopenia 23
Saudação ao sol (Surya Namaskar) 193, 194, 207, 222
Saúde 190
  óssea 29
  reprodutiva masculina e yoga 168
Savasana 203, 213, 226, 230
Sequência de postura da lua crescente com torção 196
Serotonina 45
Setu Bandhasana 201
Sinapse 44
Síndrome
  da imunodeficiência adquirida 130
  de hipermobilidade articular 31
  de respiração excessiva 87
  do coração partido 107
  do homem irritável 168
  do intestino irritável 188, 189
  pré-menstrual 165
Sistema(s) 23
  cardiovascular 93, 114
  corporal 138
  digestório 117, 169, 170
  endócrino 3, 47, 55, 133, 134
  fascial 15
  imune 113, 120, 123
  límbico 50, 58
  linfático 113, 118, 125
  musculoesquelético 1
  nervoso 43
  nervoso autônomo 53, 54, 83
  nervoso central 5, 43, 46, 180
  nervoso entérico 58, 180
  nervoso parassimpático 54, 57
  nervoso periférico 43, 51
  nervoso simpático 54

nervoso somático 53
reprodutivo 151
reprodutivo feminino 151
reprodutivo masculino 163, 164
respiratório 67, 68
Sístole
  atrial 97
  ventricular 97
Skandasana 198
Sobrecarga progressiva 23
Somatossensação 46, 52
Sono 133
Substância(s)
  negra 148
  químicas 170
Suporte 1
Supta Baddha Konasana 229
Supta Matsyendrasana 227, 229
Supta Padangusthasana 228
Supta Padangusthasana A 204
Supta Padangusthasana B 205
Supta Padangusthasana C 205
Surya Namaskar 193, 206, 222

T

Tabagismo 108
Tálamo 49
Taquicardia 106
Tecido(s) 23
  conjuntivo 1, 15
  muscular 5, 8
  linfoide adicional 128
  linfoides primários e secundários 126
Tendões 10, 11
Tensegridade 14, 191
Tensão pré-menstrual 165
Teoria
  da demanda de oxigênio 99
  do vasodilatador 99
  dos filamentos deslizantes 7
Teste de Beighton 31
Testosterona 163
Timo 125
Tireoide 137
Titina 6
Tonsilas 47, 128
Torção(ões) 20, 177
  cruzada na posição inclinada 229

na posição sentada (Matsyendrasana) 225
Tornozelo 221
Trabalho
de parto 162
de respiração 227
Transpiração 101
Transtorno(s)
bipolar 149
da tireoide 143
de déficit de atenção e hiperatividade 148
de estresse pós-traumático 62
do espectro de hipermobilidade 31
mentais 149
Traqueia 171
Trato gastrointestinal 59, 141, 169
Treinamento excêntrico 9
Trilhos miofasciais 13
Trombose venosa profunda 109
Tronco(s)
encefálico 48
linfáticos 115
Tubas uterinas 152

U

Ujjayi 80, 81
Ujjayi pranayama 80
Urdhva Dhanurasana 202
Ustrasana 210
Útero 152, 153
Utkatasana 196

Uttanasana 211
Utthita Trikonasana 208

V

Vagina 152
Variabilidade da frequência cardíaca 101
Varizes 110
Vasodilatação 55, 97
Vasos
linfáticos 113, 114, 119
sanguíneos 97
Ventilação
normal 71
pulmonar 67, 69
Ventrículos 50
Vesícula biliar 176, 179
Vilosidades 173
Vinyasa 196, 197
Viparita Karani 229
Virabhadrasana 2 224
Vírus da imunodeficiência humana 130
Volume
residual 71, 74
sistólico 101
Vrikshasana 224
Vulva 151

Y

Yin yoga 1, 17